体外受精実施施設完全ガイドブック　2020

「 体外受精を考えているみなさまへ 」

安全で安心できる体外受精を受けていただくために

　私たち不妊治療情報センター（www.funin.info）では、毎年、体外受精特別アンケートを実施して、体外受精の現状を調べるとともに、体外受精を実施している全施設を紹介しています。目的は、治療の安全や安心、今後の健全な発展を願い、徹底紹介することです。

　今年は10回目を数え、アンケートには今までに多くのクリニックや病院が回答をお寄せ下さいました。現在、対象となる施設は全国に約600件あり、今年は142件の回答が集まりました。集計での展開は、体外受精の全行程が一通り理解いただける内容で、さらに詳細データでクリニックを紹介するコーナーや関連企業も少し紹介し、体外受精実施施設全国リストを巻末掲載して1冊にまとめました。本書が、みなさまにとって、安全で安心できる不妊治療・生殖補助医療（ART）を受ける参考となれば幸いです。

※全国には、600を超える体外受精の（日本産科婦人科学会：通称・日産婦）登録施設があり、その中で実際に実施のある施設は600を若干下回ります。

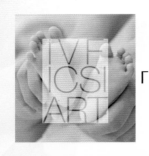

体外受精実施施設完全ガイドブック　2020
「体外受精を考えているみなさまへ」
安全で安心できる体外受精を受けていただくために

目次

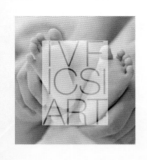

はじめに

　　体外受精が行われるようになってから、40年以上が経ち、毎年多くの夫婦に待望の赤ちゃんが誕生しています。日本国内において体外受精治療に関する状況は、各ART登録施設から日本産科婦人科学会に申告されています。その最新版となる2017年のデータによると、体外受精による出生児は5万6617人で、国内で初めての体外受精児が生まれた1983年からの累計では58万4457人となり、2018年以降の実施を加味すれば60万人を超えていることでしょう。

　　一方、2017年の日本全体での出生数は過去最少となる94万6060人（合計特殊出生率1.43）でした。このことから体外受精による出生児数は16人に1人ということになります。つまり、2017年生まれの子が小学校に上がったとき、1クラス（35人）に2人くらいの割合で体外受精によって生まれたお子さんがいるということになります。

　　今後の人口動向、出生数の減少とともに、体外受精の件数も減少するのか、あるいは現状維持なのか、いずれにせよ、今後も晩婚化、晩産化が進めば、子どもを授かる方法の1つとして体外受精への期待はまだまだ続くものと考えられます。

　　ただ、リスクや心配もあります。この治療は夫婦の卵子と精子を体外で受精させて胚を培養し、子宮へ戻す（移植する）もので、それには医師や培養士の高い知識と技術が必要なこと、多くの薬剤や試薬が使われること、そして生命の元となる胚を扱うことから倫理と安全が必要です。実際に大きな医療ミスでは、死亡事故や胚の取り違い事故が起こっています。それは決して繰り返してはいけないことです。

ICSI

「 夫婦の願い 」

　世の中には、子どもが欲しいと望んで性生活をしても、子どもになかなか恵まれない夫婦がいます。子どもを望んでいても、性生活が上手くできない夫婦もいます。その割合は、（生殖年齢層における子どもを望む夫婦やカップルの）1〜2割と言われ、対象となる人数は、国内で100万人の予想（※）も立ちます。

　このような子どもを授かるのが難しい夫婦にとって切実な願いを叶えるためには、不妊治療はなくてはならない医療です。とくに体外受精は、今まで子どもを諦めるか、養子縁組でしか子どもを持てなかった夫婦にも、自分たちの遺伝子を持つ子どもを授かるチャンスを与え、多くの夫婦に子どもが授かっています。

　そして、さらにこの体外受精で多くの子どもが授かれるよう、身体への負担や費用的な負担が軽減され、妊娠率も高まることを願っていることでしょう。

　では、この治療の現状はどうなっているのでしょう。

※参考計算／生殖年齢人口 27〜36歳の10年（1年＝100万人×10年）→1000万人。このうち半数が結婚したとして、500万人＝250万組。このうち2割が不妊症とすると50万組＝100万人。

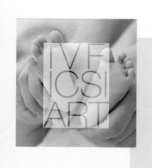

IVF

体外受精実施施設
特別アンケートの主旨

　私たち不妊治療情報センターでは、不妊治療を望むご夫婦と社会のみなさまにより良い情報として、体外受精の現状がお伝えできるよう、毎年調査を行って本誌を発行しています。本書が、子どもを望み、不妊治療を望むご夫婦皆様のお役に立てば幸いです。

　体外受精のことを知りたい！ それは体外受精を考えているご夫婦にとっては尚更のことでしょう。さて、ここからはアンケートのまとめとなります。各設問の結果をグラフで見ていくだけで体外受精の現状が分かるかもしれません。

　アンケートは2020年2月から実施し、142施設からの回答がありました。その中には大学病院や総合病院などの大規模病院の産婦人科の医師もいれば、様々な開業医もいます。

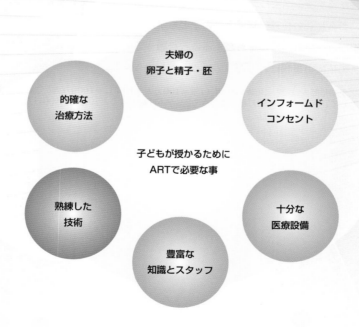

子どもが授かるために
ARTで必要な事

- 夫婦の卵子と精子・胚
- インフォームドコンセント
- 十分な医療設備
- 豊富な知識とスタッフ
- 熟練した技術
- 的確な治療方法

ICSI

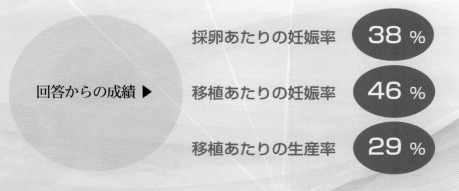

回答からの成績 ▶ 　採卵あたりの妊娠率 　**38** %

　　　　　　　　　　移植あたりの妊娠率 　**46** %

　　　　　　　　　　移植あたりの生産率 　**29** %

　アンケート回答から抽出して得られた数値です。妊娠率と生産率の差が気になりますが、一般的にいわれている体外受精での生産率と同様ではないでしょうか。

　ただ、アンケート回収は全施設の1/4ほどで、日本産科婦人科学会にある約600全施設統計での生産率は15％ほどとなってしまいます。その理由は、登録施設の実施状況にかなりの差があるからです。ですから、ここでの結果は参考値としてご理解いただくのがよいかもしれません。

ART

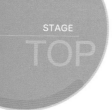

特別アンケート2020でわかる
体外受精の現状
本質を知って安心して治療に臨んでいただくために

　アンケートの142回答を集計するとともに、1件1件の状況をファイルにまとめました。アンケート内容は、右ページにもあるように、治療施設と体外受精の治療周期のことが一通りわかるように展開しています。そこから体外受精がどのようなものかを探るとともに、それぞれの結果の解説＆グラフをご覧下さい。

本編は、全国に
600件ほどある
ART施設のうち
142施設からの
回答によるものです。

本集計データを **4.25**倍
してみると日本全体が
つかめそうですね

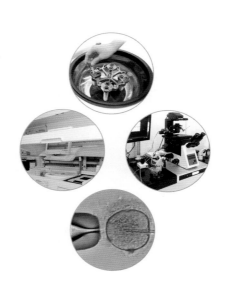

回答施設一覧　（到着順）

エフ.クリニック	小牧市民病院生殖医療センター	山下レディスクリニック
秋山レディースクリニック	レディースクリニックあいいく	西川婦人科内科クリニック
東京AMHクリニック銀座	（匿名）	高松赤十字病院
三重大学病院	済生会新潟病院	東京医科大学病院
小田原レディースクリニック	佐久平エンゼルクリニック	イワサ・クリニック
中野レディースクリニック	徳山中央病院産婦人科	クリニックママ
ときざわレディスクリニック	平尾産婦人科医院	ウイメンズ・クリニック大泉学園
国立病院機構 福岡東医療センター 婦人科	峯レディースクリニック	ダイヤビルレディースクリニック
八王子ARTクリニック	東北大学病院	松波総合病院
銀座レディースクリニック	レディースクリニック北浜	リプロダクションクリニック東京
レディースクリニックごとう	徐クリニック	絹谷産婦人科
慶愛病院	六本木レディースクリニック	名古屋大学医学部附属病院
メディカルパーク横浜	真島クリニック	サッポロ時計台記念クリニック
高木病院　不妊センター	山口大学医学部附属病院	渡辺産婦人科
赤坂レディースクリニック	神戸アドベンチスト病院	（匿名）
ハートレディースクリニック	よつばウィメンズクリニック	トヨタ記念病院 不妊センター
旭川医科大学産婦人科	東京歯科大学市川総合病院	ジョイファミリー
森産科婦人科病院	ときわ台レディースクリニック	順天堂大学医学部附属順天堂医院
うつのみやレディースクリニック	秋田大学医学部附属病院	Natural ART Clinic日本橋
久保みずきレディースクリニック	福田病院	順天堂大学医学部附属浦安病院
菅原記念診療所	うえむら病院リプロセンター	広島中央通り 香月産婦人科
東京女子医科大学病院	古賀総合病院	高橋ウイメンズクリニック
国分寺ウーマンズクリニック	井上善レディースクリニック	可世木レディスクリニック
久永婦人科クリニック	伊井産婦人科病院	関西医科大学附属病院

［ アンケート調査の内容 ］

1. 治療をはじめるときに
2. 排卵誘発方法について
3. 採卵について
4. 採精について
5. 培養と培養室について
6. 胚移植について
7. 胚移植後の管理について
8. 妊娠判定について
9. 実施状況について
10. スタッフについて

※アンケート回答は、2019年1月1日～12月31日の期間での診療状況をお寄せいただきました。開院時期によっては、期間指定をしてもらっている施設が数施設あることや質問項目中、無回答項目があるケースなどがあるため、それぞれのグラフに有効回答数表示をしました。

山形済生病院
いがらしクリニック
長野市民病院婦人科
ARTクリニックみらい
新百合ヶ丘総合病院
永井マザーズホスピタル
（匿名）
九州大学病院
アイブイエフ詠田クリニック
筑波学園病院
亀田総合病院
メディカルパーク湘南
山王病院
オーク住吉産婦人科
仙台ARTクリニック
身原病院
松田ウイメンズクリニック
KAWAレディースクリニック
後藤レディースクリニック
リプロダクションクリニック大阪
日吉台レディースクリニック
ウィメンズクリニックふじみ野
中山産婦人科
谷口病院

千葉メディカルセンター
陣内ウィメンズクリニック
杏林大学医学部付属病院
鈴木レディスホスピタル
海老名レディースクリニック
中原クリニック
神戸ARTレディスクリニック
新山口こうのとりクリニック
レディースクリニックtaya
国立成育医療研究センター
自治医科大学附属病院
CMポートクリニック
醍醐渡辺クリニック
Clinique de l'Ange(クリニック ドゥ ランジュ)
産婦人科 浜田病院
中西ウィメンズクリニック
埼玉医科大学総合医療センター
いわき婦人科
アートクリニック産婦人科
岩端医院
レディースクリニックぬまのはた
岡山大学病院
奥村レディースクリニック
慶應義塾大学病院

聖マリアンナ医科大学 産婦人科
城山公園すずきクリニック
明大前アートクリニック
ひらかたARTクリニック
内田クリニック
芝公園かみやまクリニック
草津レディースクリニック
篠ノ井総合病院
国際医療福祉大学病院リプロダクションセンター
髙橋産婦人科
フェニックスアートクリニック
千葉大学医学部附属病院
ASKAレディースクリニック
麻布モンテアールレディースクリニック
新潟大学医歯学総合病院
札幌医科大学病院
新橋夢クリニック
札幌白石産科婦人科病院
かわつクリニック
済生会下関総合病院
清水産婦人科クリニック
馬車道レディスクリニック
国立国際研究センター病院
西船橋こやまウィメンズクリニック

ご協力ありがとうございました

01　治療をはじめるときに

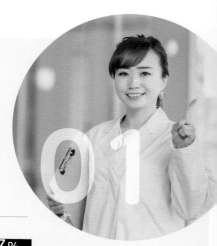

ステージ1では、体外受精の治療を始めるときのようすとして、説明のこと、体外受精を行う要因で多いこと、そして診療別に夫婦で受診することが多い日などを調べてみました。

説明は十分にできているのでしょうか？　　Yes 57%

1-1　体外受精を行う 夫婦への説明に関して

　医療には、インフォームドコンセントと言って、医師からの説明と患者さんが納得して治療に臨むことがとても大切です。不妊治療・生殖医療においてもそれは同じことです。実際に体外受精を始めるときの説明はどうでしょう？ 患者さんを多く診ている医師にとっては、日頃の診療中に十分な説明をしていくのに時間的な難しさから、事前に患者さんを集めての説明会を実施しているところも少なくありません。また、資料配布などで補っているところもあるでしょう。それらの状況からみていきましょう。

　説明会の有無では、62％にあたる施設で開催があるとのこと。そのうち自院の通院患者さん限定としているのが32％で、自由に参加できるのが53％でした。

　参加費用に関しては、約1割の施設が有料で、約9割の施設が無料で、無料開催が圧倒的に多いことがわかります。

　説明会のない54施設では、開催検討中が5施設で、代わりとなる資料があるところが21施設、回答無しが28施設でした。

　説明については「十分にできている」と答えたのは57％あり、自分たちの「説明不足を感じている」との答えが23％ありました。また、「患者さんの理解不足を感じている」施設が34％ありました。

　現状として、患者さんの理解不足にせよ、自分たちの説明不足にせよ、患者さんが治療のことをわかっていないまま、治療がはじめられているケースがあることが気になります。それぞれの改善方法についても今後は調査をしたいと思います。

1-2　体外受精を行う場合の 原因で多いもの

　体外受精を行う場合の要因（患者さんの疾患原因）は夫婦それぞれですが、大きく分けてどのようなことがあるのでしょう。施設ごとで違いがあるのでしょうか？ 5例の要因から選択してもらい、確認しました。

　全体での要因は、女性側の原因が35％で最も多く、次に一般不妊治療で結果が出ないが30％、そして男性側の原因が17％、夫婦ともに原因があるの15％でした。夫婦の希望とする回答も3％ありました。

女性の原因で多いもの　　年　齢　　排　卵　　卵　管

　女性では、年齢に関してが最も多く45％と半数に迫り、次に排卵に関してが29％、卵管に関してが20％と多く、これらが女性の原因として9割以上を占めています。

　この他に、子宮に関してが5％、性交障害が1％ありました。

STAGE 01 体外受精の治療周期を始めるときに

1-1 体外受精を行う夫婦への説明に関して

（有効回答数 141 件）

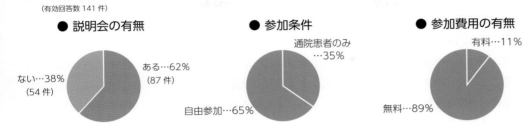

● 説明会の有無

ない…38%
（54 件）

ある…62%
（87 件）

● 参加条件

通院患者のみ
…35%

自由参加…65%

● 参加費用の有無

有料…11%

無料…89%

● 説明は

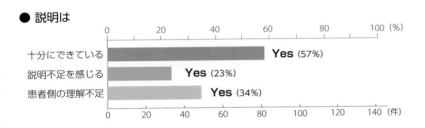

十分にできている	Yes (57%)
説明不足を感じる	Yes (23%)
患者側の理解不足	Yes (34%)

● 説明会のない施設（54 件）では……

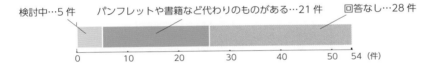

検討中…5 件　パンフレットや書籍など代わりのものがある…21 件　回答なし…28 件

1-2 体外受精を行う場合の原因で多いもの

● 体外受精を行う場合の原因で最も多いものは？

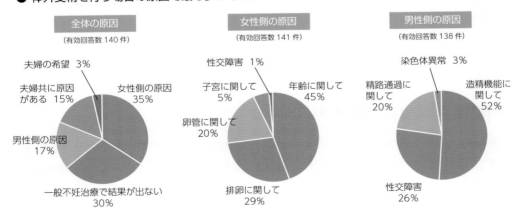

全体の原因
（有効回答数 140 件）

夫婦の希望 3%
夫婦共に原因
がある 15%
男性側の原因
17%
一般不妊治療で結果が出ない
30%
女性側の原因
35%

女性側の原因
（有効回答数 141 件）

性交障害 1%
子宮に関して
5%
卵管に関して
20%
排卵に関して
29%
年齢に関して
45%

男性側の原因
（有効回答数 138 件）

染色体異常 3%
精路通過に
関して
20%
性交障害
26%
造精機能に
関して
52%

男性の原因で多いもの 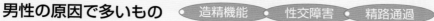 造精機能　性交障害　精路通過

　では、男性はどうでしょう。造精機能障害が一番多く52％で半数以上となり、次に性交障害26％、そして精路通過障害20％でした。また、染色体異常は3％でした。

　造精機能障害や精路通過障害に関する問題は、精液検査や泌尿器科への受診・検査で分かることです。これからの時代、男性はできるだけ早期に精液検査を受けることや早期泌尿器科受診の普及も必要なのかもしれません。そして、性交障害も、軽視できません。昨年同様、原因の2位を占め、これは夫婦間でも深刻な問題です。不妊治療情報センターの相談コーナーでも、よくある相談内容の一つで、奥さんの悲痛な叫びとなって相談されるケースも少なくありません。ただ、性交障害は、その治療よりも不妊治療で子づくりに臨むのが、1つの方法となってきています。ただし、そうした場合、ただ単純に性交障害だけが原因というより、その他にも体外受精となる原因や要因があることとも考えられます。

　しかし、夫婦の愛情表現の一つとして性生活は大切ですから、そこに問題がある以上、何らかの救いが必要なことも確かです。

1-3　診察時の 夫同伴率

　「不妊治療は夫婦で受けるもの」と耳にしたり、原因は夫婦それぞれに半々ある、とする意識も浸透してきているようです。しかし、実際に治療周期で通院が必要となるのは女性側ですが、夫婦が協力し合うことは大切です。通院も適時2人で行くのが、女性にとって心強い時もあるでしょう。では、どのような時に夫が同伴するケースが多いのでしょう。

　結果は、採卵手術日が最も多く平均で55％と昨年同で、胚移植日と妊娠判定日がそれぞれ17％と昨年より5％上がっています。昨年よりは増加傾向にあるようです。ただし、回答を個々に見ていくと大きな病院や大学病院などでは、採卵手術日の同伴が100％に近かったり、中には全体を通して夫の参加が0％に近い施設もあります。医師の方針にもよるのでしょう。

1-4　患者が飲用している サプリメントなどについて

　サプリメントについては、クリニックでの扱いも増えていることから、推進する医師も多いようです。実際のところはどうなのでしょう。①飲用確認　②飲用について　③院内販売について　④他、治療を補助するものについての4項目を確認しました。

　結果、サプリメントの飲用確認は、66％で行っていました。そして、サプリメントの飲用については「患者さんによっては必要」とする回答が97施設（70％）と多く、「治療によい影響を及ぼす」とする回答が28施設（20％）あり、「治療効果と関係はない」とする回答は19施設（14％）でした。

1-5　治療を補助するものとして効果を感じているもの

　「栄養・食事指導」とする回答が80件と最も多く、次いで「運動指導」の52件で、この2つが半数以上の施設で選ばれていました。つづいて「鍼灸・整骨院の施術」が25件で、「漢方」の21件、「心理療法」の14件、「レーザー」の11件と続きます。

　「温泉」と「アロマセラピー」は、話題にはよく登場するものの、治療を補助するものとしての効果ではチェックが少なく、それぞれ2件と1件でした。

1-3　夫婦揃って受診する割合

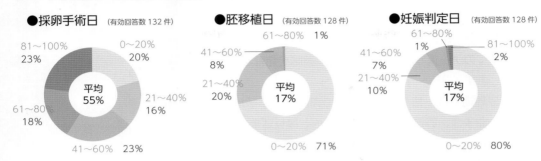

●採卵手術日 (有効回答数 132 件)

- 81〜100% 23%
- 0〜20% 20%
- 21〜40% 16%
- 41〜60% 23%
- 61〜80% 18%
- 平均 55%

●胚移植日 (有効回答数 128 件)

- 61〜80% 1%
- 41〜60% 8%
- 21〜40% 20%
- 0〜20% 71%
- 平均 17%

●妊娠判定日 (有効回答数 128 件)

- 61〜80% 1%
- 81〜100% 2%
- 41〜60% 7%
- 21〜40% 10%
- 0〜20% 80%
- 平均 17%

1-4　患者さんが飲用しているサプリメントについて

●サプリメントの飲用確認 (有効回答数 139 件)

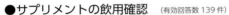

- していない 34% 47 件
- している 66% 92 件

●サプリメントの飲用について (有効回答数 138 件)

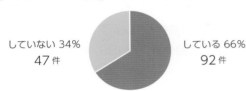

- 患者によっては必要である　97 件 (70%)
- 治療に良い影響を及ぼす　28 件 (20%)
- 治療効果と関係はないと思う　19 件 (14%)

●サプリメントについては

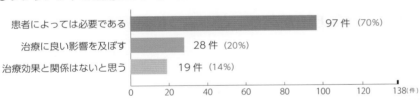

- 市販のものを院内で取り扱い　107 件 (78%)
- 独自のものを企画・販売　9 件 (7%)
- 扱いなし　28 件 (20%)

1-5　治療を補助するものとして効果を感じているもの (有効回答数 105 件)

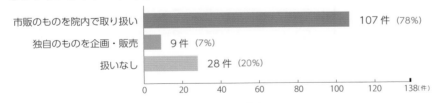
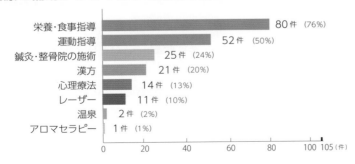

- 栄養・食事指導　80 件 (76%)
- 運動指導　52 件 (50%)
- 鍼灸・整骨院の施術　25 件 (24%)
- 漢方　21 件 (20%)
- 心理療法　14 件 (13%)
- レーザー　11 件 (10%)
- 温泉　2 件 (2%)
- アロマセラピー　1 件 (1%)

排卵誘発方法について

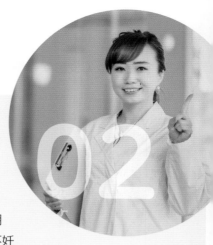

　体外受精を行うためには、採卵が必要です。そして、採卵に向けては多くのケースで排卵誘発をして、卵胞を発育させ卵子を採取します。

　自然な月経周期では、最も育った1つの卵胞から卵子が排卵されます。卵子は、卵管采によって卵管へと取り込まれ、夫婦生活を持つことで精子と出会います。多くの夫婦は、自然な月経周期の中で性生活により妊娠しますが、それが難しい場合に不妊治療があり、体外受精も一つの手段です。

　体外受精のために排卵誘発を行う場合、使用する排卵誘発剤の種類や量は患者さんに合わせて選択され、排卵直前に成熟卵子が採れるようスケジュールが組まれます。この排卵誘発方法や使用薬剤はどのように選択されているのでしょう？ また判断材料は何でしょう？

　その現状とともに、リスクとしてあげられる卵巣過剰刺激症候群（OHSS）の発症状況について調べました。

　それら誘発方法の詳しい状況を知ることがステージ2です。

排卵誘発方法 にはどのような方法があり、どのように選択するのでしょう？

　ここで取り上げた方法は、①ロング法、②ショート法、③アンタゴニスト法、④低刺激周期法、⑤自然周期法、⑥完全自然周期法、⑦ランダムスタート法、⑧その他、です。

2-1　誘発方法の 実施状況、多いのは？

1位・アンタゴニスト法	26%	4位・その他	14%	7位・完全自然周期法	3%
2位・低刺激周期法	22%	5位・ロング法	12%	8位・ランダムスタート法	2%
3位・ショート法	17%	6位・自然周期法	4%		

　誘発方法については、8つの方法で合計が100％になるよう回答していただきました。

　結果は上記一覧に示したとおり、アンタゴニスト法が1番多く、つづいて低刺激周期法、そしてショート法の順で多く実施されていたことがわかります。5位以降は、ロング法、自然周期法、完全自然周期法、ランダムスタート法と続きます。

　その他の誘発方法が4位に位置していることについては、誘発方法が一人ひとりに合わせてより細やかに工夫されていると考えられます。

　全体としては、OHSS（卵巣過剰刺激症候群）の発症を避けながら複数の卵子の確保が期待できるアンタゴニスト法、そして体に負担の少ない、また卵巣機能が低下している人にも適応する低刺激周期法が多いことがわかります。

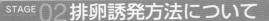

STAGE 02 排卵誘発方法について

2-1 誘発方法の実施状況 （有効回答数 133 件）

治療周期における誘発方法割合

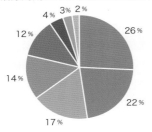

- ■ アンタゴニスト法
- ■ 低刺激周期法
- ■ ショート法
- ■ その他
- ■ ロング法
- ■ 自然周期法
- ■ 完全自然周期法
- ■ ランダムスタート法

26%、22%、17%、14%、12%、4%、3%、2%

その他の内容

PPOS（複数）	HRT
プロゲスチン法	HMG+HCG
デュファストン法	Gu-RHa Yee HMg
ウルトラロング	DYC 法、HMG、E2 製剤
rFSH+uFSH	Delayed atart
FSH 調整法	CC+hMG デュファストン
MPA	

①ロング法
採卵周期の前周期の高温期中頃からGnRHアゴニストの投与を開始することで、早期排卵を十分に抑制し、採卵周期から注射の排卵誘発剤で卵胞を育てます。薬剤の投与期間が長くなりますが、スケジュールしやすい方法です。

②ショート法
採卵周期の月経1～3日目からGnRHアゴニストの投与を開始し、早期排卵を抑制しながら、GnRHアゴニストのフレアアップ(flare up) を利用し、誘発剤を使って多くの卵胞を育てます。使用する薬剤量を少なく、期間を短くすることができきます。

③アンタゴニスト法
ロング法・ショート法で使用するGnRHアゴニストの代わりに、ある程度卵胞が成長した段階からGnRHアンタゴニストの注射を連日、または数回注射し早期排卵を抑制します。排卵コントロールのためにHCG注射ではなく、GnRHアゴニストを使うことでOHSSをほぼ回避することができます。

④低刺激周期法
経口の誘発剤に注射の誘発剤を数回足して、自然な月経周期を崩さずに卵胞を育てます。
早期排卵の抑制をしないため、採卵時に排卵してしまっているケースもあります。

⑤自然周期法
卵胞を育てるための薬は使わず、自然な月経周期に育つ卵胞を見守ります。十分に育ったところで排卵をコントロールするためのHCG注射、またはGnRHアゴニストを使います。

⑥完全自然周期法
早期排卵も抑制せず、誘発剤もいっさい使用せずに、自然に育つ卵胞を採卵します。

⑦ランダムスタート法
月経周期のいつからでもスタートでき、1月経周期に複数回の採卵も可能な方法です。もともとは一刻の猶予もない癌患者などに使われていた誘発方法です。

⑧その他
以上の6つに当てはまらない方法で卵胞を育てる場合があります。例えば、ウルトラロング法、ウルトラショート法などがあり、また各治療施設独自の方法もあります。

2-2 採卵日の決定について

　採卵にあたっては、卵胞の成長を確認するために卵胞計測やホルモン値の測定を行います。また、卵胞を成熟させ、排卵のコントロール（引き金）を行うための方法として多いものと、誘発方法を決定する判断材料について質問しました。

●採卵日の決定基準について

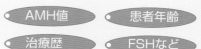

計測は　エコーとホルモン値で

　採卵の決定は、卵胞計測（エコー検査）とホルモン値の両方で行っている施設が約78％で、卵胞計測のみ行っているのが約21％、そして、ホルモン計測だけという施設は1％でした。

●排卵のコントロール（引き金）で多いもの

　排卵誘発を行った場合、アンタゴニスト法、ショート法、ロング法では内因性のLHの分泌が抑制されているため卵胞を成熟させるためにLHの代用となる薬が必要になります。

　低刺激周期法や自然周期法の場合には、LHの働きを助け卵胞を成熟させることを目的に薬を使います。また、これらの薬は採卵手術前に排卵が起こってしまわないためのコントロールとしても使われます。

　ショート法、ロング法ではhCG注射が使われ、アンタゴニスト法、低刺激周期法、自然周期法ではhCG注射、GnRH点鼻薬のどちらも選択することができます。

　使用する薬剤は、hCG注射が71％で最も多く、GnRH点鼻が15％、hCG注射＋GnRH点鼻が10％、その他が4％でした。

　これらの投薬後、32時間から36時間後に排卵が起こるため、その前に採卵手術を行います。

AMH値　　患者年齢

治療歴　　FSHなど

●誘発方法を決定するための判断材料

　2-1で誘発方法の種類と実施状況を記しましたが、それらの方法を選択していくときには何を判断材料として決めていくのでしょう？ AMH値、患者年齢、治療歴、FSHなどのホルモン値、夫婦の希望を対象項目として該当するものにチェックしていただいたところ、多くの施設がAMH値、患者年齢、治療歴、FSHなどのホルモン値を判断材料としていることがわかりました。夫婦の希望とする回答も41件（29％）でチェックされていますから、3〜4件に1件の施設では夫婦の希望として取入れているようです。

　治療の現場では、色々な要素から患者さんに合わせた治療周期での誘発方法等を決めているものと思われます。

2-4 体外受精の治療周期で、治療を要するOHSSの発症はどのくらい？

　排卵誘発の副作用として、卵巣過剰刺激症候群（OHSS）があります。最近はずいぶんと減ってきましたが、重症化すると腹水が溜まり血液が濃くなることから血栓症を起こすこともあり、それが要因となって脳梗塞や心筋梗塞を引き起こす心配もあるため注意が必要です。また、妊娠が成立することで、さらに重症化する傾向もあるため、とくにロング法やショート法では、OHSSを回避することが重要となってきます。排卵誘発をする以上、多少なりとも卵巣の腫れは起こるものともいわれていますが、入院加療を必要とするケースは、GnRHアンタゴニストの登場や排卵誘発方法の工夫で減少傾向です。

　集計では、治療を要するOHSS発症は、全治療周期中2.6％ほどで起きていることがわかりました。

　回答施設の中には全治療周期中80％（50周期中40件）の発症率という施設もあり、どうしてそこまで多いのかが気になりました。

2-2 採卵日の決定について

● 採卵日の決定基準は （有効回答数 141 件）

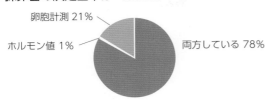

卵胞計測 21%
ホルモン値 1%
両方している 78%

● 排卵のコントロール（引き金）として最も多いものは？ （有効回答数 137 件）

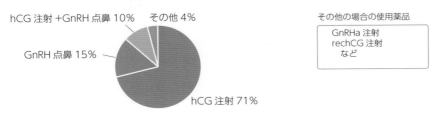

hCG 注射 +GnRH 点鼻 10%
その他 4%
GnRH 点鼻 15%
hCG 注射 71%

その他の場合の使用薬品

GnRHa 注射
rechCG 注射
など

● 誘発方法を決定するための判断材料は何ですか （有効回答数 141 件）

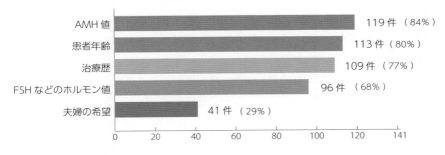

AMH 値	119 件 （84%）
患者年齢	113 件 （80%）
治療歴	109 件 （77%）
FSH などのホルモン値	96 件 （68%）
夫婦の希望	41 件 （29%）

2-4 治療を要する OHSS の発生率は （有効回答数 95 件）

● 全治療周期において 2.6% で起きている

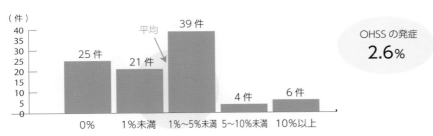

（件）

	0%	1%未満	1%～5%未満	5～10%未満	10%以上
	25 件	21 件	39 件	4 件	6 件

平均

OHSS の発症
2.6%

2-5　誘発前に実施していることで多いのは？

　FSHの基礎値の高さなどから、卵巣機能低下が考えられる場合、排卵誘発剤を使用しても卵巣が思うように反応しないことがあります。そのため排卵誘発を始める前にFSHの基礎値を下げる方法を選択することがあります。その方法としてカウフマン療法、OC、LEP、ホルモン療法、ピンカス療法、栄養療法をあげて調べました。

　カウフマン療法は女性の自然な月経周期にあるホルモン環境を薬によってつくり出す方法で、服薬が完了すると月経が訪れます。ホルモン療法は、低用量や中用量のピルで排卵を止め、月経を止めます。OC、LEPは、ともに低容量ピルとなります。服薬を終えると再び月経が訪れるようになります。どれも卵巣を休ませることが目的で、FSHの基礎値を下げることができるでしょう。

　ピンカス療法、栄養療法含めて、実施しているものをチェックしてもらった結果、99施設からの有効回答があり、カウフマン療法とOC（低容量ピル）療法がそれぞれ57件、50件と多く実施されていることが分かります。

2-6　自己注射を行っている患者さんの割合

　働く女性にとっては、体外受精を受けるのに通院が大変だとの声があります。休みを取るなど仕事との調整もあることでしょう。この通院の大変さの大きな理由となるのが治療周期における薬剤投与で、日々注射を受けるための通院が続きます。

　そのため、自己注射が簡単にできるペン型の排卵誘発剤の登場もあり、今では広く普及しています。この方法なら自宅でも職場でも簡単に自分で注射ができます。

　では、実際のところどのくらいの実施率なのでしょう。自己注射ができる施設は89％で、ないのが11％でした。実施状況を0から100％を20％刻みのレンジで回答を頂いたところ、有効回答131件中、0とする施設が14件あり、1〜20％までのレンジに48件、21〜40％に12件、41〜60％に10件、61〜80％に10件、81〜100％が37件（うち100％が5件）ありました。

　全体として、平均は43.4％でした。0〜20％が64件（49％）あることから、印象としては高い比率で行っている施設と20％前後の実施率の施設とに2分されているようです。

　これには、病院の種類が影響していることも考えられます。大学系の病院や市立病院などの大病院では、実施率が低い傾向にありました。

2-5　誘発前に実施していること (有効回答数 99 件)

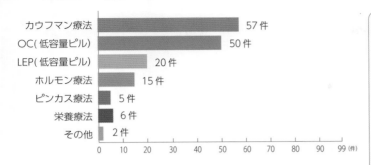

	件数
カウフマン療法	57 件
OC(低容量ピル)	50 件
LEP(低容量ピル)	20 件
ホルモン療法	15 件
ピンカス療法	5 件
栄養療法	6 件
その他	2 件

2-6　自己注射を行っている患者さんの割合 (有効回答数 131 件)

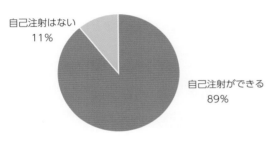

自己注射はない 11%
自己注射ができる 89%

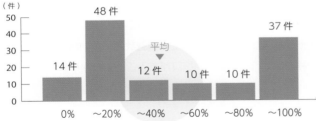

（件）

0%	～20%	～40%	～60%	～80%	～100%
14 件	48 件	12 件	10 件	10 件	37 件

平均

平均は
43.4%

【卵巣を休ませることで卵巣機能を整える、また、採卵周期に成長する卵胞サイズを揃えることを目的に行う】

＜カウフマン療法＞
カウフマン療法は、無排卵月経や排卵障害の人が主な対象で、卵胞ホルモンや黄体ホルモンを投与することによって通常の月経周期をつくり、これらのホルモンの中枢に対するリバウンド効果により、自然排卵が起こることが期待できます。また、FSH、LHが高く卵巣機能が低下している人を対象に行うこともあります。

＜OC（低用量ピル）＞
OC（Oral Contraceptives）は、避妊を主効果とし、副効果に、月経困難症や子宮内膜症の改善などがあります。

＜LEP（月経困難症の治療薬）＞
LEP（Low does Estrogen Progestin）は、月経困難症や子宮内膜症など疾患の治療を目的として用いる薬剤で、ピルよりも低用量化されています。

＜ピンカス（Pincus）療法＞
いわゆるピルの周期的投与法で、月経困難症やPCOSに用いられるホルモン療法。EP剤（卵胞ホルモンと黄体ホルモンの両方が含まれている薬剤）を持続的に、通常、月経周期の5日目から21日間服用します。

【栄養環境を整え、本来備わっている妊娠力を高める、取り戻すことを目的に行う】

＜栄養療法＞
身体の不調や疾病の原因が栄養素の不足から生じていることがあるため、不足している栄養素を本来あるべき至適量まで補充して身体を整えていく方法です。

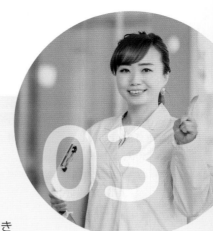

　採卵（そこまでの治療含む）は、体外受精にとって最も重要なこと。それは、体外で受精させ、胚移植まで行うためには卵子がなければ始まらないからです。とはいえ、採卵に向けての誘発方法や患者年齢、患者個々の状態により採卵できる卵子の数や質に違いはあります。

　今は凍結保存の進歩により、複数卵子の確保から複数の胚ができれば、複数回の胚移植も可能です。

　それにより同じ日に採卵した卵子であっても、第2子、第3子と兄弟や姉妹を持つことも実現しています。

　ここでは採卵手術のタイミングの決定、検査の回数や手術に伴う麻酔の状況、採卵手術や採卵手術後の様子、卵子の確認に関することなどの回答を集計し、ステージ3としてまとめました。

3-1　採卵までの 卵胞計測 は どのくらい あるの？

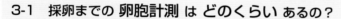

エコーは3〜4回　　ホルモン検査は2〜3回

　採卵手術日をいつにするか、その決定基準は卵胞計測（エコー検査）、ホルモン値（血液検査）から決めていきますが、それぞれの検査回数や気をつけていることはなんでしょう？

　平均では、卵胞計測が3〜4回、ホルモン検査が2〜3回でした。卵胞計測の多い施設では、7回以上あることがわかります。そして、ホルモン検査は、行っていない施設があることもわかりました。

3-2　採卵時の 麻酔は

　採卵手術は、経腟から卵巣内の卵胞に向けて採卵針を刺し、卵胞液ごと卵子を吸引します。体外受精の治療周期の中ではもっとも痛みが気になります。痛みに関しては、それまでの治療方法の違い、患者さんの希望などによって、麻酔使用の有無や方法が変ります。全体では麻酔使用が回答140件中132件と94％を占めていますが、無麻酔で行うこともありますから、痛みに弱い方は予め申し出るとよいでしょう。

　麻酔使用では、全身麻酔と局部麻酔が多いことが右グラフから分ります。

STAGE 03 採卵について

3-1　採卵までの卵胞計測回数 (有効回答数 140 件)

●卵胞計測 (エコー)

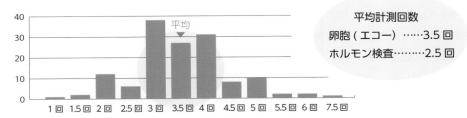

平均計測回数
卵胞 (エコー) ……3.5 回
ホルモン検査………2.5 回

●ホルモン検査

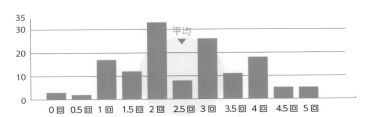

気を付ける点

OHSS の予防 (複数)
OHSS 回避、過熱 (卵胞成熟)
卵胞発育状態に応じ h MG 投与量を変化させている
卵胞数と卵胞径
排卵によるキャンセルをなくすこと
特に GnRH アンタゴニスト周期の場合あまりエコーの間隔をあけないこと
タイミング
その日の所見だけではなく、先のことも見通して判断すること
最低でも 1 日おきに行う
コスト、来院回数、採卵回数
遠方の方が多いので、通院回数をなるべく少なくすること
エコーとホルモン値の 2 つの情報の整合性を常に注意している

3-2　採卵時の麻酔は？

●麻酔の使用

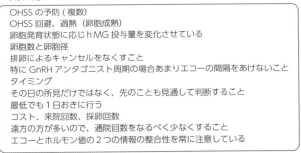

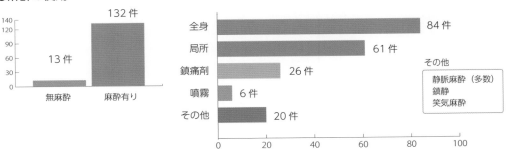

その他
静脈麻酔（多数）
鎮静
笑気麻酔

3-3 すでに排卵して 卵子が確保できなかったケースについて

　採卵時に、すでに排卵してしまっていることがあります。排卵していると採卵はできませんから、その周期における治療スケジュールがキャンセルとなってしまいます。そのようなケースはどのくらい起きているのでしょう。 頻度としては採卵100件中、5件未満がほぼ9割を占めています。排卵抑制をしない低刺激周期法、自然周期法に多く起きていることがわかります。

　排卵済みだった場合の医療費▶

　排卵済みで卵子が採れなかった場合は、124回答中、101件（81%）の治療施設が、請求金額を割引くか請求しない配慮があることが分かります。個々の回答を見ていくと、通常に請求している23件（19%）は病院の種類として、大学病院や大病院が多いようです。ただ、中には大学病院でも請求しない施設があったり開業医でも全請求している施設があったりと、個々の方法の違いが表れていました。

3-4 採卵時に排卵済のケースが多い年代　　●40歳以上に多い

　排卵済は、どのような年代に多いのでしょう? 気になるところですが、右のグラフに示すように40歳以上に多く131件中94件で起きていることが分かります。高年齢になると、ホルモン数値が思いもよらない変化を見せることがあり、急にE2値が上がり、予定よりも早くLHが上昇してしまい、採卵手術前に排卵が起こってしまうことが考えられます。これは、どのような排卵誘発方法でも起こりうることですが、とくに卵巣機能が低下してくると刺激周期法よりも早期排卵を抑制をしない低刺激周期法や自然周期法を選択するケースが増えてきます。そのことからも低刺激周期法や自然周期法に排卵済のケースが多いことにつながっていると考えられます。

　年齢に関係なく起きているとする回答も少なくないことから、薬に対する反応には個人差や周期差があることや、治療施設間の患者さん年齢層の違い、治療方法の違いなどが起因していると考えられます。

3-5 採卵後の安静に関して

　手術後の安静の様子として、昨年同様、●看護師のこまめな声かけがある　●一人で適時休んでもらっている　●付き添いが可能である　の項目から複数回答を得たところ、139回答中113件、81%の治療施設で看護師のこまめな声かけがあり、48件（35%）の治療施設で付添いが可能、そして26件（19%）の治療施設で患者さんには一人で適時休んでもらっている、としていることが分りました。

3-3　卵子が確保できなかったケースについて <small>（有効回答数 132 件）</small>

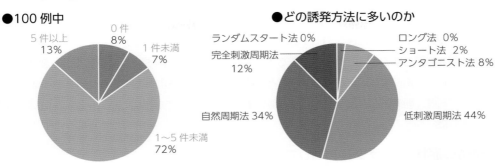

●100 例中

- 0 件 8%
- 1 件未満 7%
- 5 件以上 13%
- 1〜5 件未満 72%

●どの誘発方法に多いのか

- ランダムスタート法 0%
- ロング法 0%
- ショート法 2%
- アンタゴニスト法 8%
- 完全刺激周期法 12%
- 自然周期法 34%
- 低刺激周期法 44%

●排卵済みだった場合の医療費 <small>（有効回答数 124 件）</small>

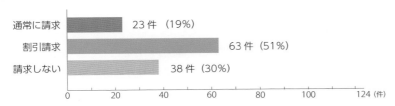

	件数
通常に請求	23 件 （19%）
割引請求	63 件 （51%）
請求しない	38 件 （30%）

3-4　採卵時に排卵済みのケースが多い年代 <small>（有効回答数 131 件）</small>

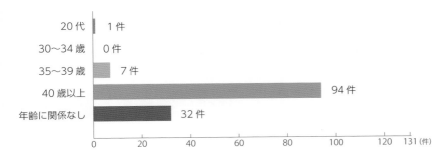

	件数
20 代	1 件
30〜34 歳	0 件
35〜39 歳	7 件
40 歳以上	94 件
年齢に関係なし	32 件

3-5　採卵後の安静について <small>（有効回答数 139 件）</small>

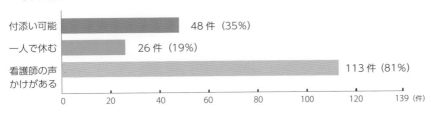

	件数
付添い可能	48 件 （35%）
一人で休む	26 件 （19%）
看護師の声かけがある	113 件 （81%）

3-6　採卵時のスタッフは何名ですか？

　採卵手術でのスタッフ構成は、概ね執刀医師と看護師、培養士、麻酔科医です。そこに検査技師や看護助手、メディカルアシスタント、研修医が参加することもあります。麻酔を執刀医が行うこともあり、手術に必ずしも麻酔科医を必要とするわけではないようです。採卵手術に必要なスタッフは少なくとも３名で、多いところで８名でした。逆に少ないところでは２名とするところが２件ありました。平均はほぼ５人。とくに大学病院、市民病院、開業医など形態による差は無いようですが、大きな組織でも、少ない人数で行う様子がうかがえました。

3-7　採卵時の症状・トラブルに関して

　１、頭痛が起きている　２、出血が起きている　３、腹痛が起きている　４、救急搬送のケースがあった　５、その他 (記述式) で回答を得ました。結果は以下の通りです。

　１の頭痛に関しては、９％（13件）の回答が「ある」。２の出血に関しては、27％（38件）の回答が「ある」。３の腹痛に関しては、61％（86件）の回答が「ある」でした。

　痛みに関しては、頭痛と腹痛を合わせて70％が「ある」となり、痛みが起きることも多くあるとの状況がわかります。また、グラフにはありませんが、治療周期数に対する出血の発症率は、概ね0.1〜20％でしたが、50％とかなり多く起きている施設があることも確認できました。

　４の救急搬送があったのは11％（15件）で、原因はOHSS（２件）、腹腔内出血（４件）、アナフィラキシーショック（２件）などでした。

採卵時のトラブル回避 のために実施していること

　前項の症例（トラブル）などを回避するために、治療施設ではいろいろな対応をしています。その内容に関して、右に回答をまとめました。

3-6 採卵スタッフの人数

平均 **4.76 人**（約 **5 人**）
最多 8 人、最少 2 人

●執刀医師、●麻酔医、●看護師、●培養士

その他：メディカルアシスタント（複数）、助手、医師、
研修医、看護助手（複数）、コーディネーター

3-7 採卵時の症状・トラブルに関して

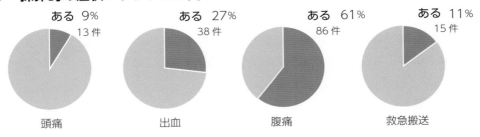

ある 9%	ある 27%	ある 61%	ある 11%
13 件	38 件	86 件	15 件
頭痛	出血	腹痛	救急搬送

その他のトラブル：膀胱タンポナーデ、吐き気、嘔吐、血圧低下、気分不快、OHSS で夜間受診、入院加療　など

STAGE 03

●複数の医師で採卵決定時のオーダーを確認している
●看護師による施行前はアレルギー、既応歴、採卵中はモニター、バイタルのチェックといった入念な患者（情報）のチェック
●ハイリスク症例は自施設では扱わない
●採卵前の入念なエコー、帰宅許可前に超音波検査をする
●一次救命処置などの対応・訓練
●清潔管理の徹底
●リスクのある穿刺は避ける（e.g. チョコレート嚢胞は避ける、卵巣の位置が腸管の裏なら避ける）
●こまめにナースが観察（バイタル測定）する
●カラー超音波下に血管の走行を確認し、血管損傷を避ける
●シングルタイプ やテーパードタイプの細い採卵針を使用する
●麻酔科医と連携して手術を行う
●麻酔導入前に、スタッフ全員でタイムアウト（手術前の確認）を行っている
●麻酔の量を少なめにしている
●局所麻酔で呼吸トラブルがないようにしている
●膀頸管ブロックをしっかりし、採卵を出来る限り短時間で行う
●モニターをつけて手術を行う
●腹部圧迫により卵巣移動させて手術を行う
●採卵前に点滴にてルート確保、癒着等で痛みが出そうな方には静脈麻酔を行う
●チョコレート嚢胞合併患者に対する感染予防、抗菌薬投与
●腟壁、腹腔内出血の有無の確認
●抗生剤の投与、鎮静剤の投与、帰宅前の診察、1泊入院後の診察退院
●緊急時連絡先を知らせておく
●同一医療法人施設での時間外。休日診療体制
●感染症、OHSS予防の投薬
●IVF管理指針を徹底的に守ること
●4時間くらい静脈ラインkeep、1日後、7日後外来診察
●2時間の安静、安静後の診察
●夫婦に対し適切かつ十分な説明を行う
●患者さんとの十分なコミュニケーション
●同意書を提出してもらう
●起こりそうなトラブルは、事前にお伝えし、気になる症状があれば直ぐに受診してもらっている
●当日朝、絶飲食。マニキュアの禁止

04 採精について

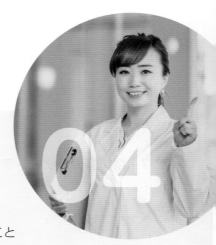

　体外受精を行う場合には、採卵手術によって卵子を採取するとともに夫の精子が必要になります。

　採卵ほどの負担はありません。

　ただ、不妊の原因は男女半々と言われる昨今です。男性不妊症の場合、重度であれば特別な精子回収方法が必要となり、やはり手術が必要になります。それら回収方法含め精子側のことを調べました。

　この採精に関する質問がステージ4です。

4-1　採精はどこで 行う？

　不妊治療を行う治療施設（病院・医院・クリニック）には、採精室があります。これはメンズルームとも呼ばれ、ここが採精場所となります。大きな病院などでは、今もトイレで採精というケースもあるかもしれませんが、利便性や安心感などから自宅採精が多いようです。そこで、ここでは採精場所として、院内か自宅かの比率で質問しました。結果は自宅が約62％で院内が32％でした。

　多くの施設で自宅採精を採用していることから、特に男性の通院負担が軽減されているといえます。しかし治療施設によって、検査は自宅採精or院内採精のどちらでもいいが、体外受精治療周期中の受精を目的とした採精は原則院内採精としているところもあります。治療施設によって、採精などの細部に渡った治療方針に違いがありますので、一度、尋ねてみるといいでしょう。

4-2　採精方法 で 実施しているもの

　精子回収方法の基本は、男性が自分で行うマスターベーションです。それは院内でも、自宅でも同じでしょう。男性不妊症の場合であれば、医師の手技による前立腺マッサージほか、TESE（精巣内精子採取術）、MD-TESE（顕微鏡下精巣内精子採取術）、MESA（精巣上体内精子吸引採取法）、ReVSA（精管精子回収術）、PESA（経皮的精巣上体精子吸引術）、電気などがあります。その実施状況の質問では、回答139件中、TESE、MD-TESEの実施がそれぞれ59施設、45施設とあり、他の実施はかなり少ないという結果でした。

4-3　精子を回収する手術の対応について

　手術を行う場合の対応については、回答122件中、院内が46件（38％）、連携先が71件（58％）、患者自身が探す（調べた施設）が21件（17％）でした。患者が探す場合は、泌尿器科の生殖医療専門医がいる、あるいは泌尿器科の医師のいる施設や不妊治療専門の泌尿器科施設、または不妊治療を行う施設で男性不妊外来がある施設が考えられます。

STAGE 04 採精について

4-1 採精はどこで行う？

●採精場所の割合

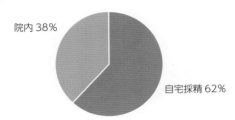

院内 38%
自宅採精 62%

4-2 採精方法で実施しているのは （有効回答数 139 件）

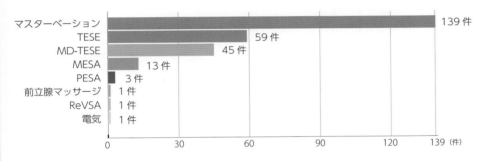

マスターベーション 139件
TESE 59件
MD-TESE 45件
MESA 13件
PESA 3件
前立腺マッサージ 1件
ReVSA 1件
電気 1件

TESE ………… 陰嚢の皮膚を切開し、中の精巣の被膜も切開して精巣組織の一部を採取する。顕微鏡を使って採取した組織から精子を探す。見つかった精子は、顕微授精にて体外受精を行う。特に閉塞性無精子症の男性に適応し、多くのケースで精子が見つかる。Simple TESE、Conventional TESE ともいわれる。

MD-TESE …… 陰嚢の皮膚を切開して精巣の被膜を大きく開き、顕微鏡で精巣内から白くて太い精細管を探し採取する。採取した組織から顕微鏡で精子を探す。見つかった精子は、顕微授精にて体外受精を行う。主に非閉塞性無精子症の男性に適応するが、この場合は見つかるケースは半数くらいではないかといわれている。Micro-TESE ともいわれる。

4-3 精子を回収する手術の対応は （有効回答数 122 件）

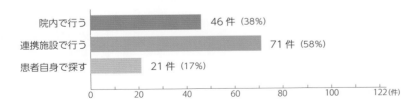

院内で行う 46件（38%）
連携施設で行う 71件（58%）
患者自身で探す 21件（17%）

培養と培養室について

　培養部門（培養室）は、体外受精を行う施設にとって、必要不可欠で、そのあり方が成績を左右すると言っても過言ではありません。生命の元となる卵子・精子や胚を扱うため、クリーンであること、そして適切に管理されていることはもちろん、高い倫理感も必要です。現在、ここで働く培養士には国家資格はありませんが、それぞれの病院で培った知識と技術が継承され、医師や先輩からの指導のもと、学会の情報などにより技術や倫理、管理などを身につけています。

　では、現場はどのような状況なのでしょう。

　この培養関連の質問を行い、回答データを集計したのがステージ5です。

5-1　培養室の管理責任者は

● 培養士が管理80施設　　● 医師が管理57施設

　生殖医療を行う上で要となる培養室。生殖医療の専門施設では、医師が患者を診察して、卵子・精子・胚の管理は培養士に任せるという分業体制が一般的です。そして、チームを組んで患者の治療に臨みます。ただ、クリニックの多くは医師が経営者で、トップは院長医師というケースが多く、培養室は院長が管理責任者というケースもあります。

　今回、培養士を責任者とする施設は133件中80件で、医師とするところが57件（院長16件、医師41件）でした。分業体制が確立する中、管理責任者のあり方にも課題が寄せられているようです。

5-2　培養室の清掃は

　培養室は、清潔を維持することが大切ですから、清掃は欠かせません。エアシャワーや手洗いマスク帽子着用で入室しても、人の働くところですから埃もでます。では、一体どのくらいの頻度で清掃を行っているのでしょう？

清掃は毎日
75%

　毎日としている施設が140回答中105件あり、75%を占めます。週に数回とする施設は32件で23%、月に数回とする施設は3件でした。そして、清掃に関して管理者のチェック体制があるかどうかでは、78施設（56%）であるとのことでした。常日頃からの管理体制が、より良い業務や結果に結びつくと考えれば、その充実は課題となっていることでしょう。

チェック体制
ある**56%**

5-3　インキュベーターの種類と管理面について

　胚の培養に欠かせない培養器（インキュベーター）は、成長過程が動画で記録できるタイムラプス型から、さらにAI（人工知能）搭載型まで急発展しています。タイプとしては、大きな部屋（電子レンジより大きいくらい）に何人かの胚をシャーレに入れて保管する共同タイプ、個人用にセパレートされた薄型の個別タイプ、PCと連動して分割成長の様子が記録できるタイムラプス型などがあり、この3タイプで使用状況を質問しました。

STAGE 05 培養と培養室について

5-1 培養室の管理責任者は （有効回答数 133 件）

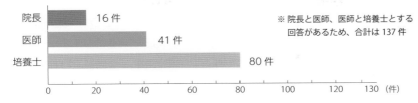

	件数
院長	16 件
医師	41 件
培養士	80 件

※ 院長と医師、医師と培養士とする
回答があるため、合計は 137 件

5-2 培養室の清掃は （有効回答数 140 件）

●清掃は

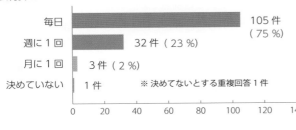

毎日	105 件 （ 75 % ）
週に 1 回	32 件 （ 23 % ）
月に 1 回	3 件 （ 2 % ）
決めていない	1 件

※ 決めてないとする重複回答 1 件

●清掃チェックの有無

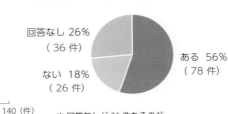

回答なし 26% （ 36 件）
ない 18% （ 26 件）
ある 56% （ 78 件）

※ 回答無しが 36 件あるのが
気になります

5-3 インキュベーターの種類と管理面について （有効回答数 140 件）

●種類について

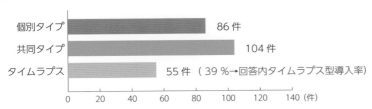

個別タイプ	86 件
共同タイプ	104 件
タイムラプス	55 件 （ 39 % →回答内タイムラプス型導入率）

●停電時の電源確保時間 （有効回答数 136 件）

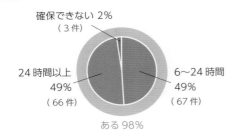

確保できない 2% （ 3 件）
24 時間以上 49% （ 66 件）
6〜24 時間 49% （ 67 件）
ある 98%

●免震対策がある （有効回答数 124 件）

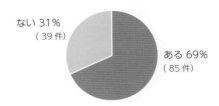

ない 31% （ 39 件）
ある 69% （ 85 件）

基本的には人の技術と管理が肝心で、成績に大きく差が出るということでなく、体外で成長する胚へのリスク軽減や、観察面での向上や便利さなどの進歩の違いと考えられます。また、日本は地震が多い国ですから、免震・停電対策なども必要になってきます。それらの現状を質問しました。

種類について▶140件中、共同タイプが104件。個別タイプが86件。タイムラプス型が55件でした。（回答は重複可にて。※タイムラプス型は高額なため、診療費が高くなることもあります）

停電時の電源確保▶停電時に電源確保できる施設 133件（136回答中）、全回答141件中94%。

免震対策▶免震対策がある／85件・60%。ない…39件・28%、回答無し17件・12%。

5-4 胚の管理について

　胚は、体外受精を行う夫婦の卵子と精子が受精した細胞で、将来、赤ちゃんとなって人へと成長する可能性のあるとても大切な細胞です。体外受精では、胚は夫婦のもとでなく培養室で管理されます。そのため、適切な管理が必要で、取り違えなどがあってはいけません。そこで培養室での胚の管理について、取り違えがないように以下の4項目の実施について質問し、工夫していることなども記入してもらいました。

　取り違いについては、違う夫婦の胚を移植してしまい、妊娠に至るも中絶するというあってはならない事故が起きているため、急速に対策が推進されました。ここでは、●記名などの確認を徹底している　●確認はダブルチェックで徹底している　●管理状況は毎日記録している　●人為的なミスが生じた時には迅速な対応ができるようにしている　の質問を用意しました。

　1▶確認はダブルチェックで徹底している………………………………135 施設（96%）
　2▶記名などの確認を徹底している……………………………………130 施設（92%）
　3▶人為的なミスが生じた時には迅速な対応ができるようにしている……110 施設（78%）
　4▶管理状況を毎日記録している …………………………………… 95 施設（67%）
　ほか、注意工夫に記入のあった回答については右ページを参照下さい。

5-5 培養室内でのミスについて

　注意していても人が行うことですから培養室でミスが生じることは多々あります。胚の取り違えまでの話になると社会的にも大問題となり、大事件ですが、重大なミスとして胚の紛失やインキュベーターの環境管理の怠り、各作業における技術的なミス含めいろいろ起きています。そこで、ミスが起きたときのことについて以下の質問を追加しました。

❶ミスは医師や院長にも把握できるシステムである
　はい…………………………………………………………………… 95% 129 施設
　いいえ………………………………………………………………… 2%　　7 施設
❷ミスが起きた時に対処する決まり　　ある **87** %　　　　　ない **13** %
❸起きたミスの実例

　ミスが起きた場合には、医師や院長にも把握できるシステムであると回答する施設は129件あり、これは全体の95%になります。培養室で封印されることがあるかもしれないとの回答は2件ありました。

　では、実際にどのようなことが起きているのか、右のページのミスの実例表記をご覧ください。

　機械的なミス、人為的なミスの実例をまとめています。

5-4　胚の管理について <small>（有効回答数 141 件）</small>

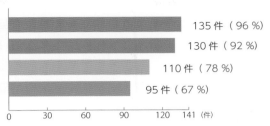

- ダブルチェックで徹底している　135 件（96 %）
- 記名などの確認を徹底している　130 件（92 %）
- 人為的なミスが生じた場合は迅速な対応ができるようにしている　110 件（78 %）
- 管理状況は毎日記録している　95 件（67 %）

●取り違い防止のための工夫

- ●バーコードによる取り替え防止システムの導入
- ●独自の培養室管理システム（ソフトウェア）の開発、運用
- ●シャーレの蓋と底に記名、患者ごとにシールで色分け、名前とシールの色で識別している
- ●作業をする際、クリーンベンチで取り扱う配偶子はその夫婦のみで行う
- ●精液調整は、1検体ずつ作業している
- ●患者、医師、看護師、培養士でモニターでダブルチェックを行う
- ●必ずフルネームを読み上げ、声で確認している
- ●配偶子の培養〜受精を全て同じdish内で完結させる
- ●インキュベーターの扉にも付箋で名前
- ●個別タイプのインキュベーターなので、区画で個々に分けている
- ●個々のシャーレすべてに患者名を記入し、確認しやすいようにしている
- ●紙カルテと電子カルテを用いたチェック体制の徹底
- ●ガイドラインの作成

●質を落とさない工夫

- ●なるべくインキュベーターの開閉時間、回数を少なくしている
- ●できるだけARTの作業を丁寧にかつ迅速に行う
- ●クベース内で胚の操作を行う
- ●タイムラプスインキュベーターを使用
- ●低酸素下の環境下で胚操作を行っている
- ●胚に光が当たる時間をできる限り短縮。ラボ内でのアルコールの使用を最小限にしている
- ●胚を操作する際、温度の低下を防ぐなど、温度管理の徹底をしている
- ●胚を操作する人と、胚を運ぶ人を分けて2人組で作業を行う
- ●培養メディウムの量と共培養
- ●培養液の平衡化は加湿インキュベーターで行う
- ●培養液、培養環境、培養士の技術向上
- ●培養室、採卵室、移植室の清浄度をFrd,Std,209Eクラス10000に保っている
- ●培養液は開封後1週間を目安に期限を設定している
- ●精度管理・保守点検の徹底（データベース化、可視可）
- ●培養士の技量の向上及び均一化（トレーニング体制の充実）
- ●培養室内をLED照明に変更
- ●オリジナリティーに溢れすぎたことはしない

5-5　培養室内のミスについて

●培養室内のミスは医師や院長にも把握できるシステムである <small>（有効回答数 136 件）</small>

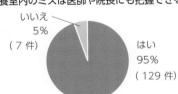

- いいえ 5%（7 件）
- はい 95%（129 件）

●ミスが起きた時に対処する決まりなどがある <small>（有効回答数 136 件）</small>

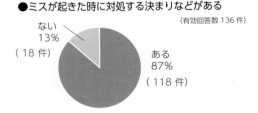

- ない 13%（18 件）
- ある 87%（118 件）

●実例（機械的）

- ●レーザーメンテナンス後、照射位置と大きさがずれ、再メンテナンスを行った
- ●インキュベーターの故障
- ●タイムラプスの画像が撮影されていなかった
- ●精液検査の結果が検査機器に保存されていなかったため、結果報告ができなかった
- ●恒温器の故障による培養液温度の上昇
- ●ガスセンサー故障

●実例（人為的）

- ●検卵後の卵胞液をクリンベンチ内でこぼした
- ●胚の紛失
- ●胚操作時にディッシュを落としてしまった
- ●同一患者の移植予定だった胚と違う胚を融解、移植した
- ●媒精後、調整した精子の置き場所を間違えた
- ●凍結タンクの底にケーンを落としてしまった
- ●タイムラプスインキュベーターの設定ミスによりPN確認ができなかった
- ●AIHの際、カテーテルに精液を分注し忘れた
- ●Medium準備忘れ
- ●Mediumやディッシュなどの発注ミス
- ●患者氏名やIDなどデータベースへの入力ミス
- ●シャーレの蓋などへの記名ミス
- ●患者様にお渡しする報告書への記載ミス
- ●採卵時の卵子数を1つ少なく記載した
- ●胚の凍結No.の書き間違い

STAGE 05

5-6　精液調整方法について

　精液検査については、培養士の目視による実施度、検査機器の使用率を質問しました。

　結果は、培養士の目視が65％（89件）で、機器とする施設が9％（12件）でした。両方で行っている施設は26％（36件）ありました。

　そして、精液調整の方法は、密度勾配法が118件。スイムアップ法が112件。その他が12件でした。

　その他の内訳は、密度匂配＋スイムアップ法、非遠心法のミグリス、スイムダウン法、ZyMot、wash法、SFNTキット、Isolate、2ymet の記載がありました。

　精液の調整方法は、調整前の検査結果によって、または体外受精か顕微授精かによって方法に違いがある施設もあります。検査の結果、極端に精子が少ない、また運動率が悪かった場合、遠心分離機にかける回数を減らしたり、精液検査の結果がよい人が顕微授精を行う場合は、より選別するために遠心分離機にかける回数を多くすることもあるようです。

5-7　受精作業のことで

　受精に関する作業のことを次の項目で質問しました。

　1、受精を行う培養士のキャリア　　2、ICSIの選択基準　　3、受精方法

●受精を行う培養士のキャリア

　体外受精を行う培養士のキャリアは、C-IVFとICSIの双方での質問をしています。ICSIの方が技術的にも高度で経験が必要なため、キャリア年数は多くなりますが、5年スパンで結果を集計したためか、右ページにあるグラフ（茶色＝C-IVF、緑色＝ICSI）からは、その差があまり感じられないかもしれません。

　つまり（施設間での差もあるのですが）経験1～2年あればC-IVFとICSIの両方の作業ができるようになるからです。

　全体では、平均5年未満の施設が一番多くC-IVFで72件、ICSIで60件でその後は、半数以下に下がります。はじめのうちはC-IVFのキャリアが多く、次第に顕微授精ができるようになると、C-IVFはもちろん、ICSI、その他の培養作業も一通りできるようになり、経験ある人が活躍して残っている様子もうかがえるようです。

●ICSIの選択基準

　顕微授精の選択基準では、以下状況が得られました。

- ●精子の状態から………………………………………………135 施設（98％）
- ●前回受精障害があったから…………………………………133 施設（96％）
- ●卵子が少ない…………………………………………………　33 施設（24％）
- ●年齢から………………………………………………………27 施設（20％）
- ●受精率が他よりも良いから…………………………………13 施設（　9％）
- ●その他…………………………………………………………19 施設（　1％）

　顕微授精の選択基準では、「精子の状態から」とする回答と、「前回受精障害があったから」とする回答がそれぞれ95％以上あり、大きな要因であることがわかります。「年齢から」と「卵子が少ない」が33件と27件で、24％、20％と2割から2割強でした。「受精率が他より良いから」という理由は13件と低く、決して受精率だけで選択しているのではない状況が分かります。

5-6　精液調整方法について

●精液検査は　(有効回答数 137 件)

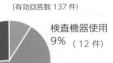

両方
26%
(36 件)

検査機器使用
9%（ 12 件）

培養士が目視
65%（ 89 件）

●精液調整の方法　(有効回答数 139 件)

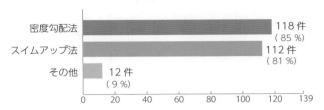

密度勾配法　118 件（ 85 %）
スイムアップ法　112 件（ 81 %）
その他　12 件（ 9 %）

その他：密度勾配＋スイムアップ法、非遠心法のミグリス、
　　　　スイムダウン法、ZyMot、wash法、SFNTキット、
　　　　Isolate、2ymet など

5-7　受精作業のことで　(有効回答数 132 件)

●受精を行う培養士のキャリア

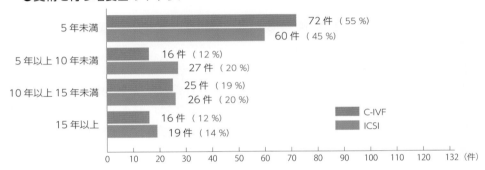

5 年未満　72 件（ 55 %）　60 件（ 45 %）
5 年以上 10 年未満　16 件（ 12 %）　27 件（ 20 %）
10 年以上 15 年未満　25 件（ 19 %）　26 件（ 20 %）
15 年以上　16 件（ 12 %）　19 件（ 14 %）

C-IVF
ICSI

●ICSI の選択基準は　(有効回答数 138 件)

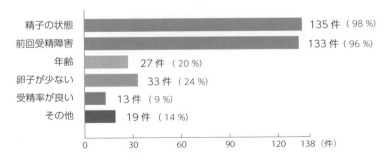

精子の状態　135 件（ 98 %）
前回受精障害　133 件（ 96 %）
年齢　27 件（ 20 %）
卵子が少ない　33 件（ 24 %）
受精率が良い　13 件（ 9 %）
その他　19 件（ 14 %）

●平均的な受精方法は？

　有効回答136施設における受精方法の平均割合は、通常の体外受精 C-IVFが42%、顕微授精 ICSIが43.4%、スプリットICSIが14.6%でした。また、C-IVF中でレスキューICSIが行われているケースでの割合は28.8%でした。この結果から、C-IVFとICSIの実施割合はおよそ半々といったところですが、スプリットICSIが14.6%あるため、実際には顕微授精のほうが58%と多く行われていることが分かります。

　また、受精率の平均は、C-IVFで70.4%、ICSIで77.4%でした。ちなみにIVFの受精率最低43%、最高は100%。ICSIの最低は10%、最高は95%でした。

　ICSIの受精率の方が高いのは、精子を確実に卵子に注入していくためと考えられます。

5-8　胚培養時における思いについて

　では、培養士は培養時にどのような思いでいるのでしょう？

　ここでは以下の例で、該当する思いにチェックをしてもらった結果の集計となります。

　回答結果の割合をあわせて表記し、トップを赤で表示しました。

●胚それぞれの違いに未知の部分があると感じている･･････････････････････ 118 施設（86%）
●胚へのダメージは培養士の技術差も影響している ･････････････････････ 103 施設（75%）
●培養液によっても成績（胚の成長、胚盤胞到達率など）に差が出る･･･････90 施設（66%）
●培養室の環境や器機類によって培養成績に差がでる･･･････････････････ 76 施設（55%）
●培養液には胚との相性があると感じている･･････････････････････････ 69 施設（50%）

　培養士は技術やエビデンスに基づいて仕事をしているものと考えられますが、結果から、胚にはそれぞれに違いがあり、未知の部分を多く感じながら携わっていることがうかがえます。そして、培養液によっても成績に差が出ることを半数以上がチェックしていることから、今後の培養液開発や選択法の研究を期待していきたいと思います。また、胚へのダメージに関して、培養士の技術差の影響を受けていると64%が回答していることからは、培養士がいかに技術向上していくかが課題となっていることもわかります。

5-9　胚の評価はどのようにしているか？

　さて、培養士は何を基準に胚を見ているのでしょう。評価基準は何でしょう？

●既存※の評価法･･102 施設（73%）
●既存の評価法を自院でアレンジ･･････････････････････････････････ 40 施設（29%）
●独自の評価方法を導入･･ 8 施設（ 6%）

（※ここでの既存方法とは Gardnerの分類法やVeeckの分類法のことをいいます）

　基本的には既存方法が評価基準として浸透していることがわかります。

　そして、その基準に独自の判断を追加して新しくアレンジしながら評価している様子もうかがえます。最近ではタイムラプス型インキュベーターで、成長過程を動画にして見られること、また、AIを搭載したタイムラプス型インキュベーターの登場により、AIが評価をするようにもなってきました。これらが成績に反映され、生殖医療の発展に結びついて、妊娠率や出生率をも引き上げていければ、それはそれで素晴らしいことです。今後を期待しましょう。

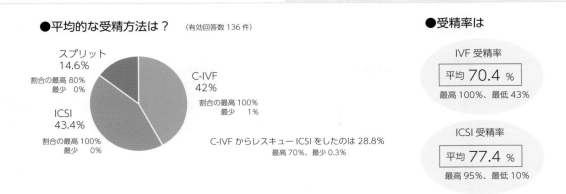

●平均的な受精方法は？ （有効回答数 136 件）

スプリット 14.6%
割合の最高 80%
最少 0%

C-IVF 42%
割合の最高 100%
最少 1%

ICSI 43.4%
割合の最高 100%
最少 0%

C-IVF からレスキュー ICSI をしたのは 28.8%
最高 70%、最少 0.3%

●受精率は

IVF 受精率
平均 **70.4** %
最高 100%、最低 43%

ICSI 受精率
平均 **77.4** %
最高 95%、最低 10%

5-8 胚培養時における思いについて

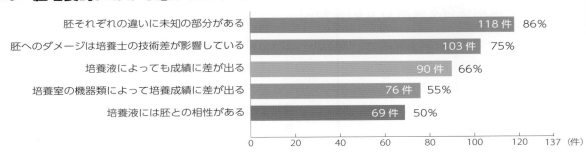

	件数	割合
胚それぞれの違いに未知の部分がある	118 件	86%
胚へのダメージは培養士の技術差が影響している	103 件	75%
培養液によっても成績に差が出る	90 件	66%
培養室の機器類によって培養成績に差が出る	76 件	55%
培養液には胚との相性がある	69 件	50%

0　20　40　60　80　100　120　137 （件）

5-9 胚の評価方法について （有効回答数 140 件）

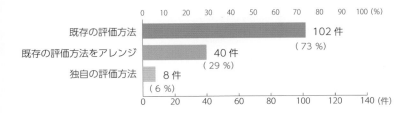

0　10　20　30　40　50　60　70　80　90　100 (%)

	件数	割合
既存の評価方法	102 件	（73 %）
既存の評価方法をアレンジ	40 件	（29 %）
独自の評価方法	8 件	（6 %）

0　20　40　60　80　100　120　140 （件）

5-10　移植胚の選定と決定について　　選定は医師or医師＋培養士　　決定は医師

　胚移植を前に移植胚は誰がどのように選んでいるのでしょう。培養士？ それとも医師？ あるいは両者？ 患者さんも参加しているのでしょうか？ それらのことを確かめてみました。

　移植胚の選定は、医師と培養士の両者とする回答が多く、決定は医師がする施設が多いようです。選定は、医師と培養士がそれぞれ専門的な立場から意見を出し合い、最終的には医師が移植胚を決定している様子がうかがえます。

　また、患者さんが選定にも決定にも参加している施設もあり、患者さんの意見や希望も伝わっている一面があることが確認できました。

5-11　凍結保存を実施しているもの

　不妊治療での凍結保存の対象は、胚（受精卵）、精子、卵子の実施が考えられます。それに加え、今では未婚女性の卵子凍結も実施されています。その状況を見ていきましょう。

　ここでは、昨年度と比較してみていきます。

- ●胚‥‥‥‥‥‥‥‥‥100%／昨年（96%）　●精子‥‥‥‥‥‥‥‥‥‥‥‥93%／昨年（88%）
- ●卵子‥‥‥‥‥‥‥‥‥44%／昨年（43%）　●未婚女性の卵子凍結‥‥‥‥‥29%／昨年（25%）

　昨年度と比較してみると、胚、精子、卵子と未婚女性の卵子、すべての凍結が増えていることがわかります。

5-12　凍結する胚について

　つづいて、凍結胚の種類では、以下の結果が得られました。

- ●前核期…8%/昨年 2.2% ●初期胚… 25%／昨年23.9% ●胚盤胞… 67%／昨年73.9%

　胚は、ガラス化保存法で凍結され、液体窒素が充満した凍結タンクで保存します。受精したばかりの前核期、8分割までの初期胚、着床寸前まで成長した胚盤胞のどの成長段階でも保存することができます。アンケート結果では、胚盤胞67%、初期胚25%、前核期8%で、胚盤胞で凍結する治療施設が多いことがわかります。胚盤胞へと成長できた胚は、生命力もあり、妊娠も期待できます。また、凍結、融解にも強いことが理由の1つにあげられるでしょう。

5-13　検卵から胚移植までの管理について

　患者数が多く採卵数も多くなれば、培養士が管理する胚も当然多くなります。治療施設では胚移植までの胚をどのように管理しているのでしょう？ また、培養士1人当りが管理する胚の数は1カ月平均どのくらいでしょう。　そして、作業ごとの担当役割の決め方などには独自の工夫があるのでしょうか。

　患者ごとに1人の培養士が担当する施設は全体の17%。作業や曜日ごとに決めている（シフト制）のが83%でした。昨年はそれぞれ20%、80%でしたから、若干担当の就業日に合わせた方向に動いている気配がします。そして、1人当たりが管理する1カ月の胚の個数は、最少で1個、最高で430個、平均64個でした。一概に比較できるものではありませんが、個々に見ていくと、それぞれの施設の方針や就業状況なども見えてくるようです。

5-10 　移植胚の選定と決定 　(有効回答数 141 件)

●選定と決定は

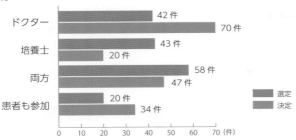

	選定	決定
ドクター	42 件	70 件
培養士	43 件	20 件
両方	58 件	47 件
患者も参加	20 件	34 件

5-11 凍結保存を実施しているもの 　(有効回答数 140 件)

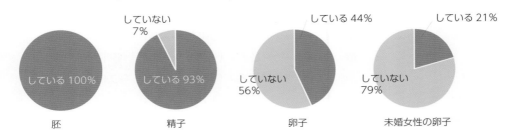

胚：している 100%
精子：している 93% ／ していない 7%
卵子：している 44% ／ していない 56%
未婚女性の卵子：している 21% ／ していない 79%

5-12 凍結する胚について 　(有効回答数 138 件)

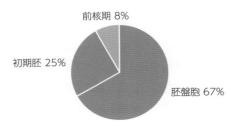

前核期 8%
初期胚 25%
胚盤胞 67%

(有効回答数 138 件)

管理数の分布

500 個以上	
260〜300 個	
200〜250 個	
150〜159 個	
140〜149 個	
130〜139 個	
120〜129 個	
110〜119 個	
100〜109 個	
90〜99 個	
80〜89 個	
70〜79 個	
60〜69 個	
50〜59 個	
40〜49 個	
30〜39 個	
20〜29 個	
10〜19 個	
9 個以下	

0　2　4　6　8　10　12 (件)

5-13 　検卵から移植までの管理について

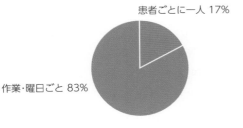

患者ごとに一人 17%
作業・曜日ごと 83%

●作業ごとの担当、役割の決め方で工夫していること

卵子、胚担当、精子担当を週交代
一人の培養士が全ての作業を実施できるようトレーニングをし、作業を平均化
培養士一人ひとりが均等にどの役割も担当ができるようにしている
難治症例はキャリア年数が多い培養士が担当する
担当制はとらず、各々が状況判断し行動できるようになっている
全行程をシフト制ローテーションで行う

作業ごとに技術認定基準を設け、合格した培養士がランダムで作業を行う
作業効率のために、内容によって担当の組み換えを行う
技術ブランクを小さくするため、経験が均一になるようローテーション
患者様夫婦に対して体外受精の説明をした培養士が担当する
1 ヶ月のカレンダーに患者名と担当者印を押し、採卵・移植の担当数が偏らないようにしている

5-14　培養室スタッフ（培養士）について

　規模による違いはあるものの、体外受精を行う施設には、平均でどのくらいの培養士がいるのでしょう？集計の結果、培養室には平均で4〜5人の培養士がいて、その中で一連の培養作業ができるのは3〜4人、そして1番長いキャリア年数の平均は、16年ということがわかりました。

　働き方改革なども推進される時代ですから、仕事のしやすさも進んでいるものと思われます。

5-15　AHA、ピエゾICSI、IMSI、未成熟卵培養の実施状況

　これら実施状況については、以下の結果でした。

- ●AHA（アシストハッチング）‥‥‥‥‥‥‥‥‥‥128 施設（96%）／ 昨年（93%）
  - レーザー‥‥‥‥ 97 施設（76%）／ 昨年（72%）
  - 切開‥‥‥‥‥‥ 44 施設（34%）／ 昨年（41%）
  - 酸‥‥‥‥‥‥‥ 2 施設（ 2%）／ 昨年（ 5%）
- ●ピエゾICSI ‥‥‥‥‥‥‥‥‥‥‥‥‥‥‥‥ 47 施設（35%）／ 昨年（30%）
- ●IMSI ‥‥‥‥‥‥‥‥‥‥‥‥‥‥‥‥‥‥‥ 15 施設（11%）／ 昨年（13%）
- ●未成熟卵培養 ‥‥‥‥‥‥‥‥‥‥‥‥‥‥‥ 23 施設（17%）／ 昨年（20%）

5-16　培養士がキャリアアップするための教育は

　大切な生殖細胞を扱い、できるだけ多くの夫婦に子どもができるよう培養士が働く現場が培養室であり、治療施設・病院やクリニックです。設備を整えるとともに培養士の技術力を高めるために、治療施設における培養士教育はとても大切です。現在、培養士には国で定めるような資格制度はなく、一部大学に専門コースや専門講座などがありますが、多くは治療施設に就職後に研修を受けながら技術を身につけているようです。また、関連学会には、日本卵子学会と日本臨床エンブリオロジスト学会、生殖医学会などがあり、これら学会に所属してそれぞれの独自認定を受けたり、学会に参加することで、いろいろな情報を集めることも大きな意味を持っているようです。

　これら、教育に関して以下の質問をしました。

- ▶学会参加や認定制度を活用‥‥‥‥‥‥‥‥‥‥ 128 施設（93%）／ 昨年（95%）
- ▶院内独自で教育推進‥‥‥‥‥‥‥‥‥‥‥‥‥ 71 施設（51%）／ 昨年（59%）
- ▶論文発表を奨励している‥‥‥‥‥‥‥‥‥‥‥ 24 施設（17%）／ 昨年（19%）
- ▶外部指導員に依託‥‥‥‥‥‥‥‥‥‥‥‥‥‥ 8 施設（ 6%）／ 昨年（ 5%）

　院内による現場レベルでの教育がポイントを下げているようです。逆に外部指導員への委託が少しだけ増えています。これらの理由としては内部指導が行き渡ってきたことなどが考えられます。

　今後はさらに、培養士自身が待遇もよい状態で、夫婦の胚を扱って、よい結果を出して行くことに期待が寄せられます。

5-14 スタッフについて

培養室スタッフの平均…4.2 人（最少 1 人：最多 21 人）

一連の作業ができるスタッフの平均 3.2 人（最少 1 人：最多 18 人）

キャリア年数が一番長いスタッフの平均…15.8 年（最少 1 年：最長 31 年）

5-15 実施があるのは （有効回答数 133 件）

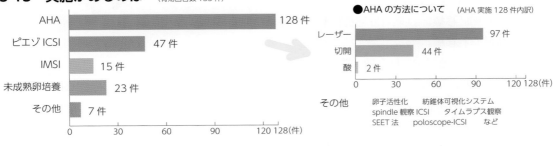

●AHA の方法について （AHA 実施 128 件内訳）

その他　　卵子活性化　　紡錘体可視化システム
spindle 観察 ICSI　　タイムラプス観察
SEET 法　poloscope-ICSI　など

＜言葉の説明＞

AHA（アシストハッチング）▶凍結した胚は透明帯（殻）が硬くなる傾向にあるといわれ、そのままでは孵化しづらい、着床が難しくなるなどが考えられることから、透明帯に穴を開けたり薄くして、中の細胞が外に脱出しやすく補助することをいいます。方法には酸性の液などの化学物質を透明帯に吹き付ける、また、ガラス針を使用して切開したり レーザーを照射して、透明帯の一部に穴を開けるか透明帯を薄くします。

ピエゾICSI▶顕微授精の新しい方法で、先端がフラットなガラス管に微小なパルスをかけて卵細胞膜に小さな穴を開け、そこから精子を注入する方法。尖ったピペットによる卵子への精子注入と比べ、卵子への物理的ストレスが小さくなり、安定した受精成績が得られると考えられています。

IMSI▶顕微授精に用いる精子は、形態的に異常がなく運動性があるものを選択します。形状の異常として、精子の頭部に空胞がある精子は、受精率がよくない傾向にあるといわれ、これを避けるために高倍率の顕微鏡を用いて確認をする顕微授精です。

未成熟卵培養▶未成熟卵子は、一般的には廃棄となるが、採卵した卵子が全て未成熟だった場合、また、未成熟卵子にしか育たない場合は、体外で培養をして成熟させて顕微授精を行う方法です。

5-16 培養士がキャリアアップするための教育は （有効回答数 138 件）

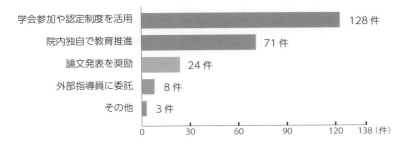

胚移植について

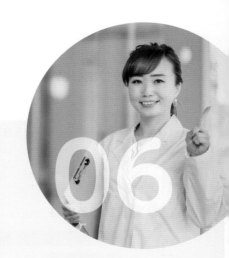

　胚移植には、採卵した治療周期に子宮に戻す新鮮胚移植と、凍結して翌周期以降に融解して子宮へ戻す２通りの方法があります。そして、それぞれに胚の成長段階から初期胚移植と胚盤胞移植があります。これらの組み合わせにより次の４つに大きく分けることができます。
① 新鮮初期胚移植、② 新鮮胚盤胞移植、③ 凍結初期胚移植、
④ 凍結胚盤胞移植。

　また、移植する胚の数は多胎の防止のため日本産科婦人科学会や日本生殖医学会の会告で、原則１個胚、35才以上の女性または２回続けて妊娠不成立の場合では２個胚まで許容としています。不妊治療において、妊娠は最優先される目的ですが、それ以上に安全で健全な子育てまでつながる医療として考えられています。

　これら移植に関する調査をステージ６で行いました。

6-1　胚移植について

　胚移植について、移植胚の内訳を集計するとともに、それぞれの選択理由などについて質問をしました。

　はじめに移植胚の割合は、①新鮮初期胚10.4 %、②新鮮胚盤胞4.4%、❸凍結初期胚18.3% 、❹凍結胚盤胞66.9%でした。結果として、凍結融解胚移植が多く、中でも凍結融解胚盤胞での移植が多いことがわかりました。この状況は昨年同様です。中には100%凍結胚盤胞とする施設もあります。

　では、移植時に新鮮胚移植、凍結胚移植、それぞれを選択するのはどのようなときなのでしょう。

　▶**新鮮胚の場合**、用意した凡例で複数回答の設問ですが、回答の多い順に、①患者希望 74件、②OHSSの心配が少ないとき 71件、③子宮内膜の状態が良いとき 69件、④凍結胚で妊娠しなかった 43件、 ⑤年齢が高いとき 41件、⑥ホルモン値を参考に 39件、⑦ART初回時 26件、⑧その他 11件 でした。

　多い回答の、●患者希望、●OHSSの心配が少ないとき、●子宮内膜の状態が良いとき、の３点が大きく移植時の選択に関わっていることがわかります。

　▶**凍結胚移植をするのは**、同じく回答の多い順に、①子宮内膜の状態が良くないとき 84件、②OHSSの心配があるとき 83件、③基本全胚凍結である 67件、④新鮮胚で妊娠しなかった 31件、⑤その他 8件でした。基本、子宮内膜の状態が良くないときやOHSSの心配があるときには、凍結胚移植が多く行われていると考えられます。

　▶**移植胚の選択については**、グレードの高いものから選んで移植するのが一般的とわかります。

　グレードの高いものから選択（128施設／93%）し、低いグレードでも移植する（20施設／14%）ケースがあり、選択に関してはさらにわかりやすい選択基準が欲しい（8施設／6%）という現状です。

　グレードが低くても移植する場合があるとするのは、胚には未知の部分があり、それでも妊娠することがあるからなのでしょう。わかりやすい基準が欲しいとする回答が少ないことからは、現状の移植胚選択法で十分な結果が出せているということが考えられます。

STAGE 06 胚移植について

6-1 移植胚に関して <small>(有効回答数 129 件)</small>

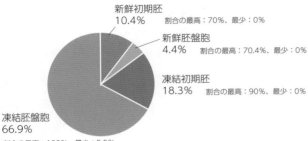

新鮮初期胚
10.4%　割合の最高：70%、最少：0%

新鮮胚盤胞
4.4%　割合の最高：70.4%、最少：0%

凍結初期胚
18.3%　割合の最高：90%、最少：0%

凍結胚盤胞
66.9%
割合の最高：100%、最少：5.5%

●新鮮胚を移植するのはどんなとき？ <small>(有効回答数 132 件)</small>

患者希望	74 件
OHSS の心配が少ないとき	71 件
子宮内膜の状態が良いとき	69 件
凍結胚で妊娠しなかった	43 件
高年齢であるとき	41 件
ホルモン値を参考に	39 件
ART 初回時	26 件
その他	11 件

その他

誘発法による ET への悪影響がないとき
ホルモン値、内膜・卵巣の状態により決定
分割が不良なとき
胚の状態によって
早期黄体化の場合
前回 ART で胚盤胞凍結に至らなかった
新鮮胚移植で妊娠歴がある
d5 に良好胚盤胞に成長したら
基本は新鮮移植
など

●凍結胚を移植するときはどんなとき？ <small>(有効回答数 138 件)</small>

子宮内膜の状態が良くないとき	84 件
OHSS の心配があるとき	83 件
全胚凍結	67 件
新鮮胚で妊娠しなかった	31 件
その他	8 件

その他

胚の発達の遅延のあった時
二段階胚移植や SEET 法を実施するため
手術を希望する場合（子宮筋腫 etc）
　（TCR-P etc）
採卵 2 回目以降
クロミフェン周期のとき
クロミッドのみを使用して採卵した周期
患者希望、ERA の予定あり
以前の採卵時、余剰胚を凍結保存して
　あるとき
など

●移植胚の選択について

グレードの高いものから	128 件 (93%)
低いグレードでも移植する	30 件 (22%)
さらに分かりやすい選択基準がほしい	7 件 (5%)
その他	12 件 (9%)

その他

独自の評価方法を用いて選択
当院独自の胚の質の基準を設け、それに従って行う
早期に、胚盤胞になったものから
初回新鮮胚移植においては 2 番目に良い胚を選択
受精方法・受精の状態
患者と相談（希望を優先）
患者自信で決定する
患者様の妊娠歴 etc も考慮する
主に分割スピード
一定グレード以上かつ発育時間の良好な胚から
veek 分類 G2 以上 Gordner 分類 BB 以上
AI による解析
など

6-2　凍結融解胚移植 のときに行っていること

　凍結融解胚移植の周期で行っていることの回答では、1. ホルモン補充周期（ホルモン療法をする）、2. 自然周期（自然な排卵を待って移植する）、3. 排卵誘発周期（誘発剤を使用する）の順で多く、それぞれ139件（99%）、118件（84%）、50件（36%）の件数ですから、ホルモン補充周期と自然周期が8〜9割の施設で行われていることがわかります。

6-3　移植時の説明に関して

　移植時の説明は、医師がするが57施設（41%）、医師と培養士が行うのが57件（41%）、培養士が26件（18%）でした。
医師が診察の中で移植前に説明をし、培養士が胚の様子を説明しているようです。

説明は医師
41%

説明は培養士
18%

説明は
医師と培養士
41%

6-4　移植する胚の数 について ▶原則1個 状況次第で2個胚移植も多い？

　移植胚数は、原則1個胚とする施設が136件（98%）とほとんどですが、2個胚移植をすることがあるとする回答も129件（93%）です。選択肢として2個胚があることから、多胎発生状況の推移を注意して見ていくことも大切です。回答を個々に見ていくと多胎が多く発生している施設がわかります。

6-5　多胎妊娠のリスクに関する説明は？

　多胎とそのリスク説明に関してはどのようにしているのかを確認したところ、積極的に行っているとする回答が96件あり、行っているが42件、とくに行っていないとする回答が1件でした。つまり99%の説明実施率ということになります。

多胎のリスク
説明実施率は
99%

　多胎妊娠は、母子ともにリスクの高い妊娠、出産になる傾向があります。胎児数が多くなればなるほど胎児へのリスクも母体へのリスクも高くなり、赤ちゃんも小さく生まれてきます。子宮の中は、キツキツ状態で赤ちゃんにとっては快適な環境とはいえないでしょう。親となる夫婦が望んだことなら自分の体にかかる負担はガマンをして耐えればいいかもしれません。

　でも、子宮の中で育つ赤ちゃんは、その環境を望むでしょうか。親となる夫婦が赤ちゃんの安全を考えなければなりません。

　体外受精でやっと授かった命が、予想外の双子であれば、母体と小さな2つの命を守り抜くしかありませんが、夫婦が希望したことが子どもの命を危険にさらすことにつながるのであれば、それは回避すべきです。減胎手術ということもあるでしょう。それは、大変辛い選択です。

6-6　多胎妊娠時の周産期施設との連携は？

　多胎妊娠時の周産期施設との連携に関しては、92%（128件）の治療施設で良いとしていました。受入れ先の確保に困難が生じることがあるとするのは1件で、多胎が減少して連携もよくなっているとする施設が7%（10件）ありました。

　このことから、結果的として99%が連携は良好としていることがわかります。

周産期施設と
の連携は良い
92%

6-2 凍結融解胚移植について

●凍結融解胚移植周期で行っているのは <small>(有効回答数 140 件)</small>

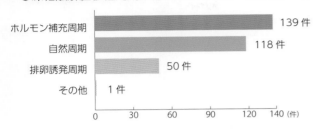

ホルモン補充周期	139 件
自然周期	118 件
排卵誘発周期	50 件
その他	1 件

●一番多く行っているのは <small>(有効回答数 134 件)</small>

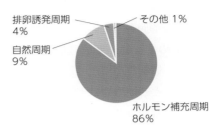

排卵誘発周期 4%
その他 1%
自然周期 9%
ホルモン補充周期 86%

6-3 移植胚の説明に関して <small>(有効回答数 140 件)</small>

●説明を行うのは

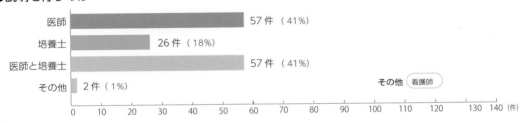

医師	57 件（41%）
培養士	26 件（18%）
医師と培養士	57 件（41%）
その他	2 件（1%）

その他 [看護師]

6-4 移植する胚の数について <small>(有効回答数 139 件)</small>

●原則は 1 個としている

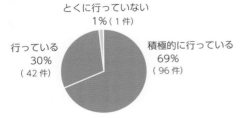

いいえ 2%
はい 98%（136 件）

●2 個の場合がある

ない 7%
ある 93%（129 件）

その他

治療歴による	108 件
年齢による	93 件
夫婦の希望	52 件
その他	8 件

その他 [胚のグレードがよくない時、2 回以上の反復不成功の方 など]

6-5 多胎妊娠のリスクに関する説明は

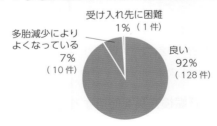

とくに行っていない 1%（1 件）
行っている 30%（42 件）
積極的に行っている 69%（96 件）

6-6 多胎妊娠時の周産期施設との連携は

受け入れ先に困難 1%（1 件）
多胎減少によりよくなっている 7%（10 件）
良い 92%（128 件）

07 　胚移植後の管理について

　　胚移植は、採卵のときほど身体への負担や心配はなく、ま
た移植後の安静時間と妊娠率にも相関性がないとされていま
す。そのため、安静時間はないとしているところもありま
す。しかし、患者さんにとっては赤ちゃんに結びついて欲しい
と願う、もっとも期待や希望が高まるときです。

　　そこで、胚移植後は、どのように過ごすか、そして医療面ではど
のような管理が必要なのかを知っておくことが大切です。この移植後
の管理についてが、ステージ7です。

　　ここでは着床を助けるための黄体管理の方法、そして移植後の生活説明、妊娠検査薬や妊娠判
定に関しての結果をまとめています。

7-1　移植後の安静時間について

　　胚移植後、各治療施設ではどのくらいの時間を設けているのでしょう？

　　～15分（以内）、～30分、～60分、それ以上のなかでは、～15分が47％と最も多く、～30分が
29％、60分が11％、60分以上が2％、その他が3％でした。

7-2　移植後の黄体管理方法

　移植後は、着床を助けるための黄体ホルモンを補充することがほとんどです。薬剤を例に挙げての質問結
果では、服薬が91施設、腟坐薬が88施設、注射が67施設、貼付薬は62施設で、腟錠が58施設で実施さ
れていました。患者さんにとってあまり負担無く、ゆっくり過ごしてもらうためにも、移植後に通院せずに
黄体補充ができるよう処方する施設が増えています。

7-3　移植後の生活についての説明

　　胚移植後は、妊娠判定日まで5日～14日程度あり、その期間、患者

説明は
看護師がする
83施設

説明は
医師がする
69施設

さんにとってはできるだけ大事にしていたいという気持ちもあるでしょう。それに対し、治療施設では誰が
説明を行っているのでしょう。医師、看護師、コーディネーター、その他で調べました。その結果、看護
師が一番多く83件、医師が69件、コーディネーターが11件、その他が14件でした。その他の中には培養
士も含まれていました。

7-4　市販の妊娠検査薬を使用する時の注意について 　▶病院で判定してもらうまで待ちましょう

　　妊娠結果を待つ間、市販の妊娠検査薬を使用することもあるでしょう。それに関しては、治療施設側もと
くに注意をしていないが85％を占めています。しかし、注意をしている15％の回答からは、判定の時期、
自己判断しないこと、判定結果を病院に連絡すること、1回陰性が出ても処方薬はすぐに中止しないこと、
ｈＣＧ注射から1週間以上あけること、信憑性に欠けることがある、必ず来院して血液検査をしてもらい市
販の妊娠検査薬の使用は禁止としているなどのコメントがありました。自己判断は避け、できるだけ最終判

STAGE 07 胚移植の管理について

7-1 移植後の安静時間で多いのは （有効回答数 132 件）

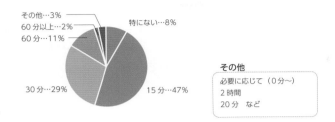

その他…3%
60 分以上…2%
60 分…11%
30 分…29%
15 分…47%
特にない…8%

その他
必要に応じて（0分〜）
2 時間
20 分　など

7-2 移植後の黄体管理方法 （有効回答数 139 件）

●黄体管理方法は

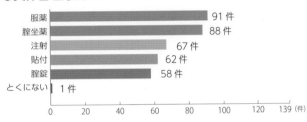

	件
服薬	91 件
腟坐薬	88 件
注射	67 件
貼付	62 件
腟錠	58 件
とくにない	1 件

●一番多く行っているのは

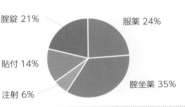

腟錠 21%
服薬 24%
貼付 14%
注射 6%
腟坐薬 35%

7-3 移植後の生活についての説明は （有効回答数 127 件）

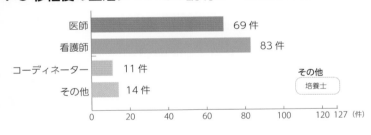

	件
医師	69 件
看護師	83 件
コーディネーター	11 件
その他	14 件

その他
培養士

なるべく通院せずに黄体補充を行う施設が多いことは処方される薬からも推察できます。もっとも多いのが腟座薬で、次が服薬、腟錠、貼付薬、注射でした。唯一、注射が通院が必要と考えられますが、自己注射を選択できる施設もあることから94％以上が通院をせずに黄体を補充を行っていると考えられます。これによって胚移植から妊娠判定を行う診察まで、自分のペースで生活することができるでしょう。

7-4 市販の妊娠検査薬を使用するときの注意 （有効回答数 132 件）

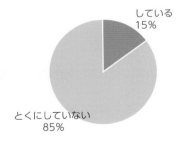

している 15%
とくにしていない 85%

注意内容
当院で行っている
4w 以降に数回行う
判定の時期
当院で受診毎行う為、市販薬で自己判断しないよう
判定結果を病院連絡すること
1 回陰性が出ても薬はすぐには中止しない
hCG 注射から 1 週間以上あけて下さい
定性であり信憑性に欠けることがある
使用しないように指示
必ず来院して血液検査をしている。市販の妊娠検査薬の使用は禁止としている
検査する日、方法
hCG の注射を打っている人は特にフライングしないように日数を伝える
全員病院でチェック
早い時期に行うと陰性に出ることがある

断は医師の判定に委ねましょう。

7-5　妊娠判定までの**トラブル**について ▶トラブルがあったらまず通院先に連絡を！

　移植から妊娠判定までの間に起こるトラブルとしては、薬の管理、服薬や投薬忘れなど薬に関することから腹痛や出血などの症状、そして、風邪をひいたり、発熱したなどの体調のことなどがあげられています。それらトラブルやそれにともなう心配については、どのような対策がとられているのでしょう。

　その質問に対しては、以下回答がありました。

　連絡してもらうが137回答中、118件（86％）、早めに受診させているが44件（32％）、内容に応じて他院を紹介が7件（5％）でした。

　どのような症状でも、胚移植後に心配なことがあれば電話で治療施設の主治医に連絡をとり、必要に応じて診てもらうことが賢明のようです。さらに事前に、主治医と連絡が取れない、また主治医が対応できない場合に備えて、連携先の病院を紹介してもらっておくとよいでしょう。

妊娠判定への予備知識！
　妊娠判定は、血液検査や尿検査で行われ、血液検査では血中HCG値から判断をします。

妊娠判定が陽性だった場合
　妊娠判定が陽性だった場合、妊娠5週目あたりで胎嚢が確認でき、妊娠6週目あたりで心拍が確認できるようになれば一安心です。妊婦検診を必ず受け、赤ちゃんが生まれてくる準備を始めましょう。産院選びは、重要な準備です。どこで産むか、産みたいかを不妊治療をする今から探しておきましょう。

　妊娠判定が陽性で、胎嚢や心拍も確認でき臨床的妊娠と判断ができたのに、流産になってしまった場合は、卵子や胚の質の問題から起こるケースもあれば、不育症が疑われるケースもあります。

　これについては、流産胎児の染色体検査をしてみることで、よりわかりやすくなるでしょう。流産胎児に染色体異常がなければ、不育症である可能性もあります。その場合には、不育症検査を行ってから、次回の体外受精治療周期を検討するといいでしょう。

妊娠判定が陰性だった場合
　妊娠判定が陰性だった場合、月経が訪れて治療周期が終わります。月経がなかなか訪れない場合には、一度病院に問い合わせてみましょう。

　胚移植をする際には、移植に適したホルモン環境かどうか、子宮内膜環境かどうかを診て、胚のグレードも見ます。例えば、採卵周期に新鮮胚移植をした場合、排卵誘発をした関係で着床に適さないこともあります。それもホルモン環境や子宮内膜の厚さなどから見ますが、それでもそれらの条件が揃っていても着床するとは限りません。

7-5 妊娠判定までのトラブルについては <small>(有効回答数 137 件)</small>

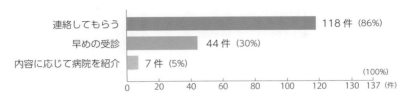

連絡してもらう	118 件（86%）
早めの受診	44 件（30%）
内容に応じて病院を紹介	7 件（5%）

（100%）
0　20　40　60　80　100　130　137（件）

●実際にあったトラブル内容は

出血（多数）
腹痛（複数）
薬剤の間違い、破損
薬剤の服用忘れ、間違い
薬剤投与中の性器出血
出血を生理と思い投薬を中止してしまった
OHSS（複数）
BBT の上りが悪い
膣座薬の高温保存
休診日に電話が繋がらなかった

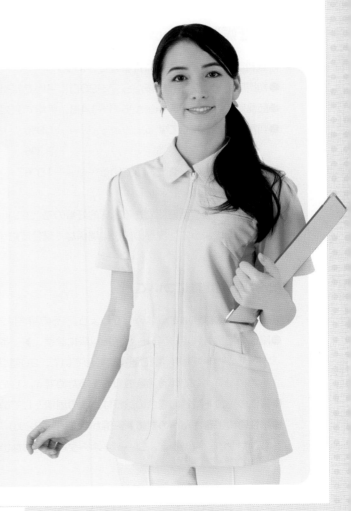

血中HCGの参考値		
妊娠4週：	20〜	500
妊娠5週：	500〜	5,000
妊娠6週：	3,000〜	19,000
	（単位　mIU/ml）	

　尿中から50mIU/ml以上のHCGが検出されれば、尿検査でも妊娠反応が陽性か陰性かがわかります。

　病院で妊娠判定を行う以前に市販の妊娠検査薬で調べることもできますが、異所性妊娠（子宮以外の場所での妊娠）などもあるので、なるべく病院での判定まで待ちましょう。

妊娠判定について

胚移植後は、妊娠していることに期待がふくらみます。そして、判定が待ち遠しいものです。その妊娠判定方法や妊娠判定後、また、産科への連携についてを妊娠経過含めて質問しました。

それがステージ8の妊娠判定についてです。

妊娠判定は、市販薬で結果を知ることもできますが、最終判定は医師が行います。陽性反応がでてもその妊娠が正常であるかどうかの診断があります。異常妊娠（子宮外妊娠や胞状奇胎）であれば、妊娠継続はできず処置が必要になり、また生化学的妊娠（化学流産）などもあります。妊娠判定によって陽性になった場合には、その後の診察や診療もあります。

陰性の場合には、その後の検討が必要ですから、その診察時期についても確認しました。

8-1　妊娠判定について　▶妊娠判定は、胚移植から約1週間後以降に血液検査で行うのが主流

妊娠判定はいつどのように行うのでしょう？

- ●初期胚の場合 ▶胚移植後から 7〜20日、平均で12.5日目
- ●胚盤胞の場合 ▶胚移植後から 6〜14日、平均で10.2日目
- ●判定は ▶血液検査でする……………………59%
  - ▶尿検査でする…………………………23%
  - ▶両方の検査を行っている…………18%

以上の結果でした。

妊娠成立は、胎嚢が確認できる臨床的妊娠のことをいいます。胚移植後には黄体補充を行うことが多く、その薬の種類によっては実際の妊娠に関係なく陽性反応がでることもあるので、市販の検査薬を使用する場合には注意しましょう。

8-2　妊娠判定後について

妊娠判定後の診察はどうなるのでしょう。その回答は、

- ●陽性の場合 ▶判定日当日〜8日後以降に診察 ▶一番多いのは7日後 （右グラフ参照）
  - ▶妊娠後は20週までを診ていて、20週以降も診るとする施設もありますが、産科を併設している治療施設もあるためです。したがって分娩までとするところもあります。
- ●陰性の場合 ▶陰性の場合の診察は、次の周期としている施設が7割にあたる106件（81%）でした。
- ●陰性時の患者さんへの対応 ▶医師が108件（82%）で、看護師が71件（54%）と多く、以下、カウンセラー、培養士、コーディネーター、特にない、その他と続きます。（次ページ右グラフ参照）

STAGE 08 妊娠判定について

8-1 妊娠判定について <small>（有効回答数 137 件）</small>

●院内での判定方法

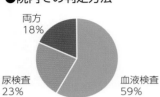

両方 18%
尿検査 23%
血液検査 59%

●妊娠判定の日

▶初期胚移植の場合
……移植日から 7〜20 日
　　平均約 12.5 日
▶胚盤胞移植の場合
……移植日から 6〜14 日
　　平均 10.2 日

胚移植の日数分布

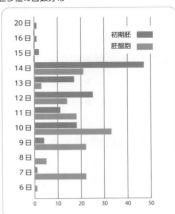

8-2 妊娠判定後について <small>（有効回答数 134 件）</small>

●陽性の場合

妊娠判定後の診察

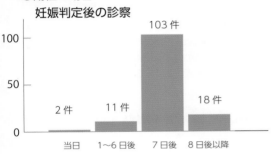

当日 2 件 / 1〜6 日後 11 件 / 7 日後 103 件 / 8 日後以降 18 件

妊娠中の診察 <small>（有効回答数 130 件）</small>

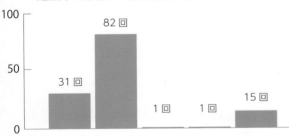

8 週まで 31 回 / 〜12 週まで 82 回 / 〜16 週まで 1 回 / 〜20 週まで 1 回 / 20 週以上 15 回

●注意していること

子宮外妊娠の早期発見（複数）
ハイリスク妊娠は高次施設勧める（複数）
合併症や既往症（歴）の情報共有（複数）
流産、異所性妊娠、NT 等
異常時の連絡、産科との連携（複数）
リスク適性
ホルモン補充の終了時期の個人差
胚移植毎に処方している薬剤を自己判断で中断しないこと
妊娠判定陰性の場合でも妊娠している場合もある
妊娠初期の異常時の対応について
出血がみられるケースが多いのでそのケアを十分に行う
患者の状況によっては基幹病院への紹介をためらわない
必ず来院してもらう
など

●陰性の場合 <small>（有効回答数 131 件）</small>

妊娠判定後の診察

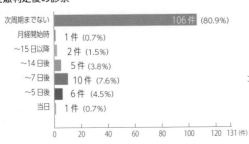

次周期までない 106 件 (80.9%)
月経開始時 1 件 (0.7%)
〜15 日以降 2 件 (1.5%)
〜14 日後 5 件 (3.8%)
〜7 日後 10 件 (7.6%)
〜5 日後 6 件 (4.5%)
当日 1 件 (0.7%)

陰性時の患者対応をするのは

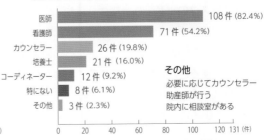

医師 108 件 (82.4%)
看護師 71 件 (54.2%)
カウンセラー 26 件 (19.8%)
培養士 21 件 (16.0%)
コーディネーター 12 件 (9.2%)
特にない 8 件 (6.1%)
その他 3 件 (2.3%)

その他
必要に応じてカウンセラー
助産師が行う
院内に相談室がある

8-3　産院選びと紹介状について　▶産院選びは自分、紹介状を持っての転院が基本

　妊娠成立後は、妊婦健診がはじまります。そして、出産、育児への準備のスタートは、産院選びです。不妊治療施設では、産院への紹介や紹介状は書いてくれますが、選ぶのは本人というのが基本のようです。

　この状況の確認では、以下の結果が得られました。

- ●産院に関しては▶紹介先がある……………………………26施設（19%）
  - ▶患者本人で決める……………………85施設（63%）
  - （有効回答136件）▶併設の産科がある……………………67施設（49%）ART妊娠者の利用率

▶平均59%

- ●紹介状を書いている割合▶76～100%……………………92施設（76%）
  - （有効回答121件）▶51～ 75%……………… 7施設（ 6%）
  - ▶26～ 50%…………… 10施設（ 8%）
  - ▶ 0～ 25%…………… 10施設（ 8%）

産科の併設がある **49**%

76%以上に紹介状を書く **92**施設

　産院に関しては患者本人が決めているケースが多く、回答中でも85施設と一番多いことが分かります。そして、併設する産科がある体外受精実施施設は、回答施設の約半数にあたる67件ありました。このことからは、今回のアンケートの回答施設には分娩施設を持つ体外受精実施施設が多いこと、あるいは併設のある体外受精実施施設からの回答率が高いことがうかがえます。実際に出産を扱っていることで、体外受精のゴールが妊娠でなく、出産して育児まで続くところにあるという意識も自ずと伝わってくるようです。

8-4　妊娠経過について　▶産科との連絡をし、無事に出産をしたかを確認している

　妊娠の経過については、以上のことが確認できました。

- ▶無事に出産したかを確認している……………………………………………110施設
- ▶多胎等、母子周産期センターに紹介する場合には、
  - 必ず不妊治療の状況を連絡している…………………… 96施設
- ▶産院のドクターとは連絡が可能…………………………………………… 95施設
- ▶出産状況を産院に確認することがある…………………………………… 57施設
- ▶何かあった場合には本人から連絡を受けるようにしている……………… 43施設

　産院と連絡が取れるようにして、出産についても何らかの方法で情報を得ていることがわかります。

　前設問で、紹介状を書いている治療施設が大半でしたから、紹介状をもらった病院では、多くのケースでその経過と結果を紹介元の病院へ報告書を返します。そのため、病院間での連絡が行き届いていると考えられます。また、多胎などで母子周産期センターに紹介する場合には、必ず不妊治療の状況を連絡している施設は96施設でした。

　過去にハイリスクの出産になったケースや、先天性疾患、外表奇形などをもったお子さんが誕生したことがあるなどの回答があり、それぞれの内容は、右ページの通りです。

　現在治療を受けている方にとって、これらの結果は大変気になることでしょう。

　頻度から判断すると、過度に心配することはありませんが、高年齢出産になる場合には、出産そのものに注意がA-OTF UD新ゴ Pro必要です。また、体外受精の有無に関係なく、全出産に対してなんらかの障害が数%に起きていることも承知しておきましょう。

8-3　産院選びと紹介状について

●産院は <small>(有効回答数 136 件)</small>

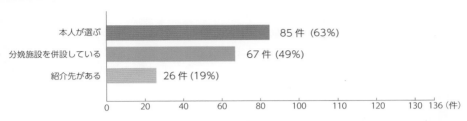

本人が選ぶ　85 件（63%）
分娩施設を併設している　67 件（49%）
紹介先がある　26 件（19%）

分娩施設を併設している施設の患者がその施設で分娩する割合の平均……59.1%

●紹介状を書いている <small>(有効回答数 121 件)</small>

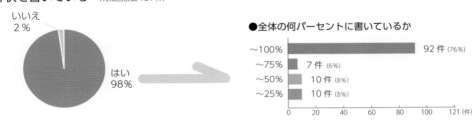

いいえ 2%
はい 98%

●全体の何パーセントに書いているか

～100%　92 件 (76%)
～75%　7 件 (6%)
～50%　10 件 (8%)
～25%　10 件 (8%)

8-4 妊娠経過について <small>(有効回答数 141 件)</small>

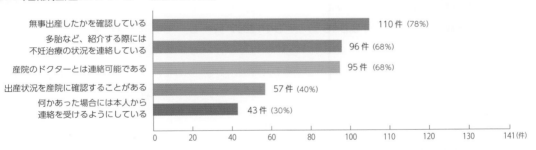

無事出産したかを確認している　110 件（78%）
多胎など、紹介する際には不妊治療の状況を連絡している　96 件（68%）
産院のドクターとは連絡可能である　95 件（68%）
出産状況を産院に確認することがある　57 件（40%）
何かあった場合には本人から連絡を受けるようにしている　43 件（30%）

ハイリスクの症例

癒着胎盤など（複数）
妊娠高血圧症等（複数）
妊娠糖尿病（複数）
前置胎盤（複数）
分娩時出血
品胎
脳動脈瘤術後の高血圧症、妊娠浮腫
年齢、胎位置異常
低置胎盤
妊娠高血圧、胎盤遺残、弛緩出血
弛緩出血、高血圧
早産
子宮外妊娠、前回帝切の創部に妊娠
絨毛膜羊膜炎の為早産、血小板減少、子宮内反、PIH、HELLP

子宮破裂、血球増殖症
子宮全摘
PIH や GDN 筋腫など高齢妊婦によく見られる合併症
PIH、など様々な産科合併症
MM 双胎
MD 双胎
PROH（妊娠 20 週台）
胎児発育不全

先天性疾患の症例

ダウン症（複数）
心疾患（複数）
心室中隔欠損症（複数）
心奇形（複数）
多指合指（複数）
口唇口蓋裂（複数）
鎖肛（複数）
先天性水腎症（複数）
染色体異常（複数）
羊膜索症候群、
房室中隔欠損、エプスタイン奇形、内臓錯位症候群、副耳、右手前腔欠損
左耳難聴、陰嚢水腫
21 トリソミー
18 トリソミー

多発奇形等
胎児脳漿欠損
胎児脳室拡大
ターナー症候群
前置胎盤
臍ヘルニア、唇顎口蓋裂
小眼球症、動脈管開存、脳室周囲軟化症
頭蓋ろう、肥厚性幽門狭窄症

いちご血管胚、多発奇形
気管無形成、VSD 等
プラダー・ウィリー症候群
クリッペルアイル症候群
一般奇形率と変化なし

実施状況について

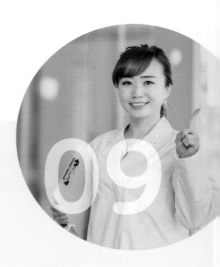

　ステージ１からステージ８まで、一通り体外受精の状況を
まとめてきましたが、ステージ９では体外受精の実施数につ
いて集計しています。通常の体外受精、顕微授精による治療
周期数、採卵件数、移植件数、その結果の妊娠数、出生数を患
者年齢なども含めてみていきましょう。

　双胎や流産、着床前診断などについても調べています。

9-1　体外受精の実施数と妊娠・出産、そして患者さん年齢

　体外受精の実施数については、年間のデータでまとめ、治療周期数、C-IVFとICSI数、採卵件数と採卵
数、胚移植件数を治療施設ごとにたずねています。ここでは、その合計と平均などをまとめましたので、右
のグラフと合わせ、ご覧ください。（※胚移植件数を治療周期数としています）（有効回答数113件）

年間体外受精治療周期数
（　胚移植件数）　　▶平均　646 件　全　73,029 件　　最少　0　最多　3,714

● C- IVF（体外受精）　▶平均　221 件　全　25,053 件　　最少　1　最多　1,766

● ICSI（顕微授精）　　▶平均　424 件　全　47,976 件　　最少　5　最多　3,866

● 採卵（手術）件数は年間 ▶平均　**480** 件　全　**54,204** 件　　最少　10　最多　3,935

● 採卵 卵子総数　　　　▶平均 **3,046** 個　全 **344,227** 個　　最少　54　最多 31,192

● 妊娠数　　　　　　　▶平均　160 件　全　18,056 件　　最少　4　最多　1,411

　　内訳 平均 ／29歳以下1,197件、30～34歳 5,183件、35～39歳 7,505件、40歳以上4,171件

● **出産数** ▶ 8,443 名…有効回答 66件結果 （妊娠継続期間があるため前年度実績での回答）

　　　　内訳／29歳以下　　595件 （ 7 ％）、30～34歳 2,591件 （31 ％）
　　　　　　　35～39歳 3,632件 （43 ％）、40歳以上　1,625件 （19 ％）

●体外受精を受けた患者の平均年齢

　平均年齢は、36歳を超えてから39歳までに集中していることがわかります。124回答施設の平均年齢
は、38歳となります。

　患者さんの最高年齢の分布は40歳半ばから急増し、47～48歳が最も多く54歳まで続き、高年齢でも治
療に臨む患者さんの様子がうかがえます。出産の最高年齢の分布では、43歳が最も多く、45歳、44歳と
合わせて大きな山を築き、この40代半ば近くがもっとも多い現状がわかります。そして49歳まで症例があ
ります。ただ、新鮮胚か凍結胚かはわかりません。

　厳しい状態であっても希望はあると言えるのか、不妊治療とはいえ妊娠適齢期に近づけた方向性を持たせ
ることの大切さを感じてなりません。

　これら情報は、自分たち夫婦が何歳まで治療を行うかの参考になると思います。

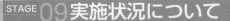

STAGE 09 実施状況について

9-1　体外受精の実施数など

●年間の治療周期数　<small>（有効回答数 113 件）</small>

総採卵件数は 54,204 件　平均 480 件
採卵した卵子総数は 344,227 個　平均 3,046 個
胚移植件数 73,029 件

年間の胚移植周期数（73,029 件）のうち

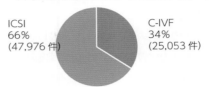

ICSI 66%（47,976 件）　C-IVF 34%（25,053 件）

●胚移植における凍結胚使用の割合　84%

●年代別妊娠割合　<small>（有効回答数 105 件）</small>

総数　18,056 件

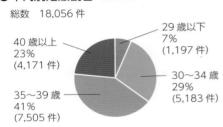

29 歳以下 7%（1,197 件）
30〜34 歳 29%（5,183 件）
35〜39 歳 41%（7,505 件）
40 歳以上 23%（4,171 件）

●出産割合　<small>（有効回答数 66 件）</small>

総数　8,443 件

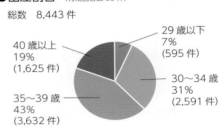

29 歳以下 7%（595 件）
30〜34 歳 31%（2,591 件）
35〜39 歳 43%（3,632 件）
40 歳以上 19%（1,625 件）

9-2 体外受精を受けた患者の平均年齢　<small>（有効回答数 124 件）</small>

●体外受精患者の平均年齢分布

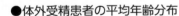
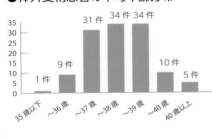

35 歳以下 1 件　〜36 歳 9 件　〜37 歳 31 件　〜38 歳 34 件　〜39 歳 34 件　〜40 歳 10 件　40 歳以上 5 件

●実施患者の最高齢と最高出産年齢

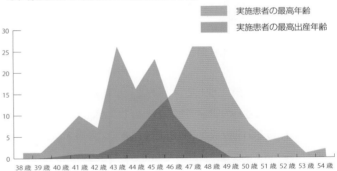

実施患者の最高年齢
実施患者の最高出産年齢

38 歳 39 歳 40 歳 41 歳 42 歳 43 歳 44 歳 45 歳 46 歳 47 歳 48 歳 49 歳 50 歳 51 歳 52 歳 53 歳 54 歳

●一般不妊治療と体外受精診療の割合　<small>（有効回答数 95 件）</small>

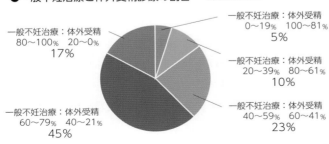

一般不妊治療：体外受精 0〜19% 100〜81% 5%
一般不妊治療：体外受精 20〜39% 80〜61% 10%
一般不妊治療：体外受精 40〜59% 60〜41% 23%
一般不妊治療：体外受精 60〜79% 40〜21% 45%
一般不妊治療：体外受精 80〜100% 20〜0% 17%

9-2　一般不妊治療との治療比較

　体外受精を行う不妊治療施設では、一般不妊治療とどのくらいの診療割合で体外受精を実施しているのでしょう。治療施設の中には一般不妊治療を扱わないとしている施設もあります。不妊治療施設というよりは、体外受精専門施設といったところでしょう。

　ここでは、以下の5レンジで実施率を比較してみました。

▶一般不妊治療との比較にみる体外受精実施状況

体外受精実施　81～100%：一般不妊患治療　　0 ～ 19%　→	5%			
体外受精実施　61～ 80%：一般不妊患治療　20 ～ 39%　→ →	10%			
体外受精実施　41～ 60%：一般不妊患治療　40 ～ 59%　→	23%	この比率での		
体外受精実施　21～ 40%：一般不妊患治療　60 ～ 79%　→	45%	実施が多い		
体外受精実施　　0～ 20%：一般不妊患治療　80 ～100%　→	17%			

　ここでは20%刻みの集計をしていますが、個々に見ていくと、これら割合からもそれぞれの治療施設の特徴がわかります。中には、体外受精100%で一般不妊治療を扱っていない施設もあります。

9-3　体外受精における診療状況で

　体外受精を行うときには、基本移植胚数は1個です。これは多胎を避けるためですが、着床しないことが続いたり、年齢が高い場合2個を戻すことも認められています。複数胚を戻すということは、同時に多胎の可能性が高まることを意味していますが、3個戻すとする施設もあります。1個胚移植でも双胎の可能性はあることなので、これら状況がどうであるかを調べてみました。

　診療中、1個胚（単一胚）移植での双胎の有無は、「ある」が52%（65件）、「ない」が48%（60件）でした。では、複数胚移植をした場合はどうでしょう？回答は、「ある」が56%（70件）、「ない」が44%（55件）でした。

　3胎以上（品胎）に関しては、「ある」が9%（12件）、「ない」が92%（129件）と少なくはなります。

　妊娠は患者さんの望みでもあるわけですが、アンケート調査の回答を1件1件見ていくと、1個胚移植をベースにしている施設と3個まで戻す施設の妊娠率が、同様に高いケースもあり、「移植胚数が多い＝妊娠率が高いわけではない」といえる面もあります。

　できるだけリスクを避けながら、結果として高妊娠率という治療が理想でしょう。それを求め、今後もさらに調査を続けていきたいと思います。

体外受精における妊娠時の流産と早産

　流産に関しては、「一般妊娠時と変わらない」とする施設と「一般妊娠時より高くなる」とする施設が、40%対41%でほぼ同じです。残り19%が「わからない」とする回答でした。

　早産は、「一般妊娠時と変わらない」とする施設が53%（67件）と「一般妊娠時より多い」とする施設が6%（8件）で、「わからない」とする回答が41%（52件）でした。

　これらについては、さらにエビデンスも探ってみたいと思いますが、現状で体外受精だから…という大きな問題は無いようです。

9-3 体外受精における状況として

●双胎は何件ありましたか

単一胚移植で (有効回答数 125 件)

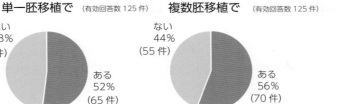

ない 48%（60 件）
ある 52%（65 件）

複数胚移植で (有効回答数 125 件)

ない 44%（55 件）
ある 56%（70 件）

●3 胎以上の妊娠はありましたか

(有効回答数 141 件)

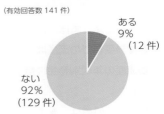

ある 9%（12 件）
ない 92%（129 件）

●体外受精における妊娠時の流産は (有効回答数 130 件)

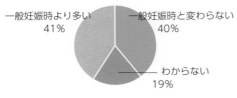

一般妊娠時より多い 41%
一般妊娠時と変わらない 40%
わからない 19%

○ 多いとする理由

高齢での妊娠が一般より多い為(複数)
胚の染色体異常と思います
年齢層の違いがあるため
一般妊娠時より妊娠判定を早めに実施しているため
妊娠判定からしっかり経過観察するため
不明

●同じく早産は (有効回答数 126 件)

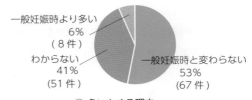

一般妊娠時より多い 6%（8 件）
わからない 41%（51 件）
一般妊娠時と変わらない 53%（67 件）

○ 多いとする理由

腺筋症のため
高齢が多い

9-4 体外受精における流産などについて

●体外受精での流産は (胎嚢確認後) (有効回答数 140 件)

妊娠あたり　平均 **22%** で起きている

●着床障害が疑われるのは (有効回答数 80 件)

移植あたり　平均 **17%** で起きている

●流産の年齢別発生率 (有効回答数 131 件)

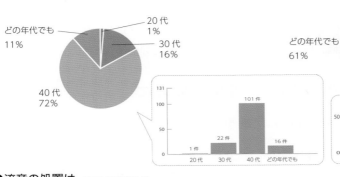

どの年代でも 11%
20 代 1%
30 代 16%
40 代 72%

20 代 1 件
30 代 22 件
40 代 101 件
どの年代でも 16 件

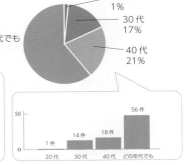

20 代 1%
30 代 17%
40 代 21%
どの年代でも 61%

20 代 1 件
30 代 14 件
40 代 18 件
どの年代でも 56 件

●流産の処置は (有効回答数 134 件)

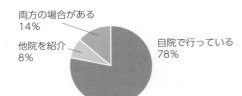

両方の場合がある 14%
他院を紹介 8%
自院で行っている 78%

★不育症治療を必要とする
患者さんの割合　平均 **9%**

STAGE 09

9-4　体外受精における流産などについて

　流産について、もう少し詳しく調べてみました。調べた項目は、妊娠あたりの発生率、年代別の発生状況、処置方法、着床障害が疑われるケースについてです。これらについては、以下の結果が得られました。

●**体外受精での流産は**（胎嚢が確認できた）妊娠あたり、▶平均 約22%で起きている

●**流産の年代別発生件数**については　▶20代で1件、30代で22件、40代で101件、どの年代でも16件でした。

●**流産の処置は**　▶ 自院にて行っている……………………… 78 %

　　　　　　　　　他院を紹介………………………………　8 %

　　　　　　　　　両方のケースがある………………… 14 %

●**着床障害が疑われるケースは** 移植あたり　▶平均 17%で起きている

　　　多い年代　▶ 20代…………………………………　1 件

　　　　　　　　▶ 30代………………………………… 14 件

　　　　　　　　▶ 40代………………………………… 18 件

　　　　　　　　▶ 年齢に関係なく……………………… 56 件

●**不育症治療を必要とする患者さんの割合は**

　　　　　　　▶体外受精患者全体の 9% くらいという状況でした。

9-5　出産・出生児 について

　体外受精後に、患者さんが妊娠していることが確認できれば、医師はしばらく健診をして母胎の健康状態を診ます。そして、患者さんが産科に転院したあとは出産が無事であったかどうかなどの連絡・確認を取り合います。その連絡はどのようにしているのでしょう？

　ここでは、出産後にハガキなどで患者さんから知らせてもらっているケースが多く、このスタイルでの回収率は、回答施設平均で91%でした。

　「ハガキで知らせてもらう」が112件（81%）、「特に後追い調査はしていない」との回答は17件（12%）、「出産後の健康状態を確認している」が10件（7%）、その他が13件（9%）ありました。

9-6　着床前診断（PGT-A）とERA検査の実施について

　着床に関しては、着床前診断とERA検査について質問しました。

① ART時の着床前診断は必要だと思いますか？ 不要だと思いますか？

　の質問では、112回答中、75件（67%）から必要との回答があり、29件（26%）から不要との回答がありました。ここまで必要との回答を得たのは、今回初めてとなります。

　賛否含め、コメントがありましたので、右ページを参考にして下さい。

② ERA検査（着床に適した時期を診る検査）についての実施度については、

　着床に適した時期を診る検査については、「行っている」が76件（55%）で、「行っていない」が53件（38%）、今後の実施を考えているとする「検討中」が10件（7%）でした。

　コメントがありましたので、右ページを参考にして下さい。

9-5 出産・出生児について

●出産の確認など (有効回答数 138 件)

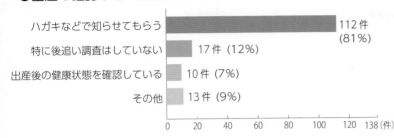

ハガキなどで知らせてもらう	112 件 (81%)
特に後追い調査はしていない	17 件 (12%)
出産後の健康状態を確認している	10 件 (7%)
その他	13 件 (9%)

○ その他
- ・来院しての報告
- ・分娩施設からの診療情報提供(複数)
- ・クリニックよりTELにて確認している(複数)
- ・はがきなどで知らせてもらっている以降に異変が見つかった場合も連絡してもらう
- ・自院内で出産のためカルテ
- ・妊娠、出産経過を紹介先の病院にも確認
- ・体外受精のみ出産状況を確認している
- ・「ART治療」については全例、分娩施設からの報告書あり

9-6 着床前診断と ERA 検査の実施について (有効回答数 112 件)

●体外受精での着床前診断は

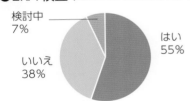

どちらともいえない 7%
不要 26%
必要 67%

○ 意見
- ・卵生検で妊娠率を下げる可能性あり ・余計なことをする必要はない
- ・モザイクに対する対応が不明確のため現段階では次期早尚
- ・頻回の着床不全や、初期流産例に対してなど臨機応変に ・費用の問題あり(複数)
- ・微妙・必要と考えているが現状対応できない ・年齢、症例による(複数)
- ・日産婦臨床研究を行っている ・難治性不妊において必要
- ・特に不育症患者さんには有効と考えます
- ・当院では行っていないが、患者の希望に添いたいとと思う
- ・希望者には行っている ・女性患者の高齢化 ・症例を限定すれば有用な選択肢と思われるが、モザイクの問題など丁寧に説明する必要があると思う
- ・症例によっては必要。ただし全てには不要 ・今後は必要になると思う
- ・高齢患者に無駄な胚移植を実施しないため ・高齢かつ4〜5個以上の胚が獲得できる場合に適応となると考える ・ケースバイケースにより必要(複数)
- ・ガイドラインや法の整備が必要 ・今後の課題 ・PGT-Aについては現在考慮中
- ・PGT-Aは必要 ・38歳以上 ・100%の診断ではない、胚のダメージの可能性あり

●ERA 検査 (着床に適した時期を診る検査) を行っている (有効回答数 139 件)

検討中 7%
いいえ 38%
はい 55%

○ 意見
- ・有用な検査と思う。実際に移植日を補正して妊娠例もあり
- ・有用ではあるがもう少し安価だと良いと強く感じる
- ・本当に妊娠率が上昇するのか、まだわからないような
- ・反復着床不全患者に施行している
- ・ずれの頻度は深刻なものではないが相当数いる
- ・コストが高い
- ・患者がインターネットを見て希望するが有用性不明
- ・開始したばかりで特になし
- ・HRTで実施しないといけないから、（当院は70%が自然排卵でET）
- ・gold standardかどうかはまだ不明と考えている
- ・ERPeak検査導入済み（RT-PCRを用いたより精度の高い検査）

③ 子宮内フローラなどの検査（子宮内の環境を整える）と治療については、

「行っている」が 54%（73件）で、「行っていない」が 46%（61件）でした。子宮内の環境を整えることで、少しでも多くの妊娠例を得る、つまり妊娠率を高める努力や工夫は、今後さらに研究が進むことでしょう。

④ その他、着床に関する治療や検査では、

「行っている」が 58%（73件）で、「行っていない」が 42%（53件）でした。前項同様に、新しい研究により、少しでも多くの妊娠例を得、妊娠率を高めていく研究が進むことに期待したいものです。

　コメントがありましたので、右ページを参考にして下さい。

9-7　第三者が関わる体外受精で必要に思うものは？

　第三者が関わる体外受精については、未だ賛否両論があると思います。そこで、治療施設・医師はどのように考えているのかを質問項目に上げてみました。

　必要に思う項目にチェックをしてもらう形式で行い、以下の結果を得ました。

　卵子提供に関しては、必要と考える施設が30%に上ることがわかります。

　　1、ドナー卵子……………………………………30% で必要と回答

　　2、ドナー精子……………………………………26% で必要と回答

　　3、ドナー受精卵………………………………… 4% で必要と回答

　　4、代理出産……………………………………… 7% で必要と回答

　　5、核置換……………………………………… 0.7% で必要と回答

● 子宮内フローラなどの検査と治療 (有効回答数 134 件)

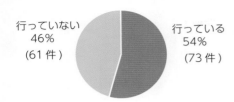

行っていない
46%
(61 件)

行っている
54%
(73 件)

○内容

・子宮鏡検査(複数)
・免疫採血
・慢性子宮内膜炎の検査(複数)
・着床期子宮収縮の有無
・CD138の免疫染色による子宮内膜炎の有無の確認(複数)
・ビタミンD
・タクロリムス
・自己抗体、子宮内膜炎、NK活性
・血液検査（内分泌異常凝固異常）
・子宮卵管造影、MRI、
・PRP治療(複数)
・子宮内フローラに対する抗生剤
・子宮内膜生核
・子宮鏡検査、着床不全検査
・Th1/Th2比(複数)
・HFS
・CE検査
・250H-UD

● その他、着床に関する治療や検査 (有効回答数 126 件)

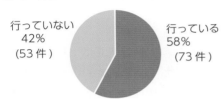

行っていない
42%
(53 件)

行っている
58%
(73 件)

9-7 第三者が関わる体外受精で必要に思うものは？

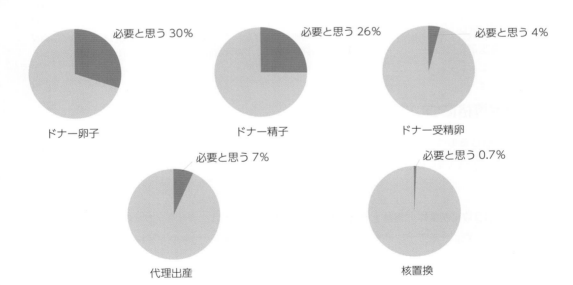

必要と思う 30%

ドナー卵子

必要と思う 26%

ドナー精子

必要と思う 4%

ドナー受精卵

必要と思う 7%

代理出産

必要と思う 0.7%

核置換

スタッフについて

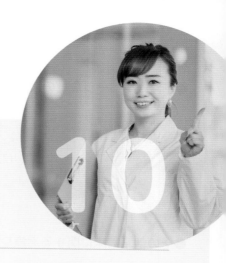

　最後にスタッフについての質問から得た回答をまとめます。体外受精を行う治療施設では、スタッフそれぞれが力を発揮して、チームワークを組んでART（生殖補助医療）に臨みます。そこにあるべきは生殖補助医療としての品質、Quality of ART ではないでしょうか。それがステージ10です。

10-1　スタッフの認定資格保有状況について

　はじめに、スタッフが関連する認定資格などの保有状況を質問しました。対象にしたのは、1. 生殖医療専門医（日本生殖医療学会）、2. 培養士（日本卵子学会）、3. 管理胚培養士（日本卵子学会）、4. 臨床エンブリオロジスト（日本臨床エンブリオロジスト学会）、5. 不妊症看護認定看護師（日本生殖看護学会）、6.生殖医療コーディネーター（日本生殖医療学会）です。色々ある会やそこでの認定など、数多くの中からの選択ですのでご了承下さい。

　結果は、以下状況でした。

1. 生殖医療専門医 ……………………185人
2. 培養士（日本卵子学会） …………332人
3. 管理胚培養士……………………… 4人
4. 臨床エンブリオロジスト……………98人
5. 不妊症看護認定看護師………………40人
6. 生殖医療コーディネーター …………65人

専門医と培養士が重要であることが分かるかと思います。とくに胚を扱う培養士は、人数的にも医師より多くなります。ただ、アンケートの回答を個々に見ていくと、正確にスタッフの保有資格が書ききれていない面もあるようです。現場で優秀であることが何よりですから、スタッフが生き生きと患者さんに対しても力が発揮できるような環境につながる的確なそれぞれの資格であって欲しいものです。

10-2　認定資格について

　とくに必要と感じるのは／右ページのグラフからもわかるように、医師、カウンセラー、看護師、培養士、コーディネーターの順でした。これは各施設によって事情も違うことですので、あまり参考にならないかもしれません。

　改善が必要に思う資格制度は／培養士資格がトップですが、全体としてネガティブな質問だったのか、回答は少なかったようです。培養士に続き、看護師、医師、カウンセラー、コーディネーターの順でした。
　やはり培養士には何らかの対策が必要なのでしょう。

10-3　スタッフについて

　人材に関しての様子を、1.人数不足を感じている職種、2.技術不足を感じている職種　3、定着率が悪い職種　4、人材募集で苦労する職種　で質問しました。結果は右グラフをご覧下さい。
　また、●今のスタッフのチームワーク状況 では、みなさん「とてもよい」「よい」と答えていました。それが98％を占め、残る2％は「あまりよくない」「なんともいえない」が1％ずつでした。

スタッフについて

10-1 スタッフの認定資格保有状況について （有効回答数 141 件）

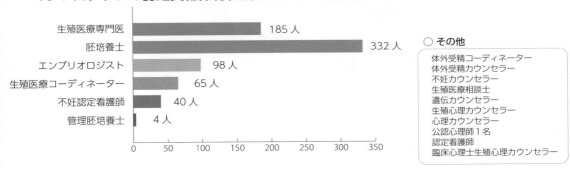

生殖医療専門医　185 人
胚培養士　332 人
エンブリオロジスト　98 人
生殖医療コーディネーター　65 人
不妊認定看護師　40 人
管理胚培養士　4 人

○ その他
体外受精コーディネーター
体外受精カウンセラー
不妊カウンセラー
生殖医療相談士
遺伝カウンセラー
生殖心理カウンセラー
心理カウンセラー
公認心理師 1 名
認定看護師
臨床心理士生殖心理カウンセラー

10-2 認定資格について （有効回答数 102 件）

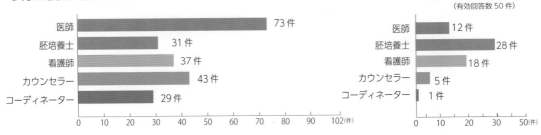

●特に必要と感じるのは

医師　73 件
胚培養士　31 件
看護師　37 件
カウンセラー　43 件
コーディネーター　29 件

●改善が必要に思う資格制度は （有効回答数 50 件）

医師　12 件
胚培養士　28 件
看護師　18 件
カウンセラー　5 件
コーディネーター　1 件

10-3 スタッフについて

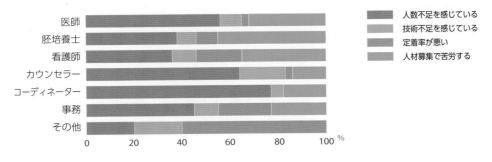

医師
胚培養士
看護師
カウンセラー
コーディネーター
事務
その他

■ 人数不足を感じている
■ 技術不足を感じている
■ 定着率が悪い
■ 人材募集で苦労する

●今のスタッフのチームワークは

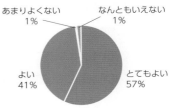

あまりよくない 1%
なんともいえない 1%
よい 41%
とてもよい 57%

体外受精特別アンケート2020
結果から見えてくること

① 治療を始めるとき

　体外受精の治療をはじめるときには、医師は患者さん夫婦に、治療に関する十分な説明をし、患者さんがそれを理解することが必要です。それには、病院側の十分な説明をしたという判断と患者さんの十分な説明を受けたという判断が一致していることも大切です。

　病院にとっては、限られた診療時間内で患者さん個々に十分な説明が難しい場合には、説明会などがあれば、患者さんが夫婦で参加することで理解を深めることができるでしょう。ただ、2020年8月現在、コロナ禍において3密を避け、感染拡大を予防するため、web説明会を開催するなどの工夫も進んでいます。

　説明会での内容に関しては、治療方法や治療スケジュール、治療にかかる費用、そして治療実績やリスク面の説明、公的助成金などの案内が伝えられています。

　不妊治療は夫婦の協力が大切ですから、説明会は夫婦で受けるのがよいのですが、実際に通院するのは女性であるため、精液検査や病院での精液採取、男性不妊治療など以外は、毎回2人揃ってということでもなく、初診、採卵、移植、妊判時でも、各治療施設における夫同伴率にはかなり差があります。この現状からは、説明は夫婦で受けて理解して、夫は協力できる範囲で、通院の送り迎えや精神面でパートナーを支えることが現実的の様です。

① 誘発方法と使用薬剤

　体外受精では、卵胞を育て、採卵、受精-培養、胚移植の流れで治療周期があり、妊娠に向けてのスケジュールが組まれます。卵胞を育てるときには、患者さんそれぞれに合った治療が受けられる様、排卵誘発に関しても、完全自然周期法、低刺激周期法、調節卵巣刺激法などの中から選択でき、妊娠に結びつく質の良い卵子が回収できることを目標とします。治療周期法は、各クリニックによって違いがあり、それぞれの特徴を示しています。また、必要に応じて、治療1〜2周期前から、ホルモン療法で卵巣を休ませることも行われています。

　使用薬剤に関しては、目的や治療法により違いがありますが、注射を多く使用する場合、自己注射が可能であれば、通院回数を少なくすることができます。これは病院によって実施率が大きく異なるため、あらかじめ確認をされるとよいでしょう。

　とくに働く女性にとっては、通院回数は減らしたいものです。

また、誘発におけるOHSSの発症はかなり少なくなっています。

③ 採卵について

　採卵は、体外受精の治療中にもっとも大事な手術となります。手術は、医師、看護師、培養士が参加し、平均４名で行っているのが現状です。施設によっては、麻酔医やアシスタントが参加する施設もあります。

　採卵に至るまでにどれだけの卵胞が育っているのか、その数や誘発方法の違いなどにより、無麻酔で行ったり麻酔を使用しながら行います。一般的には、数が少ないほど無麻酔で、多ければ麻酔の使用となります。そのため完全自然周期や自然周期などで育った主席卵胞を１つ目安に採卵する時には無麻酔が多く、刺激周期で複数の卵胞から採卵する時には麻酔を使用します。使用する採卵針の太さによっても痛さや身体への負担に関係するため、麻酔の使用に関係したり、痛さの感じ方の個人差によっても治療法に関係なく麻酔の使用に関係します。

　採卵後の安静時間は、麻酔の有無によって差がでますが、ほぼ当日の帰宅となります。また、採卵後には5％ぐらいの割合で腹痛や頭痛、出血などが起きていますから、症状に応じて連絡をするようにしましょう。

　採卵は、後々のことを考えれば複数回の移植ができるよう、複数の受精卵を凍結保存できればそれに越したことはありません。ただ、夫婦が希望する子どもの数や年齢などからの判断によっても違うことでしょう。

④ 採精について

　採精は、自宅採精か院内採精かのどちらかになりますが、治療施設によっては、自宅採精100％、あるいは病院での院内採精100％というように、どちらかに限定している施設もあります。「自宅採精を希望している」時に院内採精ということで困るようなことがないよう、あらかじめ確認されておくとよいでしょう。

　採精は主にマスターベーションによって行われますが、男性不妊症で手術を要する精子回収については、通院先での実施か連携先になるか、あるいは自分で専門施設を探して行うかのケースがありますが、男性不妊を扱う不妊治療施設も増えています。

⑤ 培養と培養室について

　採卵と採精で卵子と精子が揃えば受精になります。この作業を行うのが生殖医療の要となる培養室です。

　普段、患者さんにとっては見ることのないクリーンに保たれた部屋で、ここで働いているのが培養士です。最近では、ダブルチェックのためのメディカルアシスタント（＊）が一緒に働いているケースもあります。受精は、ディッシュ上の卵子に精子を振りかけて行われる通常媒精（C-IVF）か、顕微鏡下で卵子に直接ピペットで１個の精子を注入する顕微授精（ICSI）となります。

　一般的に顕微授精の方が受精率は高く、平均ではIVFが70％でICSIが77％でした。実施割合は、IVFが43％、ICSIが42％、残りの15％がスプリットです。

　（注：この実施割合は、日本産科婦人科学会のデータでは、大きくICSIが上回っています）

　培養室での作業は、将来、赤ちゃんに結びつく可能性のある生きた胚を扱うため、安全に行われなくてはなりません。それはつまり、胚へのダメージを与えないようにして、作業ミスを起こさないことが前提です。それには、扱うにふさわしい技術と倫理観のあるスタッフであることが必要です。

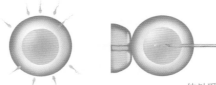

体外受精／IVF & ICSI

⑥ 胚移植について

　受精した胚は、新鮮胚移植であれば初期胚から胚盤胞までの成長の間で、採卵した同じ月経周期に胚移植します。胚は、前核期、初期胚、胚盤胞のどのステージでも凍結することができますが、どのステージで凍結するかは、医師の治療方針によって違いがあります。

　胚移植は、先の新鮮胚移植と凍結胚を融解して子宮内膜の整った周期に移植する凍結胚融解胚移植があり、患者さんの状態や治療方針など様々な条件や希望などから方法が選ばれます。

＊メディカルアシスタントとは
医師事務作業補助者のことで、勤務医の負担軽減を目的に、医師の指示の下に医師の事務的な業務を主に代行する職種です。「メディカルアシスタント（medical assistant）」の頭文字をとって「MA」とも呼ばれています。体外受精実施施設では、取違い防止のために、培養士の作業確認なども行います。

胚は、内膜の整っている子宮へ原則1個を戻します。グレードの良い胚を（新鮮胚、凍結胚、初期胚、胚盤胞の状態から選択して）原則1つ戻します。

また、今は少なくなりましたが、2個3個の胚を戻すこともあり、その場合は双子や三つ子など多胎（妊娠・出産での安全管理）に注意が必要となります。

内容として前記の様に新鮮胚移植と凍結胚（融解胚）移植があり、戻す周期には、整った子宮内膜であるよう検査や治療が施されることもあります。

移植胚の選択、胚の評価においては、グレードの高いものから選択して移植することが多く、着床前診断については賛成の声が多く、PGT-Aなどの実施も増え、胚の検査だけでなく、内膜側の検査や治療により着床環境も進展を見ています。

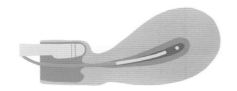

胚移植

⑦ 胚移植後の管理について

胚移植は、採卵手術よりも安全性は高く、移植後の安静時間も必要ないか15分ほどと短かい時間で済みます。そして、移植後には妊娠していく準備として、薬剤を使用した黄体管理を行います。薬剤は服薬や腟座薬、注射や貼付薬がありますが、服薬や腟座薬が多く用いられています。

医師からは移植後の生活についての注意や説明、そして妊娠判定の日が告げられます。判定までに腹痛などのトラブルが生じたときには、直ちに医師に連絡を取りましょう。

⑧ 妊娠判定について

妊娠判定は、初期胚移植の場合、移植後10日目ぐらいに診察して判定し、胚盤胞移植の場合には、12日目くらいに診察して判定します。

妊娠判定は、血液検査か尿検査で行い、陽性の場合、1週間ほどで受診し、妊娠10〜14週間ほど状態を診てもらい、産科へ転院します。治療施設に併設する産科

がある場合や、そもそも産科がメインで体外受精もおこなっている場合には、そのまま同じ病・医院で出産まで診てもらうことができます。最近、体外受精だけでなく、出産まできちんと診る病院やクリニックが少しずつですが増えてきているように思えます。とはいえ、多くは、妊娠後に自分で分娩施設を探して決めています。先生からは、転院先の施設に診てもらうための紹介状が渡されます。

⑨ 実施数について

　体外受精は、基本的に日本産科婦人科学会へ登録して承認を受けた施設で実施されています。とくに登録しないで行っている施設もありますが、それぞれの施設に於ける実施数には、格段の差があります。採卵件数を比較しても多いところでは、年間3000件以上あり、少ないところでは30件以下です。したがって、採卵卵子数も違えば、IVFとICSIの実施数も違い、移植数や妊娠数まで当然違ってきます。もちろん出産に至った患者数や出生児数も違います。

　治療方法とともに、これらの治療実績や結果成績は患者さんにとってとても気になりますから、それぞれの治療施設ではホームページなどで公開している施設も少なくありません。ただ、妊娠率となると、計算条件によって、差があることも頭に入れておきましょう。患者さんあたりなのか、採卵あたりなのか、移植あたりなのか…、それによって率はかなり差がでます。また、妊娠を判断するのに、心音の確認を持って妊娠としているかなど、条件によって大きく変わってきますから、条件となっている部分もしっかりチェックしながら見るようにするとよいでしょう。

　年間、採卵件数が100以上あって、3〜4割の妊娠率があり、20人以上の赤ちゃんが生まれているのであれば、良いと考えることができるでしょう。

体外受精実施施設特別アンケート　体外受精特別アンケートは、今までに10年に渡って実施し、参加病院・クリニック（体外受精実施施設）は424施設で、全実施施設の7割となりました。毎回の回答件数は平均で143件、そのうち、毎回回答を頂いている病院・クリニック（体外受精実施施設）様が10件あります。それは、山形済生病院、アートクリニック産婦人科、ウィメンズ・クリニック大泉学園、鈴木レディスホスピタル、中西ウィメンズクリニック、オーク住吉産婦人科、内田クリニック、絹谷産婦人科、アイブイエフ詠田クリニック、うえむら病院 リプロ・センターです（敬称略）。また、9回参加が11件、8回が14件、7回が25件、6回が32件、5回が34件です。皆様の回答を元に、私たちも色々なことを判断しながら本誌を継続発行し、Web発表もしてまいりました。10

⑩ スタッフ

　体外受精実施施設は全国に600ほどあり、医師始めスタッフの技術力が均一かと言えば、そうでなく差があることは否めません。先駆けとなった医師達も年齢が高まり、指導する立場に回り、若い世代の医師が育っています。そして、新しく展開したり、独立して開業するケースも増えています。それと同時にスタッフ（培養士や看護士）の移動などがあるため、スタッフ不足となる施設があったり、技術面での心配、専門性やチームワークとしての不足を感じている施設もあることでしょう。

　それらのことは患者さんの治療にも影響しますから、できれば、医師もスタッフも高いレベルを維持して診療にたずさわって欲しいものです。それを可能にするために、各学会での努力やスタッフへの教育なども充実していると良いでしょう。

本編中のスタッフアイコン

| 医師 | 看護師 | 培養士 | 検査技師 | カウンセラー | 医療事務 |

　十年一昔とはよく言いますが、生殖医療・体外受精におけるここ10年の発展にも様々なものがあります。治療周期における進歩や工夫、新薬剤の登場、自己注射による通院軽減、そして凍結技術の進歩による妊娠率の向上、また培養室における培養技術の進歩、タイムラプス型インキュベーターの登場や培養液の進歩による胚盤胞到達率の向上。男性不妊症の治療、子宮内膜や着床環境の検査・治療など。それらは、体外受精の現状をどこまで発展させているのでしょうか？私たちの調査も今後は過去5年10年を紐解きながら、次回に向けて準備してまいります。

　さて、私たちは、次ページに10年連続で回答のあったアイブイエフ詠田クリニックと、色々と注目されている自然周期体外受精を提供するNatural ART Clinic 日本橋の回答を、各院長了解のもと紹介いたします。

アンケート回答
Pick Up clinic

1

アイブイエフ詠田クリニック／福岡県 ·········

❶ 治療を始めるとき

●体外受精をはじめるときに、説明は十分にできています。集団形式での説明会があり、自院通院者に限定することなく参加でき、参加費用は無料です。

　説明で大切にしていることの一つに、培養室のことがあり、体外受精の治療成績にとって培養技術がとても大切だということです。そして、その培養技術を高めるためには、施設設備の充実とともに培養士の高い技術力が必要となります。

　私の施設は、この培養士の技術と設備にもっとも力を入れているクリニックです。

●体外受精を行う場合の要因で多いのは、女性側の原因で、次に夫婦ともに原因があること、そして男性側の原因です。

　女性側の原因で多いのは、卵管に障害があること、次に卵巣や排卵障害があること、そして年齢的な要因です。

　男性側の原因で多いのは、造精機能の障害、次に精路通過の障害、そして性交障害です。

●サプリメントの飲用確認はとくにしていませんが、サプリメントは患者さんによっては必要なものと思います。現在、院内でも、市販の製品を紹介または販売しています。

　治療を補助するものとして効果を感じているものは、レーザー、栄養・食事指導、運動指導です。

❷ 排卵誘発方法について

●治療周期における誘発方法を割合で示すと、ショート法が58％、低刺激周期法が35％、アンタゴニスト法が３％、自然周期法が２％、ロング法が1％、完全自然周期法が１％です。

●採卵日の決定は、卵胞計測＋ホルモン値にて行い、排卵の促進は、hCG注射にて行っています。

●主立った使用薬剤は、クロミフェンのクロミッド、レトロゾールのレトロゾールF、recFSHのゴナールF、ゴナールFペン、FSHのフォリルモンP、ゴナピュール、hMG注射剤のフェリング、GnRHアゴニストのナファレリール、GnRHアンタゴニストのガニレスト、レルミナ、hCG注射剤のhCGモチダ、rechCGのオビドレルです。

●誘発方法の決定は、AMH値、患者年齢、今までの治療歴を判断材料として行っています。

●治療周期における治療を要するOHSSの発症は、6.4％（年間の治療周期約2300件中149件）ですが、すべて外来での経過観察のみで改善し、入院となった方はいません。

　誘発前に行うこととして、カウフマン療法、LEP（低容量ピル）療法があります。

　自己注射を行っている患者割合は75％です。

❸ 採卵について

●採卵までの平均検査回数は、エコー検査４回、ホルモン検査４回です。

　気を付けていることは、卵胞の発育状態に応じてhMG投与量を変化させることです。

　採卵手術は執刀医師、麻酔医、看護師、培養士、他メディカルアシスタントの７名平均で行い、全身麻酔を使用しています。採卵時にすでに排卵していて卵子が確保できなかったケースは、100例中に6件くらいあり、それは低刺激周期、自然周期、完全

自然周期で多く見られ、年齢に関係なく起きています。起きた場合の採卵料は通常請求となります。

●採卵後の安静に関しては、1人で適時休んでもらっています。採卵後の症状として、7〜8％くらいの割合で腹痛が生じることがありますが、重篤な事例はありません。

採卵時のトラブル防止のために、カラー超音波診断装置下にて、血管を確認し、血管損傷を避けています。

❹ 採精について

●採精については、自宅採精が74％、院内採精が26％となります。実施している採精方法は、マスターベーションで、手術を要する精子の回収は連携先施設で行っています。

❺ 培養と培養室について

●培養室は、培養士の泊博幸が管理責任者で、清掃は毎日していて管理責任者のチェック体制があります。インキュベーターは、個別タイプ、共同タイプ、タイムラプス型で、停電時には24時間以上の電源確保ができ、免震対策があります。

●胚の管理では、取り違いがないよう、記名などの確認を徹底し、ダブルチェックを行い、管理状況は毎日記録しています。そして、人為的なミスが生じたときには迅速な対応ができるようにしています。また、胚の質を落とさないための工夫として、設備の管理、機器の管理、培養液の管理、技術の管理など、胚の質に影響するだろうことすべての管理を徹底しています。

ミスが起きたときには、医師や院長にも把握できるシステムで、ミスが起きた時の対処法などのマニュアルが院内にあります。

実際にあった人為的なミスとして、データベースへの入力ミスがありました。

●精液調整での精液検査は、培養士による目視カウンターチェックで行い、調整は、密度勾配法、スイムアップ法で行っています。

使用試薬の主なメーカーは、ORIGIOです。

●受精作業において、通常媒精（C-IVF）を行うのは、1年以上経験のある培養士で、顕微授精（ICSI）は経験7年以上ある培養士が行っています。これには、年数に関係なく、当院規定の技術基準をクリアした培養士が担当しています。

顕微授精の選択基準は、精子の状態、前回受精障害があった、卵子数が少ないことなどです。

受精率は、C-IVFで65％、ICSIで80％です。患者さん100人当りの受精方法は、C-IVFが8.6％、ICSIが53.7％で、スプリットICSIは37.7％です。

切開、レーザーによるAHAを実施、未成熟卵培養、spindle（紡錘体）観察ICSIを行っています。

●胚培養時における思いとして、胚へのダメージは培養士の技術差も影響している、培養室の環境や器機類によって培養成績に差がでる、培養液には胚との相性がある、そして、培養液によっても成績（胚の成長や胚盤胞到達率など）に差が出ると感じています。

培養液交換作業で大切にしていることは、時間をかけないで、最小限の光量で行い、胚移動時の吸排圧を弱くすること。受精作業時の気持ちとして、毎

Pick Up clinic　　1

回祈る気持ちです。

　胚の評価は、独自の評価方法を導入して行っています。

●移植胚の選定と決定は、培養士と医師の両方で行い、決定は患者さんが参加して行います。

　凍結保存で実施しているのは、胚、精子、卵子、未婚女性の卵子です。

　凍結胚は、初期胚47.8％、胚盤胞52.2％にて行っています。検卵作業から胚移植までの管理は、培養スタッフがシフトで担当しし、1人の培養士が1カ月に管理する平均の胚数は、約90個です。

　作業ごとの担当役割の決め方などでの工夫としては、作業ごとに技術認定基準を設けており、合格した培養士がランダムで作業を行っていることです。

●培養室スタッフは16名（培養士8名ほかメディカルアシスタント）で、一連の作業ができるのは4名、最長キャリアの培養士は17年です。

　キャリアアップのための教育は、院内独自で教育推進し、学会参加や認定制度を活用、論文発表を奨励しています。

❻ 胚移植について

●移植胚は、新鮮胚12.9％（初期胚12.1％、胚盤胞0.8％／全体）、凍結胚87.1％（初期胚28.5％、胚盤胞58.6％／全体）の割合で行いました。

　新鮮胚移植をするのは、ホルモン値が参考です。

　凍結胚移植を行うのは、採卵周期でのホルモン値・子宮内膜の状態が良くないとき、OHSSの心配があるときです。

　移植胚の選択については、当院独自の胚の質の基準を設け、それにしたがって行います。

　凍結融解胚移植周期で行っているのは、自然周期、排卵誘発周期、ホルモン補充周期で、ホルモン補充周期で多く行っています。

●移植胚の説明は、医師が行っています。移植胚数は原則1個で、年齢や治療歴によって2個の場合もあります。3個はありません。多胎妊娠のリスク説明は積極的に行っていて、多胎妊娠があった場合の周産期施設との連携は良いです。

❼ 胚移植後の管理について

●移植後の安静はとくにしていません。移植後の黄体管理法は、貼付薬、腟座薬にて行っています。

　移植後の生活についての説明は、看護師が行い、市販の妊娠検査薬を使用する時の注意はとくにしていませんが、妊娠判定までに起きたトラブルについては、連絡してもらうようにしています。実際に、妊娠判定前の少量出血、下腹痛がありました。

❽ 妊娠判定について

●妊娠判定は、初期胚移植で12日後、胚盤胞移植で10日目以降としています。判定は、血液検査で行い、陽性の場合、妊判後、10日目に診察、妊娠7〜8週まで診ます。

　産院は患者さん本人が決めています。注意として、合併症がある場合は必ず高次病院を紹介しています。紹介状は全員に書いています。

　妊娠経過については、産院のドクターと連絡が可能で、無事に出産したかを確認しています。また、出産状況を産科に確認することもあります。そし

て、多胎等、母子周産期センターに紹介する場合には、必ず不妊治療の状況を連絡しています。

❾ 実施状況について

（2019年1月1日〜2019年12月31日）

●採卵件数は722件あり、卵子総数は5,739個でした。このうち、5,132件の体外受精を行い、IVFが1,739件、ICSIが3,394件（レスキューICSI含む）で、移植件数は1,474件でした。内訳は、新鮮胚移植が240件、凍結融解胚移植が1,234件で、凍結融解胚移植が84%でした。

　結果、妊娠数は640件ありました。

●体外受精を受けた患者さんの平均年齢は37.8歳、最高齢は47歳でした。最高齢出産は48歳。

　開院以来産まれたお子さんは5,222名で、これは20年間のことです。

●治療実施割合は、一般不妊治療33%で体外受精が67%です。患者割合は、一般不妊治療40%で体外受精が60%。妊娠の割合は、一般不妊治療18%で体外受精が82%です。

●体外受精後の流産は、妊娠あたり25%ほどあり、40歳代に多く起きています。流産処置は自院、他院の両ケースで行っています。

　着床障害は年齢に関係なく移植あたり30%あり、不育症の治療を必要とする患者さんは、体外受精患者の10%くらいあります。

　出産・出生児については、出産の有無を出産後にハガキなどで知らせてもらい、99%の回収率です。出産後は、12歳までの健康状態を確認しています。

●ART時の着床前診断は必要と考えています。

　理由は、高齢患者さんに無駄な胚移植を実施しないためです。

　また、子宮内フローラの検査と治療、着床に関する治療や検査（子宮鏡、ヘルパーT細胞）を実施しています。

●第三者の関わる体外受精については、ドナー卵子、ドナー精子は必要に思います。

❿ スタッフについて

●スタッフの認定資格状況では、生殖医療専門医が2名、日本卵子学会認定胚培養士が2名、日本卵子学会認定管理胚培養士が1名、公認心理師1名です。

　カウンセラーの資格制度はこれからの充実を期待する意味でも、さらなる改善が必要に思います。

　現在、培養士の人数不足を感じているところで、培養士の人材募集にも苦労している面があります。

　スタッフのチームワークは、とても良いです。

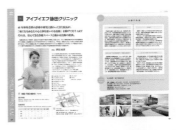

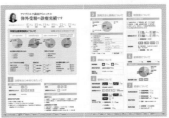

ガイドフォームでの紹介は126ページにあります。

アンケート回答 2
Pick Up clinic

Natural ART Clinic 日本橋／東京都

❶ 治療を始めるときに

●体外受精は、一般的な不妊検査（卵管疎通検査、精液検査、排卵検査、性交後検査ヒューナーテスト）ならびに治療（タイミング指導や人工授精）を行なっても妊娠しない場合に適応となります。

●体外受精を行う場合は、妊娠率向上のために以下の検査と治療を行います。

1 卵管水腫：慢性子宮内膜炎（CD138検査）の検査をし、卵管水腫を腹腔鏡手術によって治療（卵管形成術、または卵管クリッピング）してから移植をします。

2 反復着床不全・反復流産：良好胚を繰り返し移植しても妊娠しない、流産を繰り返す時には慢性子宮内膜炎や子宮内膜症なとの検査を行ってから移植をします。

3 不育症：甲状腺機能異常、抗リン脂質抗体症候群、血液凝固異常なとの検査を行ってから移植をします。

4 子宮内膜ポリープ：日帰り手術を行ってから移植をします。

　など

●当院の治療は、施設名にもなっているように自然周期採卵を原則としていますので、通常の体外受精で使用されている刺激のためのホルモン剤は使用しません。

●採卵は、主席卵胞とそれ以外の小卵胞からも採卵する小卵胞採卵を同時に行っており、刺激周期採卵に指摘する方法で世界的にも画期的な方法です。

●詳しい治療内容は、毎週説明会（無料、院内で行います）を行っています。

説明会に参加できない方のために、院内説明会と同時にリアルタイム映像をWeb配信しています。（事前手続きが必要）

なお、説明会の際に、AMH検査・精液検査（有料）を行っています。

❷ 排卵誘発方法について

●当院では、自然に育った卵を採卵する自然周期採卵が原則ですので、通常の体外受精で使用するhMGやhCGなどのホルモン剤は使用しません。

そのため注射を受ける通院や自己注射の必要もありません。したがって1周期当たりの通院日数は、卵胞計測やホルモン検査のために3〜5日で済みます。

●下垂体機能不全などで薬が必要な場合には、出来る限り少量の排卵促進剤を使用する低刺激周期採卵になります。

使用する薬剤は、少量のセロフェン、レトロゾールまたは小単位（75単位または150単位）のHMGです。

●採卵日の決定は、卵胞径とホルモン値を参考にGnRHの点鼻薬によって排卵誘発を行います。

一般に使用されているhCGは一切使用しません。

❸ 採卵について

●採卵は、当院で開発した細径の「2段テーパー針」を使用しますので疼痛も少なく麻酔の必要はありません。希望者には、局所麻酔で行います。

●採卵は、自然周期採卵で行います。

●刺激周期採卵と同等の多数の卵を回収するために、主席卵胞とそれ以外の小卵胞からも採卵する小

卵胞採卵を同時に行います。

●採卵に際し、排卵済みや卵が取れない確率は、3〜5%程度で起こります。

　この場合は、治療費の割引があります。

●採卵は、執刀医1名、看護師2名、培養士2名の5名で行います。

❹ 採精について

●通常、採精は、自宅採精が1%、院内採精が99%の割合です。

　しかし、現在はコロナ禍にありますので、採精室の使用は、初回精液検査の方のみで、次回からは、自宅採精してお持ちいただきます。（現状では、自宅採精90%、院内採精10%です）

●採精室は、4部屋ありますが、コロナ感染防止の為、1日当たり採精室一室あたり1人までで、それ以上になる場合は、清掃してから換気を1時間以上してから使用します。

❺ 培養と培養室について

●培養スタッフは、18名。最長キャリアは15年です（培養部長：上野剛）。

●培養室は、毎朝・毎夕の清掃を行うことで培養室を清潔に保っています。

●培養器は、停電時においても6〜24時間稼動可能で、免震対策も施されています。

●胚の培養は、全ての患者さまに対しタイムラプスインキュベーターを使用し、培養環境の変化を少なくすることに努めています。

●胚の管理は、取り違え防止の為に、QRコード付き

のシールを全てのツールに取り付けており、培養技師によるダブルチェックとQRコードによる機械的な照合システムを徹底することで、取り違えを防止に努めています。

●卵子、精子の情報は、全て院内ネットワーク上で一元管理されており、安全性はもちろん、部署間の素早い情報共有をしています。

●当院の顕微授精は、精子の選別をより厳選するために、例外なくIMSI（イムジー）で行います。IMSIは、通常の顕微授精（200倍）とは異なり、高倍率（1000倍：デジタルズーム6000倍）で精子形態を観察し良好精子を選別します。

●また、必要に応じて特殊なフィルターを用い、卵子紡錘体へのダメージを避けながら行うことのできる高度なIMSIを行います。

❻ 胚移植について

●胚移植は、治療の最終ステップです。移植を行っても着床障害がある場合は妊娠しません。

●移植前に着床障害の問題があるかどうか確認してから移植します。

　確認事項は、子宮内膜ポリープはないか、卵管水腫はないか、慢性子宮内膜炎はないか、甲状腺機能異常はないか、抗リン脂質抗体症候群や血液凝固異常はないか、などです。

●胚移植は、自然排卵周期で凍結胚盤胞を1個融解して移植（単一凍結胚盤胞移植）します。

●多嚢胞性卵巣PCOの場合は、フェマーラで排卵を促進してから移植する場合があります。

●自然排卵がない場合、月経周期が長い場合などで

Pick Up clinic　2

はホルモン補充周期で移植します。

●移植胚の選択は、医師が行い、グレードが高いものから移植します。

●移植胚の説明は、医師と培養士が行います。

❼ 胚移植後の管理について

●移植後のベット上安静時間は、約15分です。

●移植後の生活についての説明は、看護師が行います。

●移植後の通院は、4日目、7日目に来院、ホルモン測定による黄体管理を行います。

❽ 妊娠判定について

●妊娠判定は、移植後7日目にβHCG測定によって行います（妊娠3週5日）。

●妊娠した場合は、移植後12日目（妊娠4週3日）、17日目（妊娠5週1日）に胎嚢検査と着床位置の検査を行い、27日目（妊娠6週4日）、37日目（妊娠8週）には胎嚢検査と胎児検査（心拍と大きさなど）を行います。

●妊娠が順調であれば妊娠9週から妊娠10週に分娩を希望される施設に紹介状（情報提供書）を書きます。

●その後の妊娠出産経過については、日本産婦人科学会の規則により出産報告の書類を、出産後は5歳までの健康状態の書類を郵送してもらうことになります。

●子宮外妊娠が発生した場合は、手術を行なわずアルコール注入療法を外来で行います（入院不要）。

❾ 実施状況について

（2019年1月1日〜2019年12月31日）

●患者さんの平均年齢は、38.7歳（最高齢50歳）です。

●2019年1月1日〜2019年12月31日までの採卵周期数は3,547件です。

●38歳以下の採卵周期数は、1063人で、1周期あたりの平均回収卵子数は、7.28個（変性卵含まず）です。40歳以下の採卵周期数は、1,620人で1周期あたりの平均回収卵子数は、6.63個（変性卵含まず）です。

●媒精件数は、9,402件で、その方法は、通常媒精法 C-IVF10件（0.1%）、IMSI法 9,392件（99.9%）です。

●移植法は、1,614件で全例が胚盤胞移植です。

●胚盤胞移植による妊娠数は、716件（内訳29歳以下17件、30〜34歳162件、35〜39歳305件、40歳以上232件）でした。

　その内、単一胚盤胞移植の双胎は3件です。

●開院以来3年間の生産児数は、合計1,446名で、最高出産年齢は45歳です。

❿ スタッフについて

●スタッフは、常勤医師4名、非常勤務医師4人、培養スタッフ18人（生殖補助医療胚培養士5名）です。看護婦12人、医療管理スタッフ13人です。

治療の全般がわかるアンケート
そこから見えてくること

不妊治療情報センターでは、以下のスタイルにて 141 回答施設すべてをファイリング保管しています

回答をいただいた体外受精実施施設様のデータは、回答を文章化したテキストとともに以下のフォームにてファイリングしております。現在は、相談コーナー等で「病院を紹介して欲しいとの問合せ」受付時に、希望地域毎にピックアップして紹介する内部資料などに活用しており、一般公開をしておりませんが、今後は、広く体外受精を考えている人への情報として、公開の検討もしていきたいと考えています。

また、10年に及ぶ継続的なアンケートのため、病院（回答施設）毎の過去のデータを積み重ねてフィードバックし、体外受精の健全な発展に貢献できるよう努めています。

ClinicNo.
065

SAMPLE

不妊治療情報センター・2020

2019 年 1 月〜12 月 データ

回答施設 No.65　**Natural ART Clinic 日本橋**

患者平均年齢 **38.7** 才　最高齢 **50** 才　最高齢出産 **45** 才　♥ 年間出産数 **501** 名 （※2018年：生産率 31%）

年間採卵 3,547 件 ➡ 総卵子数 16,738 個　IVF … 10 個　受精率／一%　自然周期法………60%
受精 9,402 個　ICSI …9,394 個　受精率／一%　低刺激周期法……40%

手術スタッフ4名／医師、培養士、看護師　インキュベータータイプ ／ 個別、共同、タイムラプス

移植件数 1,614 件 ➡ 新鮮胚 1%　凍結胚 99%

初期胚 ………0%　胚盤胞 ………100%　妊娠 716 件　流産率（2018 年）29.2%

妊娠率：20%／採卵、44%／移植　　開院以来の生産児数は、合計 1,446 名、これは開院以来 3 年間の合計です

1) 治療の様子を紹介／説明と治療原因

説明状況	▶ 十分にできている	▶ 集団説明会がある	（自由参加で無料）

ART 原因 （多い順）	全体／ 1 男性原因	2 夫婦ともに原因	3 女性原因
	女性／ 1 年齢要因	2 卵巣や排卵に障害	3 卵管障害
	男性／ 1 造精機能障害	2 精路通過障害	3 染色体異常

2) クリニックの様子を紹介／培養室

● 管理者／培養士

清掃／毎日実施（責任者チェック／有）　　停電時電源確保／ 6〜24 時間
取り違い防止／ ☑記名確認、☑ダブルチェック、☑管理状況の毎日記録
凍結保存／ ☑胚、☑精子、☑卵子、☐未婚女性の卵子
実施技術／ AHA、IMSI、ピエゾ ICSI、未成熟卵培養 など

3) スタッフ

生殖医療専門医 2 名
培養士（日本卵子学会）5 名
他、医師、看護師、カウンセラー、医療事務
人数不足を感じる部門：培養士
チームワーク：とても良い

その他
○ 自宅採精 1%　院内採精 99%
○ 移植胚数：全 1 個胚移植
○ 移植後の説明：看護師
○ 妊娠後の診察：8 週まで
○ 産院への紹介状：100%実施
○ 5 歳までの健康状態を確認

Information

私たちの ART 施設　完全ガイド編

体外受精実施施設を徹底紹介

本質を知って安心して治療に臨んでいただくためにも、ぜひご覧ください

　今回、特別アンケートで回答のあった施設から、詳しく情報を公開いただける 12 施設をご紹介いたします。沢山のデータが掲載された誌面から、どのようなクリニックかを皆さんもよく知ることができるでしょう。

　完全ガイドとしてデータ中心に徹底紹介していますので、ここにある 12 施設それぞれの特徴から体外受精実施施設の様子をつかみ、自身の治療に役立ててください。

完全ガイドで徹底施設紹介／協賛施設

※ 北から順の掲載

 恵愛生殖医療医院 （埼玉）

 湘南レディースクリニック （神奈川）

 西船橋こやまウィメンズクリニック （千葉）

 佐久平エンゼルクリニック （長野）

 クリニック ドゥ ランジュ （東京）

 髙橋産婦人科 （岐阜）

 峯レディースクリニック （東京）

 レディースクリニック北浜 （大阪）

 杉山産婦人科 新宿 （東京）

 オーク住吉産婦人科 （大阪）

 松本レディース リプロダクションオフィス （東京）

 アイブイエフ詠田クリニック （福岡）

 明大前アートクリニック （東京）

 田村秀子婦人科医院 （京都）

[クリニック紹介ページ]

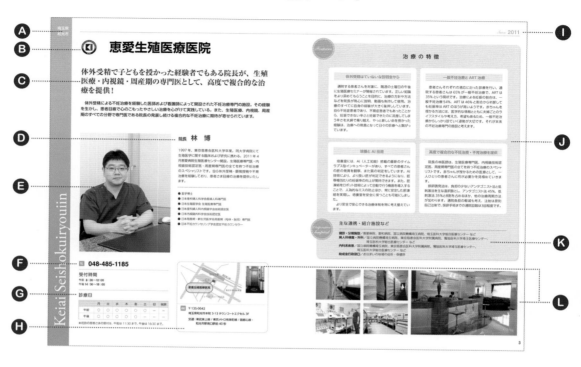

- **A** 所在地域
- **B** ロゴ、名称
- **C** 方針
- **D** 院長プロフィール
- **E** 院長写真
- **F** 電話番号、受付時間
- **G** 診療日（診療時間）
- **H** マップ、住所、交通機関
- **I** 開設年
- **J** 治療の特徴
- **K** 主な連携施設など
- **L** 施設紹介写真

○ アイコンの説明

[説明会形式]

 複数患者対応　 個別対応　通院患者のみ 通院患者のみ対象　 どなたでも対象　 Webでの動画配信

[対応するスタッフ]

 医師　 看護師　 培養士　 カウンセラー　 IVF コーディネーター

[相談窓口での対応]

 施設の通院患者のみ　 どなたでも対応　 電話対応　 メール対応　 FAX での対応　 面談式の対応（予約要、不要）

[採精について]

 自宅採精の割合　 院内採精の割合

[採卵について]

 エコー検査 採卵までに行われるエコー検査の回数　 ホルモン検査 採卵までに行われるホルモン検査の回数　 hCG注射 hCG 注射後から採卵までの時間

 GnRHアゴニスト点鼻 GnRH アゴニスト点鼻後から採卵までの時間　 卵胞径 採卵を行う時の卵胞径の大きさ

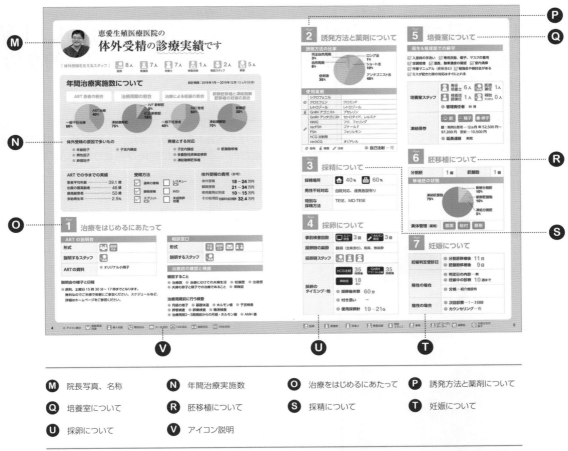

M	院長写真、名称	N	年間治療実施数	O	治療をはじめるにあたって	P	誘発方法と薬剤について
Q	培養室について	R	胚移植について	S	採精について	T	妊娠について
U	採卵について	V	アイコン説明				

※ 注：誘発方法についての詳しくは、17 ページをご覧ください。

[特別な採精法について]

TESE	精巣にメスを入れ、精巣から直接精子を採取する方法
MD-TESE	精巣にメスを入れ、顕微鏡下で状態の良い、白くて太い精細管を選び採取します。
MESA	精巣にメスを入れ、精巣上体から細いガラスピペットで精子を採取します。（閉塞性の方に適応）
ReVSA	精管に細いカテーテルを留置し、精子を吸引する方法です。
PESA	精巣上体に針を差し入れて精子を吸引する方法です。（負担の少ない方法です）
前立腺	肛門より指を入れ、前立腺を刺激する方法です。（脊椎損傷の方に有効な場合あり）
電気	直腸内に電極をいれ、前立腺部を電気的に刺激し、射精を促す方法です。（通常は麻酔下で行う）

[培養室について]

胚	胚の凍結保存を行う	精子	精子の凍結保存を行う
卵子	卵子の凍結保存を行う	未婚	未婚女性の卵子凍結保存を行う

[胚移植について]

注射	黄体管理では注射を使用する	服薬	黄体管理では薬を服用する
貼付	黄体管理では貼り薬を使用する	腟剤	黄体管理では腟坐薬を使用する

恵愛生殖医療医院

体外受精で子どもを授かった経験者でもある院長が、生殖医療・内視鏡・周産期の専門医として、高度で複合的な治療を提供！

　体外受精による不妊治療を経験した医師および看護師によって開設された不妊治療専門の施設。その経験を生かし、患者目線で心のこもったやさしい治療を心がけて実践している。また、生殖医療、内視鏡、周産期のすべての分野で専門医である院長の発展し続ける複合的な不妊治療に期待が寄せられています。

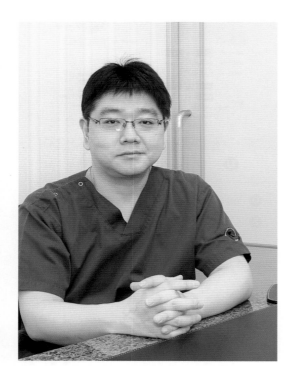

院長　林　博

1997 年、東京慈恵会医科大学卒業。同大学病院にて生殖医学に関する臨床および研究に携わる。2011 年 4 月恵愛病院生殖医療センター開設。生殖医療専門医・内視鏡技術認定医・周産期専門医の全てを持つ不妊治療のスペシャリストです。自ら体外受精・顕微授精や不育治療を経験しており、患者さま目線の治療を提供いたします。

- 医学博士
- 日本産科婦人科学会産婦人科専門医
- 日本生殖医学会 生殖医療専門医
- 日本産科婦人科内視鏡学会技術認定医
- 日本内視鏡外科学会技術認定医
- 日本周産期・新生児医学会周産期（母体・胎児）専門医
- 日本不妊カウンセリング学会認定不妊カウンセラー

TEL 048-485-1185

受付時間
午前　8：30〜12：00
午後　14：30〜18：00

診療日

	月	火	水	木	金	土	日	祝祭
午前	○	○	○	○	○	○	—	—
午後	○	○	○	○	○	—	—	—

※初診の患者さまの受付は、午前は 11：30 まで、午後は 16：30 まで。

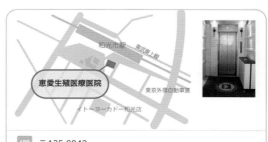

ADD 〒135-0042
埼玉県和光市本町 3-13 タウンコートエクセル 3F

交通：東武東上線 / 東京メトロ有楽町線 / 副都心線・
和光市駅南口駅前 40 秒

治 療 の 特 徴

体外受精はていねいな説明会から

　通院する患者さんを対象に、隔週の土曜日の午後に生殖医療セミナーが開催されています。正しい知識をより深めてもらうことを目的に、治療の方針や方法などを院長が熱心に説明、動画も制作して使用。治療のすべてに自身の経験が大きく後押ししています。自ら不妊症患者であり、不育症患者でもあったことから、妊娠できない辛さと妊娠できたのに流産してしまう辛さを夫婦で乗り越え、やっと新しい命を授かった経験は、治療への熱意となって日々の診療へと繋がっています。

一般不妊治療と ART 治療

　患者さんそれぞれの適応に沿った診療を行い、通院する患者さんは 65％ が一般不妊治療で、ART は 35％ という現状です。治療による妊娠の割合は、一般不妊治療 54％、ART は 46％ と割合から判断しても妊娠率は ART のほうが高いようです。赤ちゃんを授かる方法には、医学的な情報とともに夫婦ごとのライフスタイルや考え方、希望もあるため、一般不妊治療からしっかり診ていく姿勢が大切です。それが本来の不妊治療専門の施設と考えます。

培養と AI 技術

　培養室には、AI（人工知能）搭載の最新のタイムラプス型インキュベーターがあり、すべての患者さんの胚の発育を観察、また質の判定をしています。AI 技術により、より良い胚が判定できるようになり、胚移植当たりの妊娠率の向上が期待できます。また、胚凍結をロボット技術によって自動で行う機器を導入することで、人為的なミスの防止ほか、常に安定した胚凍結を実現し、培養室を安全に保つことも可能にしました。
　より安全で安心できる治療体制を常に考え整えています。

高度で複合的な不妊治療・不育治療を提供

　院長の林医師は、生殖医療専門医、内視鏡技術認定医、周産期専門医の全てを持つ不妊治療のスペシャリストです。赤ちゃんが授かるための医療として、一人ひとりの患者さんに何が必要かを見極めていきます。
　排卵誘発法は、負担の少ないアンタゴニスト法と低刺激法を主な選択肢とし、アンタゴニスト法 45％、低刺激法 35％ と8割を占めるほか、他の治療周期方法が加わります。通院負担の軽減も考え、注射は原則自己注射で、採卵手術までの通院回数は3回程度です。

主な連携・紹介施設など

健診・分娩施設／恵愛病院、愛和病院、国立病院機構埼玉病院、埼玉医科大学総合医療センター など
婦人科検査・外科／国立病院機構埼玉病院、東京慈恵会医科大学附属病院、獨協医科大学埼玉医療センター、埼玉医科大学総合医療センター など
内科系疾患／国立病院機構埼玉病院、東京慈恵会医科大学附属病院、獨協医科大学埼玉医療センター、埼玉医科大学総合医療センター など
助成金行政窓口／お住まいの地域の役所・保健所

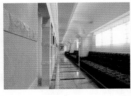
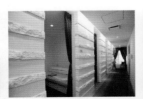
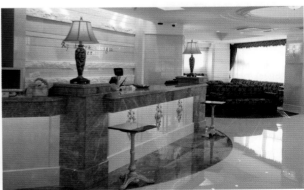
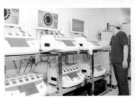
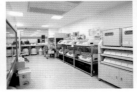

恵愛生殖医療医院の
体外受精の診療実績です

[体外受精を支えるスタッフ] 医師 **8**人　看護師 **7**人　培養士 **7**人　検査技師 **1**人　相談スタッフ **2**人　事務 **5**人

年間治療実施数について

統計期間：2019年1月〜2019年12月（12ヵ月で計算）

ART 患者の割合
ART治療 **40%**
一般不妊治療 **60%**

治療周期の割合
IVF 新鮮胚 **9%**
ICSI 新鮮胚 **16%**
凍結融解胚 **75%**

治療による妊娠の割合
ART患者 **60%**
一般不妊患者 **40%**

新鮮胚移植と凍結融解胚移植の妊娠の割合
新鮮胚 **30%**
凍結融解胚 **70%**

体外受精の原因で多いもの
- 年齢因子
- 男性因子
- 卵管因子
- 子宮内膜症

得意とする対応
- 子宮内膜症
- 多嚢胞性卵巣症候群
- 凍結融解胚移植
- 胚盤胞移植

ART での今までの実績
患者平均年齢 ……………… **39.1** 歳
出産の最高齢者 …………… **46** 歳
最高齢患者 ………………… **50** 歳
多胎発生率 ………………… **2.5%**

受精方法
- ☑ 通常の煤精
- ☑ 顕微授精
- ☑ スプリットICSI
- ☐ レスキューICSI
- ☐ IMSI
- ☐ 未成熟卵培養

体外受精の費用 （参考）
体外受精 **18〜24** 万円
顕微授精 **21〜34** 万円
使用薬剤は別途 **10〜15** 万円
その他項目 妊娠時の成功報酬 **32.4** 万円

Stage 1 治療をはじめるにあたって

ART の説明会

形式	複数患者対象／通院患者のみ
説明するスタッフ	（スタッフアイコン）
ARTの資料	● オリジナル小冊子

説明会の様子と日程

● 原則、土曜日 15 時 30 分〜 17 時までとなります。
　無料なのでご夫婦で気軽にご参加ください。スケジュールなど、詳細はホームページをご参照ください。

相談窓口

形式	予約不要／通院患者のみ／メール／面談
説明するスタッフ	（スタッフアイコン）

治療前の確認と検査

確認すること

- 治療歴
- 治療にむけての夫婦生活
- 妊娠歴
- 出産歴
- 夫婦の卵子と精子での治療であること
- 保険証

治療周期前に行う検査

- 月経の様子
- 基礎体温
- ホルモン値
- 子宮検査
- 卵管検査
- 卵巣検査
- 精液検査
- 治療周期2〜3周期前からの月経・ホルモン値
- AMH 値

※ アイコン表示　 複数患者対象　 個別対応　 電話対応　 メール対応　 FAX対応　 面談対応　 Web対応

Stage 2 誘発方法と薬剤について

誘発方法の比率

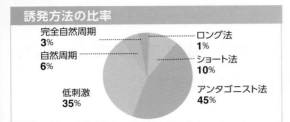

- 完全自然周期 3%
- 自然周期 6%
- 低刺激 35%
- ロング法 1%
- ショート法 10%
- アンタゴニスト法 45%

使用薬剤

錠剤	シクロフェニル	
	クロミフェン	クロミッド
	レトロゾール	レトロゾール
噴霧	GnRH アゴニスト	ブセレリン
注射	GnRH アンタゴニスト	セトロタイド、レルミナ
	HMG	フジ、フェリング
	recFSH	ゴナール F
	FSH	フォリルモン
	hCG 注射剤	
	rechCG	オビドレル

錠剤　噴霧　注射　　●**自己注射** … **可**

Stage 3 採精について

採精場所	🏠 **40**% 　🏥 **60**%
男性不妊対応	自院対応、連携施設有り
特別な採精方法	TESE、MD-TESE

Stage 4 採卵について

事前検査回数	エコー検査 **3** 回　ホルモン検査 **3** 回
採卵時の麻酔	静麻（全麻含む）、局麻、無麻酔
採卵時スタッフ	
採卵のタイミング・他	hCG注射 **35** 時間後　GnRHアゴニスト点鼻 **35** 時間後 卵胞径 **18** ミリ ● 採卵後休憩 **60** 分 ● 付き添い　ー ● 使用採卵針 **19 ~ 21** G

Stage 5 培養室について

衛生&管理面での厳守

☑ 入室時の手洗い　☑ 専用衣服、帽子、マスクの着用
☑ 空調管理　☑ 温度、酸素濃度の確認　☑ 室内清掃
☑ 作業マニュアル（更新含む）☑ 勉強会や検討会がある
☑ ミスが起きた時の対応はすぐにとれる

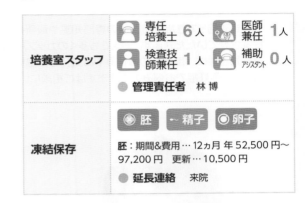

培養室スタッフ	専任培養士 **6** 人　医師兼任 **1** 人 検査技師兼任 **1** 人　補助アシスタント **0** 人 ● **管理責任者**　林 博
凍結保存	胚　精子　卵子 胚：期間&費用 … 12ヵ月 年 52,500 円~97,200 円　更新 … 10,500 円 ● 延長連絡　来院

Stage 6 胚移植について

分割胚	**1** 個	胚盤胞	**1** 個

移植胚の状態

- 凍結胚盤胞 75%
- 新鮮分割胚 10%
- 新鮮胚盤胞 10%
- 凍結分割胚 5%

黄体管理（薬剤）	服薬　貼付　腟剤

Stage 7 妊娠について

妊娠判定受診日	● **分割胚移植後** **11** 日 ● **胚盤胞移植後** **9** 日
陽性の場合	● **判定日の内診** … 無 ● **妊娠中の診察** **10** 週まで ● **分娩** … 紹介施設有
陰性の場合	● **次回診察** … 1 ~ 3 日目 ● **カウンセリング** … 有

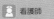 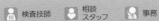

西船橋こやまウィメンズクリニック

「丁寧」で「誠実」な不妊治療を掲げて診療を行い、常によりよい環境での治療実現に努めています。

　今まで培ってきた生殖医療の専門知識や最新の技術を生かし、お一人おひとりに合った最適な不妊治療を提案させていただきます。一人でも多くのカップルに健康な赤ちゃんを授かっていただくことを目標に、スタッフ一同と共に、患者様のお悩みやお気持ちに寄り添いながら「心から安心して頼れるクリニック」を目指しています。不妊症でお悩みの方はまずはご相談にいらして下さい。

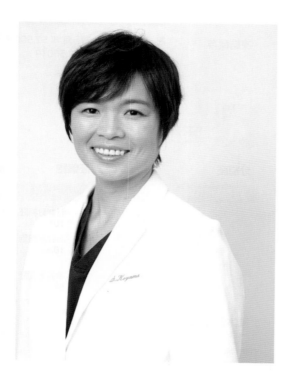

院長　**小山寿美江**

昭和大学病院産婦人科学勤務
東京衛生病院産婦人科勤務
木場公園クリニック　分院　院長
六本木レディースクリニック　院長
2020年1月西船橋こやまウィメンズクリニックを開院

- 日本産科婦人科学会 産婦人科専門医
- 日本生殖医学会 生殖医療専門医
- 日本抗加齢医学会 専門医

TEL 047-495-2050

受付時間
午前 9：30〜12：30 （土〜13：30）
午後 15：00〜19：30 （月・火・木）

診療時間
午前 9：30〜13：00、午後 15：00〜20：00

	月	火	水	木	金	土	日	祝祭
午前	○	○	─	○	○	△	○	○
午後	○	○	─	○	─	※	─	─

休診 水曜 / 金曜午後 / 日祝日午後
△ 土曜午前 9：30 〜 14：00 、 ※ 土曜午後当院指示の検査・処置のみ

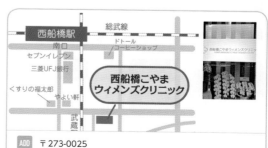

ADD 〒273-0025
千葉県船橋市印内町 638-1　ビューエクセレント 2F
交通：JR 東日本総武線・武蔵野線・東京メトロ東西線 西船橋駅南口 徒歩 3 分

治療の特徴

親しみやすく相談しやすい雰囲気で

医師は全員女性で、親しみやすく相談しやすい雰囲気を心がけ、平日は夜8時まで、土日祝日も診療するなど、仕事と通院治療の両立をサポートする体制を整えているのが特徴です。このため仕事帰りに立ち寄ることができたり、忙しくて土日祝日しか時間が取れない方でも通院しやすい環境です。
　また、最先端の医療が提供できるよう常に新しい情報や治療方法を模索し続けながら、患者さんにとって有益となる治療や検査を取り入れていくことで、将来より多くのご夫婦を妊娠へとサポートできるよう、努力を続けています。

説明会

月に2回、体外受精説明会を無料開催しています。会場は、クリニックの待合室になるため、10組くらいのご夫婦参加で毎回すぐに満席となってしまうようです。説明は、院長自ら体外受精について詳しく話します。
　その内容は、治療の流れや治療の方針に加え、体外受精の成功率、治療期間や費用など全般にわたるものです。これから体外受精の治療を受けようと考えている方やご主人にとっても分かりやすい内容で、説明会終了後に質問時間も設けています。自由参加で無料で行われているため、勉強の機会としても評判です。

誘発方法と移植法

治療周期での誘発方法の割合は、アンタゴニスト法が46%、低刺激周期法27%、ショート法が18%、ランダムスタート法が9%です。誘発方法の決定は、AMH値をメイン参考にし、治療周期において治療を要する卵巣過剰刺激症候群の発症は、0%です。
　移植胚は、グレードの高いものから選び、新鮮胚10%（初期胚）、凍結胚90%（初期胚30%、胚盤胞60%）の割合で、基本全胚凍結胚移植ですが、患者さんの希望があるときに新鮮胚移植を行っています。

妊娠への治療：体外受精の適応

体外受精の適応となるのは、1. 卵管の異常が考えられる場合。2. 精子の数が少ない場合（極端に少ない場合、顕微授精の適応となります）。3. 精子の動きを悪くする抗体（抗精子抗体）。4. 不妊スクリーニング検査で異常がないのに一定期間妊娠しない場合などです。
　それ以外にも、年齢や卵巣予備能の低下（卵子数の減少）、早発閉経の発症が疑われる方で妊娠を急ぐ必要のあるご夫婦には、通常の不妊治療のステップではなく早めに体外受精の治療を選択する方が良い場合もあります。

主な連携・紹介施設など

健診・分娩施設／近隣の産婦人科医院や病院
婦人科検査・外科／近隣の産婦人科医院や病院
内科系疾患／近隣の産婦人科医院や病院
助成金行政窓口／お住まいの地域の役所・保健所

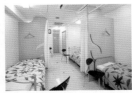
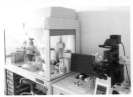
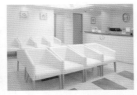
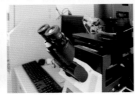
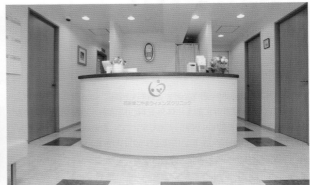

西船橋こやまウィメンズクリニックの
体外受精の診療実績です

[体外受精を支えるスタッフ] **1**人 医師　**4**人 看護師　**2**人 培養士　**0**人 検査技師　**0**人 相談スタッフ　**4**人 事務

年間治療実施数について

統計期間：2020年1月〜2020年5月 (5ヵ月で計算)

ART患者の割合
- ART治療 **40%**
- 一般不妊治療 **60%**

治療周期の割合
- 凍結融解胚 **100%**

治療による妊娠の割合
- ART患者 **40%**
- 一般不妊患者 **60%**

新鮮胚移植と凍結融解胚移植の妊娠の割合
- 凍結融解胚 **100%**

体外受精の原因で多いもの
- 卵管因子
- 年齢因子
- 原因不明
- 男性不妊
- 子宮内膜症

得意とする対応 _
- 内視鏡下卵管形成術
- 凍結融解胚移植

ARTでの今までの実績
患者平均年齢	35歳
出産の最高齢者	ー※ 歳
最高齢患者	44歳
多胎発生率	5%

※新規クリニックのためデータなし

受精方法
☑	通常の媒精	☑	レスキューICSI
☑	顕微授精	☐	IMSI
☑	スプリットICSI	☐	未成熟卵培養

体外受精の費用 (参考)
体外受精	**22〜30**万円
顕微授精	**25〜40**万円
使用薬剤は別途	ー
その他項目	ー

Stage 1 治療をはじめるにあたって

ARTの説明会
形式	どなたでも ／ 複数患者対象
説明するスタッフ	個別対応／面談対応
ARTの資料	● オリジナル冊子

相談窓口
形式	電話対応／メール対応／面談対応／FAX対応
説明するスタッフ	個別対応／面談対応

説明会の様子と日程
● 月に2回、体外受精説明会を無料で開催。体外受精の治療の流れや、治療方針に加え、体外受精の成功率、治療期間や費用などについても詳しく説明しております。これから治療を始める方や、ご主人にも分かりやすい内容となっております。
当院で体外受精をお考えの方は是非ご参加ください。

治療前の確認と検査
確認すること
● 治療歴　● 治療にむけての夫婦生活　● 妊娠歴　● 出産歴
● 夫婦の入籍状況　● 夫婦の卵子と精子での治療であること
● 保険証

治療周期前に行う検査
● 月経の様子　● 基礎体温　● ホルモン値　● 子宮検査
● 卵管検査　● 卵巣検査　● 精液検査
● 治療周期2〜3周期前からの月経・ホルモン値　● AMH値

 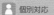 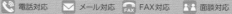 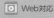

Stage 2　誘発方法と薬剤について

誘発方法の比率

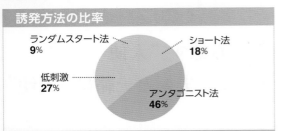

- ランダムスタート法 **9%**
- ショート法 **18%**
- 低刺激 **27%**
- アンタゴニスト法 **46%**

使用薬剤

🔘	シクロフェニル	
	クロミフェン	クロミッド
	レトロゾール	レトロゾール
💊	GnRH アゴニスト	ブセレキュア
	GnRH アンタゴニスト	ガニレスト
💉	HMG	フェリング、HMG「F」
	recFSH	
	FSH	フォリルモン P
	hCG 注射剤	hCG モチダ
	rechCG	オビドレル

🔘 錠剤　💊 噴霧　💉 注射　　●自己注射 … 可

Stage 3　採精について

採精場所	🏠 **80%**	🏥 **20%**
男性不妊対応	患者さんが探した施設にて	
特別な採精方法	―	

Stage 4　採卵について

事前検査回数	🖥 エコー検査 **3〜4**回	💉 ホルモン検査 **3〜4**回
採卵時の麻酔	静脈麻酔（全麻含む）、局所麻酔	
採卵時スタッフ	👤👤👤	
採卵のタイミング・他	hCG注射 **35**時間後　GnRHアゴニスト点鼻 **35**時間後　卵胞径 **18〜20**ミリ	
	● 採卵後休憩 **60**分	
	● 付き添い　―	
	● 使用採卵針 **19〜20**G	

Stage 5　培養室について

衛生&管理面での厳守

☑ 入室時の手洗い　☑ 専用衣服、帽子、マスクの着用
☑ 空調管理　☑ 温度、酸素濃度の確認　☑ 室内清掃
☑ 作業マニュアル（更新含む）☑ 勉強会や検討会がある
☑ ミスが起きた時の対応はすぐにとれる

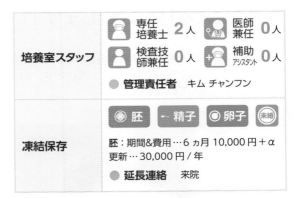

培養室スタッフ	専任培養士 **2**人	医師兼任 **0**人
	検査技師兼任 **0**人	補助アシスタント **0**人
	● 管理責任者　キム チャンフン	
凍結保存	🔘 胚　🔘 精子　🔘 卵子　未婚	
	胚：期間&費用…6ヵ月 10,000円＋α　更新…30,000円／年	
	● 延長連絡　来院	

Stage 6　胚移植について

分割胚	**1**個	胚盤胞	**1**個

移植胚の状態

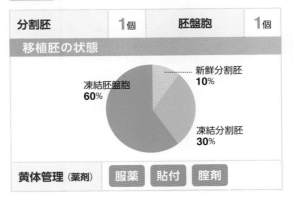

- 凍結胚盤胞 **60%**
- 新鮮分割胚 **10%**
- 凍結分割胚 **30%**

黄体管理（薬剤）	服薬　貼付　腟剤

Stage 7　妊娠について

妊娠判定受診日	● 分割胚移植後 **10**日　● 胚盤胞移植後 **8**日
陽性の場合	● 判定日の内診…無　● 妊娠中の診察 **8**週まで
	● 分娩…患者さんが決めている
陰性の場合	● 次回診察…月経 3 日以内　● カウンセリング…有

クリニック ドゥ ランジュ

子供は、家族をはじめ周りの人々をも癒す"天使"です。私たちは生殖医療・不妊治療を通してご夫婦と一緒に"天使"に会える日を目指します！

　新しい家族を待ち望まれる皆さまが、その胸に待望の天使を抱くことができるよう、医療でお手伝いをすることが、私たちの使命であり、喜びです。そのために、患者さま一人ひとりに合った最善の治療を 365 日体制で診療しています。

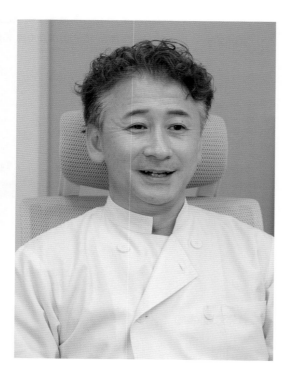

院長　末吉 智博

1993 年 千葉大学医学部卒業
1995 年 千葉大学医学部産婦人科学教室入局
2003 年 加藤レディスクリニック勤務開始
2007 年 新橋夢クリニック副院長
2012 年 Shinjuku ART clinic 勤務
2014 年 11 月 "Clinique de l'Ange "(クリニック ドゥ ランジュ) 開業。現在に至る

● 日本産科婦人科学会 会員
● 日本生殖医学会 会員
● 日本受精着床学会 会員
● 医学博士
● 日本産科婦人科学会専門医

TEL **03-5413-8067**

受付時間
9:00～15:30

診療日

	月	火	水	木	金	土	日	祝祭
午前	○	○	○	○	○	○	○	○
午後	○	○	○	○	○	○	○	○

※ 年中無休、完全予約制、最終受付時間は 15:30。

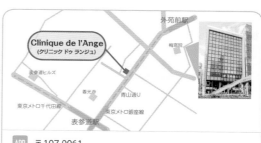

ADD 〒107-0061
東京都港区北青山 3-3-13 共和五番館 6F

交通：東京メトロ千代田線・半蔵門線・銀座線表参道駅
A3 出口から徒歩 5 分
東京メトロ銀座線外苑前駅 3 番出口から徒歩 5 分

Clinique de l'Ange

治 療 の 特 徴

院長の思いと医療への原動力

子どもは、家族をはじめ社会にとって大事な宝物。そして誰もの心を癒す天使。この天使のことをフランス語でアンジュといいます。ここに夢を込めて誕生したクリニック ドゥ ランジュ。"天使のクリニック"という意味のとおり、患者さん家族の胸に天使を抱かせてあげたい想いで日々の診療に臨んでいます。 その治療の特徴は、事前に遺残卵胞を無くす事から始める診療スタイル。本来その月に排卵すべき良好な卵を確保する事で、妊娠に向けて流産の回避や年齢による好条件を整え、最善を尽くしています。

不妊治療説明会を定期開催

説明会では、不妊治療に関する正しい知識を伝えること、また不妊治療への不安や疑問を解消することを目的として、院長と培養士長がそれぞれ専門的な立場から説明をしています。

体外受精や不妊治療の基礎的なこと、クリニックの特徴や治療方針などを、スライドや動画を使ってわかりやすい説明にまとめられ、定評があります。通院している人ばかりでなく、どなたでも参加することができます。

初診の受け方

初診は、誰でも戸惑いがあります。いつ行ったらいいのか、どうしたらいいのか? そうしたことを思い悩んでいるうちに月日が経ってしまうこともあります。クリニック ドゥ ランジュでは、初診専用受付フォームがサイト内にあり、そのフォームに必要事項を入力して送ると院長先生が確認をして返信されてきます。その内容に沿って電話で予約を取ることになります。あらかじめ自分の状況を知ってもらったうえでの初診となり、安心して通院を開始することができるでしょう。

排卵誘発法のほとんどが低刺激周期

排卵誘発方法は99%が低刺激周期、1%が完全自然周期です。体に優しい、卵巣に優しい方法で排卵誘発が行われています。これまでのART実績の患者平均年齢約40歳、出産の最高齢者47歳からもわかるように、高年齢の患者さんが多い中で、高い成績を保つために一人ひとり丁寧に診て、一人ひとりに合った刺激法で、患者さん本位の診療スタイルを行っています。

主な連携・紹介施設など

健診・分娩施設／ご本人の希望先の病院
婦人科検査・外科／ご本人の希望先の病院
内科系疾患／伊藤病院、ご本人の希望先の病院
助成金行政窓口／港区役所、お住まいの地域の役所・保健所

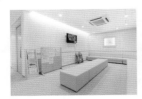
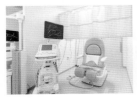
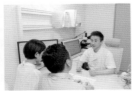
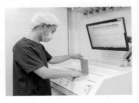
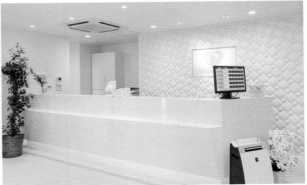

クリニックドゥランジュの
体外受精の診療実績です

[体外受精を支えるスタッフ]　医師 **2人** (非常勤1名)　看護師 **4人**　培養士 **3人**　検査技師 **1人**　相談スタッフ **0人**　事務 **5人**

年間治療実施数について

統計期間：2019年1月〜2019年12月（12ヵ月で計算）

ART 患者の割合
- 一般不妊治療 28.9%
- ART治療 71.1%

治療周期の割合

- IVF 新鮮胚 4%
- ICSI 新鮮胚 6%
- 凍結融解胚 90%

治療による妊娠の割合
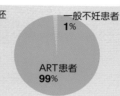
- 一般不妊患者 1%
- ART患者 99%

新鮮胚移植と凍結融解胚移植の妊娠の割合
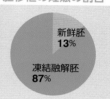
- 新鮮胚 13%
- 凍結融解胚 87%

体外受精の原因で多いもの
- 卵巣機能低下
- 黄体機能不全
- 乏精子症
- Pick-up 障害

得意とする対応
- 体外受精
- 顕微授精
- 凍結融解胚移植
- 初期胚移植

ART での今までの実績
患者平均年齢	39歳
出産の最高齢者	46歳
最高齢患者	46歳
多胎発生率	1.7%

受精方法
- ☑ 通常の媒精
- ☑ 顕微授精
- ☑ スプリット ICSI
- ☐ レスキュー ICSI
- ☑ IMSI
- ☑ 未成熟卵培養

体外受精の費用 (参考)
体外受精	35〜40万円
顕微授精	40〜45万円
使用薬剤は別途	2〜3万円
その他項目	―

Stage 1　治療をはじめるにあたって

ART の説明会
形式	どなたでも
説明するスタッフ	
ARTの資料	―

説明会の様子と日程
- 定期的に行っている不妊治療説明会では、体外受精や不妊治療について丁寧に、また当院の特徴や治療方針などを、スライドや動画を使って院長と培養士長がわかりやすくご説明いたします。どなたでもご参加いただけます。

相談窓口
形式	✉
説明するスタッフ	

治療前の確認と検査
確認すること
- 治療歴
- 妊娠歴
- 出産歴
- 保険証

治療周期前に行う検査
- 月経の様子
- 基礎体温
- ホルモン値
- 子宮検査
- 卵管検査
- 卵巣検査
- 精液検査
- 治療周期2〜3周期前からの月経・ホルモン値

※ アイコン表示　複数患者対象　個別対応　電話対応　メール対応　FAX対応　面談対応　Web対応

Stage 2 誘発方法と薬剤について

誘発方法の比率

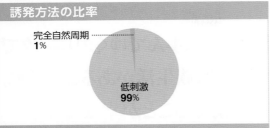

完全自然周期 1%
低刺激 99%

使用薬剤

	薬剤名	
錠剤	シクロフェニル	
	クロミフェン	
	レトロゾール	レトロゾール、フェマーラ
噴霧	GnRH アゴニスト	
	GnRH アンタゴニスト	
注射	HMG	hMG フェリング、uFSH「あすか」
	recFSH	
	FSH	
	hCG 注射剤	
	rechCG	

錠剤　噴霧　注射　● 自己注射 … 不

Stage 3 採精について

採精場所	🏠 30% 🏥 70%
男性不妊対応	紹介のみ
特別な採精方法	—

Stage 4 採卵について

事前検査回数	エコー検査 3〜4回　ホルモン検査 3〜4回
採卵時の麻酔	無麻酔
採卵時スタッフ	
採卵のタイミング・他	hCG注射 — GnRHアゴニスト点鼻 36 時間後 卵胞径 18 ミリ ● 採卵後休憩 20 分 ● 付き添い — ● 使用採卵針 22 G

Stage 5 培養室について

衛生&管理面での厳守

☑ 入室時の手洗い　☑ 専用衣服、帽子、マスクの着用
☑ 空調管理　☑ 温度、酸素濃度の確認　☑ 室内清掃
☑ 作業マニュアル（更新含む）　☑ 勉強会や検討会がある
☑ ミスが起きた時の対応はすぐにとれる

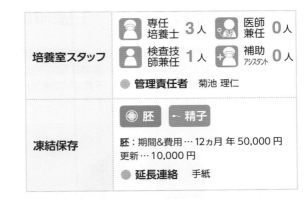

培養室スタッフ	専任培養士 3人　医師兼任 0人 検査技師兼任 1人　補助アシスタント 0人 ● 管理責任者 菊池 理仁
凍結保存	⊕ 胚　〜 精子 胚：期間&費用 … 12ヵ月 年 50,000 円 更新 … 10,000 円 ● 延長連絡 手紙

Stage 6 胚移植について

分割胚	1 個	胚盤胞	1 個

移植胚の状態

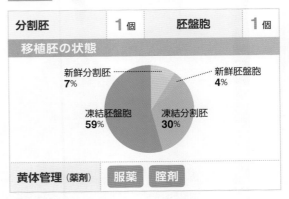

新鮮分割胚 7%
新鮮胚盤胞 4%
凍結胚盤胞 59%
凍結分割胚 30%

黄体管理（薬剤）	服薬　膣剤

Stage 7 妊娠について

妊娠判定受診日	● 分割胚移植後 9〜10日 ● 胚盤胞移植後 7日
陽性の場合	● 判定日の内診 … 無 ● 妊娠中の診察 8〜15 週まで ● 分娩 … 患者さんが決めている
陰性の場合	● 次回診察 … 3日目 ● カウンセリング … 無

 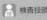 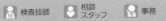

峯レディースクリニック

不妊症・不育症のご夫婦に寄り添い、ともに歩んでゆくクリニックです。目指すのは、出産後に皆様の幸せな家族生活があることです。そしてそのために一生懸命に治療に励めることが幸せです。

　タイミング療法や人工授精などの一般不妊治療から、体外受精、顕微授精などの高度生殖補助医療に至るまで最善の治療を提供いたします。高齢妊娠に不安を抱くご夫婦には、臨床遺伝専門医として遺伝カウンセリングを行い不安の軽減に努めます。　不育症の診断および治療が可能なクリニックとして、流産症例の原因検索や、妊娠初期からのテンダーラビングケア、アスピリン・ヘパリン療法などの流産予防に積極的に取り組んでおります。

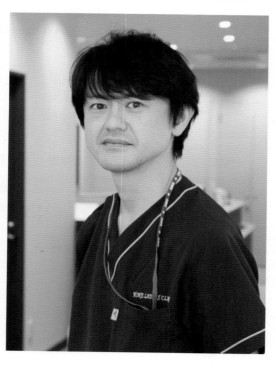

院長　峯 克也

日本医科大学医学部卒業
日本医科大学大学院女性生殖発達病態学卒業
日本医科大学産婦人科学教室　病院講師・生殖医療主任歴任
日本医科大学産婦人科学教室　非常勤講師
厚生労働省研究班「不育治療に関する再評価と新たなる治療法の開発に関する研究」研究協力者

● 医学博士
● 日本産科婦人科学会産婦人科専門医
● 日本産科婦人科学会指導医
● 日本生殖医学会生殖医療専門医
● 臨床遺伝専門医制度委員会臨床遺伝専門医
● 日本産科婦人科内視鏡学会技術認定医（腹腔鏡・子宮鏡）
● 東京都難病指定医
● 日本受精着床学会評議員

TEL **03-5731-8161**

受付時間
午前　8：30〜11：00
午後　15：00〜18：00

診療日

	月	火	水	木	金	土	日	祝祭
午前	○	○	○	○	○	○	—	—
午後	○	○	○	○	—	—	—	—

※ 休診中も当院から指示した方の処置は実施

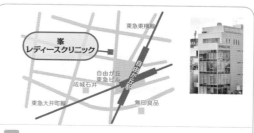

ADD 〒152-0035
東京都目黒区自由が丘 2-10-4　ミルシェ自由が丘 4F
交通：東急東横線・大井町線自由が丘駅徒歩 30 秒

Mine Ladies Clinic

治 療 の 特 徴

患者に慕われる医療の場を

開院から3年が経ちました。東京には不妊治療施設が多く存在しますので、診療においては技術を高めより確かな信頼を得る必要があります。当院の4人の培養士は学会認定を受けた生殖補助医療胚培養士の資格を取得しており、未成熟卵の培養やイオノフォアによる卵活性化なども積極的に取り入れております。胚培養装置もタイムラプスを導入しよりよい環境で受精卵を育てております。＜日本産婦人科学会、着床前胚異数性検査（PGTA）の有用性に関する多施設共同研究＞の承認施設となりました。より有益な治療を患者様に提供できることを日々目指しております。

体外受精説明動画を作成いたしました

新型コロナウイルスの感染拡大防止と、患者様のプライバシーを配慮し、集団での説明会は廃止いたしました。ネットでの動画閲覧あるいはオンライン診療による個別説明にて体外受精の説明を行っております。当院オリジナルの説明冊子も配布しております。繰り返しご覧いただけます。ご不明な点や疑問点は診療時に遠慮なくご質問ください。

採卵時のようす

採卵にあたっては、ホルモン値、AMH値、患者年齢、治療歴からを総合して計画を立てていきます。誘発方法は、卵巣の機能や患者様の希望に応じて低刺激から高刺激まで様々な方法を行う体制を整えております。採卵までは4～5回の通院が必要となります。採卵当日は、看護師の声掛けがあり緊張をほぐすことに努めております。希望に応じて麻酔を使用しております。

胚移植から妊娠判定、不育症まで

当院では受精卵を胚盤胞まで培養し、すべて凍結したのちに移植する全胚凍結融解胚盤胞移植をお勧めしております。新鮮胚移植に比べますと妊娠判定まで少々お時間を頂戴することになりますが、妊娠率は凍結融解胚盤胞移植がどの年代でも最も高いことが知られております。急がば回れとなりますが、せっかくの受精卵ですので、より良い環境に子宮を整え移植を行っております。不妊治療では、妊娠判定が出ても安心していられない面があります。それは流産もよく起こるからです。また、流産を繰り返す不育症もあります。不育症についても専門的に診察・検査、治療をすることが可能です。

主な連携・紹介施設など

健診・分娩施設／日本医科大学武蔵小杉病院、国立病院機構東京医療センター、厚生中央病院　など
婦人科検査・外科／日本医科大学武蔵小杉病院、国立病院機構東京医療センター、厚生中央病院、東京共済病院　など
内科系疾患／日本医科大学武蔵小杉病院、国立病院機構東京医療センター、厚生中央病院、東京共済病院　など
助成金行政窓口／目黒区役所、お住まいの地域の役所・保健所

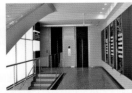
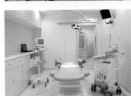
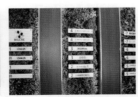
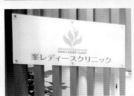
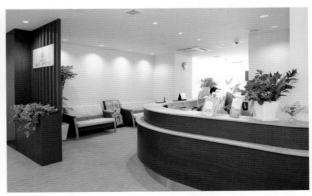

峯レディースクリニックの
体外受精の診療実績です

[体外受精を支えるスタッフ]
医師 **1**人　看護師 **4**人　培養士 **4**人　検査技師 **0**人　相談スタッフ **0**人　事務 **7**人

年間治療実施数について

統計期間：2019年1月〜2019年12月（12ヵ月で計算）

ART 患者の割合
ART治療 **27%**
一般不妊治療 **73%**

治療周期の割合
凍結融解胚 **100%**

治療による妊娠の割合
一般不妊患者 **50%**　ART患者 **50%**

新鮮胚移植と凍結融解胚移植の妊娠の割合
凍結融解胚 **100%**

体外受精の原因で多いもの
- 原因不明
- 年齢因子
- 男性因子
- 卵管因子
- 子宮内膜症

得意とする対応
- 凍結融解胚移植
- 不育症
- OHSS 予防
- PGT-A

ART での今までの実績
患者平均年齢 …………… **36.6**歳
出産の最高齢者 ………… **42**歳
最高齢患者 ……………… **46**歳
多胎発生率 ……………… **0.8%**

受精方法
- ☑ 通常の媒精
- ☑ 顕微授精
- ☐ スプリットICSI
- ☑ レスキューICSI
- ☐ IMSI
- ☑ 未成熟卵培養

体外受精の費用（参考）
体外受精 **22〜23**万円
顕微授精 **3〜12**万円
使用薬剤は別途 **4〜13**万円
その他項目 —

Stage 1 治療をはじめるにあたって

ART の説明会

形式	どなたでも / 個別対応 / Web対応
説明するスタッフ	医師 / 看護師
ARTの資料	● オリジナル小冊子

説明会の様子と日程

● 新型コロナウイルスの感染拡大防止と、患者様のプライバシーを配慮し、集団での説明会は廃止いたしました。ネットでの動画閲覧あるいはオンライン診療による個別説明にて体外受精の説明を行っております。

相談窓口

形式	予約不要 / どなたでも / 電話対応
説明するスタッフ	医師 / 看護師 / IVF

治療前の確認と検査

確認すること
● 治療歴　● 治療にむけての夫婦生活　● 妊娠歴　● 出産歴
● 夫婦の入籍状況　● 夫婦の卵子と精子での治療であること
● 保険証

治療周期前に行う検査
● 月経の様子　● 基礎体温　● ホルモン値　● 子宮検査
● 卵管検査　● 卵巣検査　● 精液検査
● AMH 値

 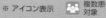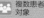 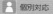

Stage 2　誘発方法と薬剤について

誘発方法の比率

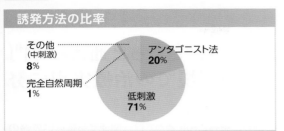

- アンタゴニスト法 **20%**
- その他（中刺激） **8%**
- 完全自然周期 **1%**
- 低刺激 **71%**

使用薬剤

錠剤	シクロフェニル	セキソビット
	クロミフェン	クロミッド
	レトロゾール	レトロゾール
噴霧	GnRH アゴニスト	ブセレリン
	GnRH アンタゴニスト	ガニレスト
注射	HMG	HMG「F」、hMG フェリング
	recFSH	ゴナール F
	FSH	フォリルモン
	hCG 注射剤	hCG「F」
	rechCG	オビドレル

🥄 錠剤　💨 噴霧　💉 注射　　　● **自己注射** … 可

Stage 3　採精について

採精場所	🏠 **65.4%**　🏥 **34.6%**
男性不妊対応	連携施設有り
特別な採精方法	―

Stage 4　採卵について

事前検査回数	エコー検査 **4**回　ホルモン検査 **4**回
採卵時の麻酔	静脈麻酔（全麻含む）、痛み止め
採卵時スタッフ	👩‍⚕️ 👩 👩
採卵のタイミング・他	hCG注射 **34**時間後　GnRHアゴニスト点鼻 **34**時間後 卵胞径 **18〜20**ミリ ● 採卵後休憩 **180**分 ● 付き添い ― ● 使用採卵針 **20〜21**G

Stage 5　培養室について

衛生&管理面での厳守

☑ 入室時の手洗い　☑ 専用衣服、帽子、マスクの着用
☑ 空調管理　☑ 温度、酸素濃度の確認　☑ 室内清掃
☑ 作業マニュアル（更新含む）☑ 勉強会や検討会がある
☑ ミスが起きた時の対応はすぐにとれる

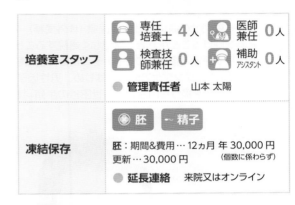

培養室スタッフ	専任培養士 **4**人　医師兼任 **0**人 検査技師兼任 **0**人　補助アシスタント **0**人 ● **管理責任者**　山本 太陽
凍結保存	🧫 胚　〜 精子 胚：期間&費用 … 12ヵ月 年 30,000 円 更新 … 30,000 円　（個数に係わらず） ● 延長連絡　来院又はオンライン

Stage 6　胚移植について

分割胚	**0**個	胚盤胞	**2〜3**個

移植胚の状態

凍結胚盤胞 **100%**

黄体管理（薬剤）	貼付　腟剤

Stage 7　妊娠について

妊娠判定受診日	● 分割胚移植後 **10**日 ● 胚盤胞移植後 **7**日
陽性の場合	● 判定日の内診 … 無 ● 妊娠中の診察 **9**週まで ● 分娩 … 紹介施設有　患者さんが決めている
陰性の場合	● 次回診察 … 3〜5日目 ● カウンセリング … 有

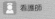   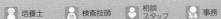 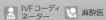 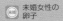

杉山産婦人科 新宿

「仕事と不妊治療の両立」が実現でき、さらっと通える専門クリニック。私たちは、常によりよい環境での治療実現に努めています。

　最も専門性の高い高度生殖医療（体外受精）の提供を通し、患者さんにとっては、関連する幅広い先端の医療を受けることができ、無理なく通院することができる治療施設であること。それがチーム杉山産婦人科の目指す医療・診療なのです。そのために新宿駅、丸の内東京駅近くに最高の環境を実現しました。日本初の「卵子エイジングケア外来」はじめ、男性因子に対応する「男性不妊外来」や腹腔鏡手術設備の併設。すべては出産を扱う杉山産婦人科世田谷の生殖科専門院。出産までをサポートします。

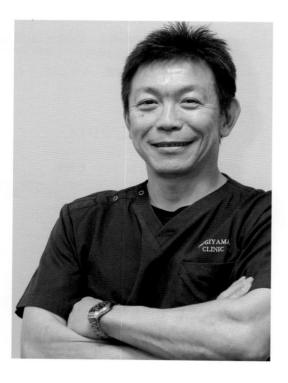

院長　中川 浩次

1990年、自治医科大学卒業。徳島大学医学部産婦人科で体外受精の臨床・研究を重ねた後、国立成育医療センター不妊診療科の立ち上げに関わり6年勤務。2008年より杉山産婦人科勤務。体外受精反復不成功例や習慣流産・不育症症例に対して独自のアイディアで対策を講じ、数多くの成果を公表。2018年より現職。

● 日本受精着床学会理事
● 日本産科婦人科学会専門医
● 日本生殖医学会生殖医療専門医
● 日本産科婦人科内視鏡学会技術認定医

TEL　03-5381-2200（初診専用）

受付時間
午前　8：30～12：30
午後　14：00～16：00（火・木・土）、15：00～19：00（月・水・金）

診療日

	月	火	水	木	金	土	日	祝祭
午前	○	○	○	○	○	○	○	○
午後	―	○	―	○	○	○	―	―
夜間	○	―	○	―	○	―	―	―

※ 完全予約制

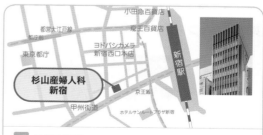

ADD　〒160-0023
東京都新宿区西新宿 1-19-6 山手新宿ビル

交通：JR新宿駅、都営大江戸線、都営新宿線、京王新線
　　　地上出口7より徒歩3分

Sugiyama sanfujinka Shinjuku

治 療 の 特 徴

よりよい環境で無理のない体外受精

　体外受精をストレス無く受けるためには、無理のない環境で、治療に付随して必要となる医療も十分に受けられることが大切です。そして、立地条件も選択肢のポイントになります。そのために選ばれた駅近施設は新宿駅から徒歩3分です。

　治療周期での誘発法は低刺激法が9割です。卵巣や体への負担が少ないといわれるこの選択があり、さらに必要な人には積極的に腹腔鏡検査・手術を済ませることで、よりよい状態での体外受精が受けられるのも特徴の一つ。

説明会

　毎月2～3回、院内のセミナーホールで体外受精講習会が開催されています。体外受精や腹腔鏡などの内視鏡手術の必要性などを、医師、胚培養士、看護師などが、それぞれ専門的な立場からわかりやすく説明しています。今後の治療に悩んでいるなど、通院患者だけでなく、どなたでも無料で参加することができます。参加は予約制で、日時などの詳細と予約方法は、杉山産婦人科新宿のホームページで確認することができます。新型コロナウイルスの感染防止対策として動画による説明も強化しています。

移植は、新鮮胚と凍結胚が半々

　移植胚は、新鮮胚が5割（新鮮分割胚が4割で新鮮胚盤胞が1割）。凍結胚が5割（凍結分割胚2割と凍結胚盤胞3割）です。妊娠の割合でも、新鮮胚が5割、凍結融解胚が5割です。一般的には凍結融解胚での妊娠率が高い傾向にある中で、この割合での結果を残しています。

　排卵誘発方法の選択、胚の観察と選択、腹腔鏡手術などの診療結果が表れた結果と考えられます。

妊娠へのアプローチ

　妊娠へのアプローチとして、不妊治療だけでなく患者さんそれぞれに抱えた問題として、腹腔鏡が必要だったり、着床不全検査やその治療、不育症検査やその治療が必要となる夫婦もいます。特殊なケースでは着床前スクリーニングや着床前診断が有効になる夫婦もいます。そのような特別な検査や治療が必要となる場合でも、杉山産婦人科新宿では、転院することなく院内で治療を受けることができ、それが妊娠への近道になることもある様です。

主な連携・紹介施設など

健診・分娩施設／杉山産婦人科本院・その他ご希望に応じます
婦人科検査・外科／慈恵会医科大学付属病院など
内科系疾患／慈恵会医科大学付属病院など
助成金行政窓口／お住まいの地域の役所・保健所

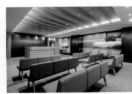
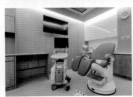
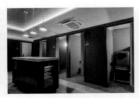
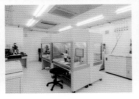
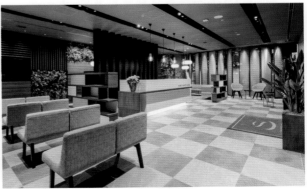

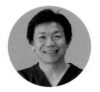

杉山産婦人科 新宿の
体外受精の診療実績です

[体外受精を支えるスタッフ]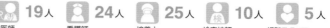

医師	看護師	培養士	検査技師	相談スタッフ	事務
19人	24人	25人	10人	5人	10人

年間治療実施数について

統計期間：2019年1月〜2019年12月（12ヵ月で計算）

ART 患者の割合
- ART治療 55%
- 一般不妊治療 45%

治療周期の割合
- 凍結融解胚 34.4%
- IVF 新鮮胚 26.7%
- ICSI 新鮮胚 38.9%

治療による妊娠の割合
- 一般不妊患者 20%
- ART患者 80%

新鮮胚移植と凍結融解胚移植の妊娠の割合
- 新鮮胚 50%
- 凍結融解胚 50%

体外受精の原因で多いもの
- ● 年齢因子
- ● 男性因子
- ● 卵管因子

得意とする対応
- ● 体外受精
- ● 卵管鏡下卵管形成術
- ● 子宮鏡手術
- ● 内視鏡手術
- ● 子宮内膜症
- ● 難治性着床不全
- ● 男性不妊

ART での今までの実績
- 患者平均年齢 ……………… 38.1歳
- 出産の最高齢者 …………… 46 歳
- 最高齢患者 ………………… 51 歳
- 多胎発生率 ………………… 1%

受精方法
- ☑ 通常の媒精
- ☑ 顕微授精
- ☑ スプリット ICSI
- ☐ レスキュー ICSI
- ☐ IMSI
- ☑ 未成熟卵培養

その他：Ca2+ イオノフォアによる卵活性化

体外受精の費用 （参考）
- 体外受精 ………… 30〜40万円
- 顕微授精 ………… 30〜45万円
- 使用薬剤は別途 … 3〜5万円
- その他項目 ……… 2〜3万円

排卵誘発剤・ホルモン検査

Stage

1 治療をはじめるにあたって

ART の説明会

形式	どなたでも 👥
説明するスタッフ	※ コーディネーター資格あり
ARTの資料	● オリジナル小冊子

相談窓口

形式	予約不要 どなたでも 📞 ✉ 👥
説明するスタッフ	IVF

説明会の様子と日程
- ● 毎月 2 〜 3（土・日）
- ● 要予約（HP のお知らせに日程と予約方法を掲載）
- ● 妊娠の仕組を改めて説明し、当院が体外受精を行う前に腹腔鏡での治療をすすめる理由、そして体外受精について、わかりやすく説明します。質疑応答の時間も設けています。

治療前の確認と検査

確認すること
- ● 治療歴 ● 治療にむけての夫婦生活 ● 妊娠歴 ● 出産歴
- ● 夫婦の入籍状況 ● 夫婦の卵子と精子での治療であること
- ● 保険証

治療周期前に行う検査
- ● 月経の様子 ● 基礎体温 ● ホルモン値 ● 子宮検査
- ● 卵管検査 ● 卵巣検査 ● 精液検査
- ● 治療周期2〜3周期前からの月経・ホルモン値 ● AMH 値

Stage 2 誘発方法と薬剤について

誘発方法の比率

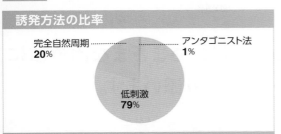

- 完全自然周期 **20%**
- アンタゴニスト法 **1%**
- 低刺激 **79%**

使用薬剤

🍬	シクロフェニル	
	クロミフェン	クロミッド
	レトロゾール	レトロゾール
💨	GnRH アゴニスト	ブセレキュア
💉	GnRH アンタゴニスト	
	HMG	
	recFSH	ゴナール F
	FSH	
	hCG 注射剤	
	rechCG	オビドレル

🍬 錠剤　💨 噴霧　💉 注射　　　● **自己注射** … 可

Stage 3 採精について

採精場所	🏠 **80**% 　🏥 **20**%
男性不妊対応	自院対応
特別な採精方法	TESE、MD-TESE

Stage 4 採卵について

事前検査回数	🖥 エコー検査 **2** 回　💉 ホルモン検査 **1** 回
採卵時の麻酔	静脈麻酔（全麻含む）、痛み止め
採卵時スタッフ	👐 👩 👩 👩
採卵のタイミング・他	hCG注射 **35** 時間後　GnRHアゴニスト点鼻 **35** 時間後　卵胞径 **20** ミリ　● 採卵後休憩 **30** 分　● 付き添い OK　● 使用採卵針 **20** G

Stage 5 培養室について

衛生&管理面での厳守

☑ 入室時の手洗い　☑ 専用衣服、帽子、マスクの着用
☑ 空調管理　☑ 温度、酸素濃度の確認　☑ 室内清掃
☑ 作業マニュアル（更新含む）☑ 勉強会や検討会がある
☑ ミスが起きた時の対応はすぐにとれる

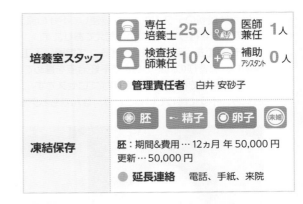

培養室スタッフ	専任培養士 **25** 人　医師兼任 **1** 人　検査技師兼任 **10** 人　補助アシスタント **0** 人 ● **管理責任者** 白井 安砂子
凍結保存	🔵胚 精子 卵子 未婚　胚：期間&費用 … 12ヵ月 年 50,000 円　更新 … 50,000 円　● **延長連絡** 電話、手紙、来院

Stage 6 胚移植について

分割胚	**1** 個	胚盤胞	**1** 個

移植胚の状態

- 凍結胚盤胞 **30%**
- 新鮮分割胚 **40%**
- 凍結分割胚 **20%**
- 新鮮胚盤胞 **10%**

黄体管理（薬剤）	注射　服薬

Stage 7 妊娠について

妊娠判定受診日	● 分割胚移植後 **12** 日　● 胚盤胞移植後 **10** 日
陽性の場合	● 判定日の内診 … 無　● 妊娠中の診察 **9** 週まで　● 分娩 … グループ院内可・連携病院有・紹介施設有
陰性の場合	● 次回診察 … 3日目　● カウンセリング … 有

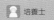 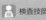 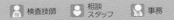 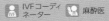 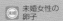

松本レディース リプロダクションオフィス

オーダーメイド治療を提供するために、さまざまな治療法に対応し、ご夫婦それぞれのニーズに寄り添います。

当院は最新のテクノロジーを駆使して不妊の原因を追究すると共に、患者様一人ひとりに合わせたオーダーメイドの治療を行っていきたいと考えております。

ホルモン療法、漢方療法、タイミング指導、人工受精、体外受精など、それぞれの治療方針について十分にご説明し、患者様の同意のもとで不妊治療を進めてまいります。治療方法についてご理解いただくことは、不妊治療に取り組んでいくための大切なプロセスです。カウンセリングもしっかり行っていきますので、現在の症状やお悩み、不安に感じていること等、なんでもお気軽にお話しください。

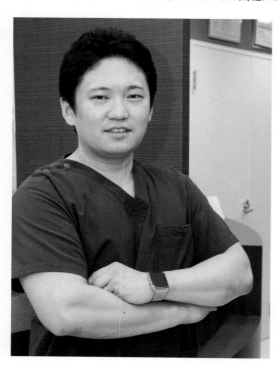

院長 松本 玲央奈

2007 年	聖マリアンナ医科大学卒業
2010 年	東京大学産婦人科学教室 入局
2015 年	・ESHRE(ヨーロッパ生殖医学会)Basic Science Award for Poster Presentation 受賞
	・第 30 回生殖免疫学会 学会賞受賞 演題名：着床における低酸素誘導因子 HIF の意義
2017 年	東京大学大学院医学研究科博士課程修了 医学博士 東京大学で着床研究に従事、国内外で受賞歴多数
2018 年	松本レディースクリニック 副院長
2019 年	・日本産婦人科学会 平成 30 年優秀論文賞受賞
	・第 71 回日本産科婦人科学会学術講演会 JSOG Congress Encouragement Award 受賞
	・第 1 回 SMF 賞 大賞受賞
	・2019 年度日本生殖医学会学術奨励賞受賞
2020 年	松本レディース リプロダクションオフィス院長

● 医学博士
● 日本産科婦人科学会産婦人科専門医
● 日本産科婦人科遺伝診療学会認定 (周産期)

TEL ## 03-6907-2555

受付時間
午前 8：15～12：30
午後 14：30～18：30

診療日

	月	火	水	木	金	土	日	祝祭
午前	○	○	○	○	○	○	☆	☆
午後	○	○	—	○	○	△	—	—

△ 土曜午後 13：45 ～ 16：00　☆日・祝日 8：15 ～ 11：30　完全予約制
※初診受付時間　月～金 午前 12：00 まで / 午後 18：00 まで。
　　　　　　　　土曜日 午前 11：00 まで / 午後 15：00 まで。

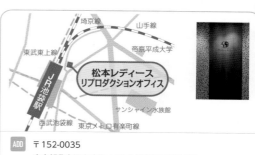

ADD 〒152-0035
東京都豊島区東池袋 1-41-7 池袋東口ビル 7F
交通：JR 山手線・東京メトロ丸ノ内線・有楽町線・副都心線・
東武東上線・西武池袋線　池袋駅 東口北 徒歩 1 分

Matsumoto Ladies Reproduction Office

治 療 の 特 徴

新しいテクノロジーと、学会での受賞実績や ISO の取得

　不妊治療の世界において常にアンテナを張り、勉強を続け、新しい治療と研究を行っています。

　国内外問わずさまざまな学会で受賞実績のある医師、国内では数少ない男性不妊専門医による男性不妊外来、漢方専門医による漢方外来があるなど、非常に優秀な医師の専門的な診察が受けられることが大きな特徴です。多くの医師が東京大学の医局出身です。

　また、最新の機器であるタイムラプスシステムやピエゾイクシーなども完備しています。品質向上の意識も高く、ISO9001 も取得しています。

泌尿器科医による男性外来の併設

　泌尿器科の生殖医療専門医よる男性不妊外来を開設しています。

　何か自分も治療ができないのかと悩みを持つ男性も多く、ED や射精障害で夫婦生活がうまくいかずストレスやプレッシャーを感じている男性もいらっしゃるかと思います。

　週1日ですが、男性への専門的な診療が受けられ、夫婦の希望が叶うよう婦人科と一緒に治療を進めることができます。同じクリニックで一緒に加療できることは安心につながるでしょう。

より詳しく着床能を調べる着床外来

　より詳しく着床能を調べることを目的とする着床外来を開設しています。

　良好胚は得られるにも関わらず、妊娠に至らないという方だけでなく、着床能について詳しく調べたいという希望のある方の受診、相談も承ります。検査としては、子宮鏡検査、CD138 染色、子宮内フローラ検査などを行い、慢性子宮内膜炎の有無を調べることができます。

　東京大学の原口医師をはじめとして着床のスペシャリストが複数名在籍しており、専門性の高い診療を提供しています。

体外受精の誘発方法について

　排卵誘発方法は、黄体ホルモン剤を利用した PPOS 法という高刺激がメインです。可能であればしっかり刺激を行い多くの卵子をとることが最も患者さんにとって費用対効果が良いと考えています。

　もし、胚を残せた状態で妊娠した場合、次回は移植から始めることができます。

　オンライン教室でもお話しさせていただいておりますので、ご参考ください。

主な連携・紹介施設など

健診・分娩施設／お住まいの地域の総合病院など
婦人科検査・外科／お住まいの地域の総合病院など
内科系疾患／お住まいの地域の総合病院など
助成金行政窓口／豊島区役所、お住まいの地域の役所・保健所

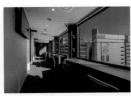
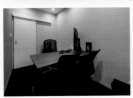
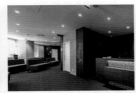
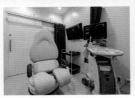
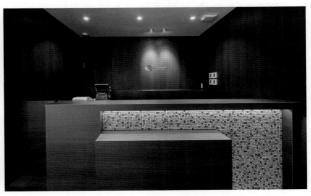

松本レディース リプロダクションオフィスの
体外受精の診療実績です

[体外受精を支えるスタッフ]　医師 **11**人　看護師 **14**人　培養士 **12**人　検査技師 **0**人　相談スタッフ **1**人　事務 **15**人

年間治療実施数について

統計期間：2019年1月〜2019年12月（12ヵ月で計算）

ART 患者の割合
- ART治療 **30%**
- 一般不妊治療 **70%**

治療周期の割合
- IVF 新鮮胚 **1%**
- ICSI 新鮮胚 **6%**
- 凍結融解胚 **94%**

治療による妊娠の割合
- 一般不妊患者 **45%**
- ART患者 **55%**

新鮮胚移植と凍結融解胚移植の妊娠の割合
- 新鮮胚 **2.5%**
- 凍結融解胚 **97.5%**

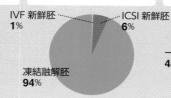
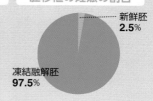

体外受精の原因で多いもの
- AMH 低値
- 年齢因子
- 男性不妊
- 子宮内膜症合併
- 原因不明
- 卵管因子・ピックアップ障害

得意とする対応
- 着床検査
- 男性不妊 (TESE 含む)
- 子宮内膜症
- 漢方療法
- PCO

ART での今までの実績
患者平均年齢	36.4 歳
出産の最高齢者	44 歳
最高齢患者	47 歳
多胎発生率	0.1%

受精方法
- ☑ 通常の媒精
- ☑ 顕微授精
- ☑ スプリット ICSI
- ☐ レスキュー ICSI
- ☐ IMSI
- ☐ 未成熟卵培養

体外受精の費用 （参考）
体外受精	**16〜25** 万円
顕微授精	**3** 万円〜
使用薬剤は別途	
その他項目	

※ 個々の症例により違ってきます。

Stage 1　治療をはじめるにあたって

ART の説明会
形式	どなたでも 👥 ▶
説明するスタッフ	👨‍⚕️ 👩 👮 👤
ARTの資料	● オリジナル冊子 ● 業者からの提供

相談窓口
形式	要予約 どなたでも ✉ 👥
説明するスタッフ	👨‍⚕️ 👩 👤

説明会の様子と日程

● 毎土曜日午後、約2時間ビデオやイラストなどを使って不妊カウンセラー、培養士から説明をし、医師による質疑応答も行っています。現在 COVID-19 の影響で開催できないため、オンラインによる教室を案内中です。

治療前の確認と検査

確認すること
- 治療歴
- 治療にむけての夫婦生活
- 妊娠歴
- 出産歴
- 夫婦の入籍状況
- 夫婦の卵子と精子での治療であること
- 保険証

治療周期前に行う検査
- 月経の様子
- 基礎体温
- ホルモン値
- 子宮検査
- 卵管検査
- 卵巣検査
- 精液検査
- AMH 値
- 感染症検査

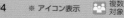

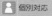

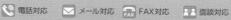

※ アイコン表示　複数患者対象　個別対応　電話対応　メール対応　FAX対応　面談対応　Web対応

Stage 2 誘発方法と薬剤について

誘発方法の比率

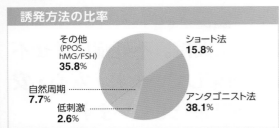

- その他（PPOS、hMG/FSH） **35.8%**
- ショート法 **15.8%**
- 自然周期 **7.7%**
- 低刺激 **2.6%**
- アンタゴニスト法 **38.1%**

使用薬剤

錠剤	シクロフェニル	
	クロミフェン	クロミッド
	レトロゾール	
噴霧	GnRH アゴニスト	ブセレキュア
	GnRH アンタゴニスト	レルミナ
注射	HMG	HMG筋注用「F」
	recFSH	ゴナール F 皮下注ペン
	FSH	フォリルモン P
	hCG 注射剤	hCG「F」
	rechCG	オビドレル

錠剤　噴霧　注射　● 自己注射 … 可

Stage 3 採精について

採精場所	🏠 **99.4%**　🏥 **0.6%**
男性不妊対応	自院対応、連携施設有り
特別な採精方法	TESE、MD-TESE

Stage 4 採卵について

事前検査回数	エコー検査 **4**回　ホルモン検査 **4**回
採卵時の麻酔	静脈麻酔（全麻含む）、局所麻酔、無麻酔
採卵時スタッフ	👩‍⚕️👩‍⚕️👩‍⚕️
採卵のタイミング・他	hCG注射 **36**時間後　GnRHアゴニスト点鼻 **36**時間後 卵胞径 **18〜20**ミリ ● 採卵後休憩 **30〜90**分 ● 付き添い　ー ● 使用採卵針 **20〜21**G

Stage 5 培養室について

衛生＆管理面での厳守

- ☑ 入室時の手洗い
- ☑ 専用衣服、帽子、マスクの着用
- ☑ 空調管理
- ☑ 温度、酸素濃度の確認
- ☑ 室内清掃
- ☑ 作業マニュアル（更新含む）
- ☑ 勉強会や検討会がある
- ☑ ミスが起きた時の対応はすぐにとれる

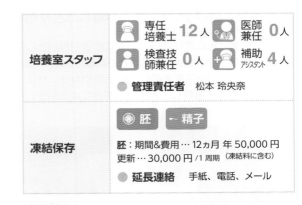

培養室スタッフ	専任培養士 **12**人　医師兼任 **0**人 検査技師兼任 **0**人　補助アシスタント **4**人 ● 管理責任者　松本 玲央奈
凍結保存	● 胚　ー 精子 胚：期間＆費用 … 12ヵ月 年 50,000 円 更新 … 30,000 円 /1 周期（凍結料に含む） ● 延長連絡　手紙、電話、メール

Stage 6 胚移植について

分割胚	**1**個	胚盤胞	**1**個

移植胚の状態

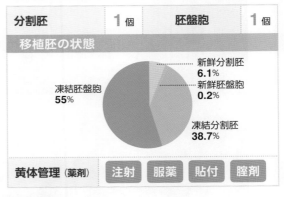

- 新鮮分割胚 **6.1%**
- 新鮮胚盤胞 **0.2%**
- 凍結胚盤胞 **55%**
- 凍結分割胚 **38.7%**

黄体管理（薬剤）　注射　服薬　貼付　腟剤

Stage 7 妊娠について

妊娠判定受診日	● 分割胚移植後 **11**日 ● 胚盤胞移植後 **9**日
陽性の場合	● 判定日の内診 … 無 ● 妊娠中の診察 **9**週まで ● 分娩 … 紹介施設有 患者さんが決めている
陰性の場合	● 次回診察 … 2〜3 日目 ● カウンセリング … 有

  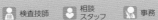

湘南レディースクリニック

湘南地域初の体外受精実施施設として開院。不妊症に併せ不育症や出生前診断、減胎手術にも対応しています。安心・安全に赤ちゃんを夫婦に送り届けることを目的としています。

　患者さんに寄り添い、丁寧な診療を目的とし実践。スタッフも明るい雰囲気で接し、いつも院内が、夫婦や授かった赤ちゃんの笑顔で溢れるクリニックづくりを目指しています。高い技術と妊娠率を提供するために、治療のプロセスを大切に、説明会やカウンセリングで理解を深めています。患者さんの状況に応じて効果的な治療法を選択し、医療側の都合による限定した治療でなく、患者さんとの「一期一会」を大切に治療を押し進めていきます。

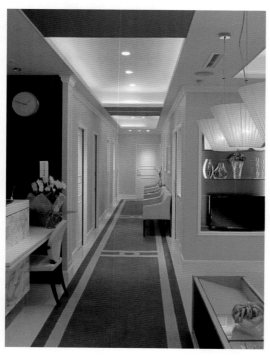

院長　**苅谷 卓昭**

1995 年 産業医科大学卒 同病院勤務
1997 年 新横浜母と子の病院
1998 ～ 2006 年 聖マリアンナ医大、横浜市西部病院、難病治療研究センター
2007 年 湘南レディースクリニック開院
体外受精を始めて 21 年、藤沢で開院して 12 年。更なる治療成績向上のため、努力を惜しまない。

- 日本産科婦人科学会
- 日本生殖免疫学会
- 日本女性心身医学会
- 日本産科婦人科学会専門医
- 日本医師会認定産業医

TEL **0466-55-5066**

受付時間
午前 9：30～12：30
午後 15：00～19：00

診療時間
午前 9：30～12：30、午後 15：00～19：00

	月	火	水	木	金	土	日	祝祭
午前	○	○	○	○	○	○	○※	－
午後	○	○	△	△	○	－	－	－

△水・木曜日の受付は 16：30 まで。※日曜日は完全予約制

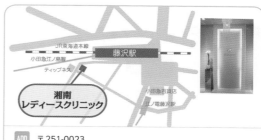

ADD 〒 251-0023
神奈川県藤沢市鵠沼花沢町 1-12　第 5 相澤ビル 5・6F
交通：JR 東海道線・小田急江ノ島線 藤沢駅南口徒歩 2 分

治 療 の 特 徴

得意とする診療

　患者平均年齢は 38 歳と高年齢化し、40 歳を超えての患者さんも多く、みなさん妊娠を希望されています。しかし、加齢による卵子の減少や妊娠力の低下で、体外受精・顕微授精でも結果を出すためには、条件的に厳しさが増してきます。そのなかで 47 歳の高齢出産患者、50 歳の妊娠反応陽性患者を担いました。社会の要請に応え繊細な治療計画と手法によるものです。高年齢以外にも、男性不妊や難治症例、不育症を得意とし、専門性のある施設との充実した連携も高評価できる点です。

説明会とカウンセリング

　不妊症の方が無料で参加できる、不妊・体外受精説明会を毎月行ってきましたが、現在は諸般の事情により開催を見合わせています。代わりに、医師による治療説明、カウンセリングを月曜・金曜の診療終了後 19 時より実施しています。夫婦で参加でき、医師が時間を掛けて個別に治療方針などを説明しています。さらに、体外受精を検討する患者さんには、不妊カウンセラー資格を有するスタッフが説明、相談にも対応しています。

採卵にむけて

　高年齢の患者さんに対する誘発法が得意とあって、誘発方法も刺激周期から低刺激、自然周期や完全自然周期法など複数の方法から選択でき、患者さんそれぞれの状態に合わせた治療が出来ます。
　治療周期前に、治療歴や入籍状況、治療に向けての夫婦生活の様子、妊娠歴、出産歴などをしっかり確認しています。
　検査では、月経の様子や子宮検査、卵管検査、卵巣検査、精液検査、ホルモン値、ＡＭＨ値などを済ませます。

胚移植の方法と妊娠後

　胚移植は、凍結胚の融解移植が 7 〜 8 割を占めて、中には採卵周期での新鮮胚移植を行わない施設もあります。しかし、必ずしも新鮮胚移植が否定されているわけではありません。湘南レディースクリニックでは、患者さんそれぞれの状態や背景を考え、最も適した方法を提供するために新鮮胚移植も行っています。また、初期胚での移植も行っています。そして治療に多くの選択肢を持たせることが重要と考えています。
　妊娠後も、妊娠 34 週までの妊婦健診を行うことができ、出生前診断にも精通しています。

主な連携・紹介施設など

健診・分娩施設／藤沢市民病院、平塚市民病院、前田産婦人科、下田産婦人科、湘南鵠沼産婦人科、吉田クリニック　など
婦人科検査・外科／川崎幸病院、藤沢市民病院、平塚市民病院　など
内科系疾患／特になし
助成金行政窓口／藤沢市役所子ども健康課、茅ヶ崎市保健所地域保健課、お住まいの地域の役所・保健所

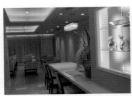
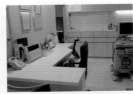
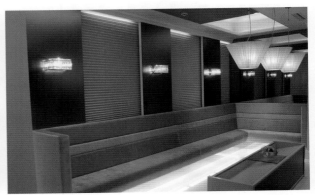
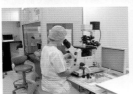
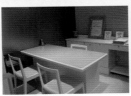

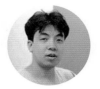

湘南レディースクリニックの
体外受精の診療実績です

[体外受精を支えるスタッフ] 医師 **2**人　看護師 **12**人　培養士 **5**人　検査技師 **2**人　相談スタッフ **7**人　事務 **10**人

年間治療実施数について

統計期間：2019年1月〜2019年12月（12ヵ月で計算）

ART患者の割合	治療周期の割合	治療による妊娠の割合	新鮮胚移植と凍結融解胚移植の妊娠の割合

- ART患者の割合：ART治療 **34%**／一般不妊治療 **66%**
- 治療周期の割合：ICSI 凍結融解胚 **21%**／IVF 新鮮胚 **28%**／IVF 凍結融解胚 **41%**／ICSI 新鮮胚 **10%**
- 治療による妊娠の割合：一般不妊患者 **39%**／ART患者 **61%**
- 新鮮胚移植と凍結融解胚移植の妊娠の割合：新鮮胚 **25%**／凍結融解胚 **75%**

体外受精の原因で多いもの

- 人工授精で妊娠しない難治不妊
- 男性因子
- 高齢 AMH 低下
- PCO・排卵障害
- 卵管因子

得意とする対応

- 高齢での適切な誘発法
- 男性不妊（TESE 含む）
- PCO
- 転院例、難治症例への対応
- 不育症
- 出生前診断、減胎手術

ART での今までの実績

患者平均年齢	38 歳
出産の最高齢者	47 歳
最高齢患者	50 歳
多胎発生率	4 %

受精方法

- ☑ 通常の媒精
- ☑ 顕微授精
- ☑ スプリット ICSI
- ☑ レスキュー ICSI
- ☐ IMSI
- ☑ 未成熟卵培養

体外受精の費用 （参考）

体外受精	**15〜29** 万円
顕微授精	**19〜35** 万円
使用薬剤は別途	**1〜10** 万円
その他項目　採卵準備費用	**1** 万円

Stage 1 治療をはじめるにあたって

ART の説明会

形式	どなたでも
説明するスタッフ	
ARTの資料	オリジナル小冊子

説明会の様子と日程

- 毎月1〜2回、主に土曜日 15:00〜16:30（日程はHPで告知しています。）
- 要予約
- 定員 30名（毎回必ず定員に達します）
  医師・不妊カウンセラー・胚培養士の口演の後、院内見学にご案内します。

相談窓口

形式	要予約　どなたでも
説明するスタッフ	

治療前の確認と検査

確認すること

- 治療歴
- 治療にむけての夫婦生活
- 妊娠歴
- 出産歴
- 夫婦の入籍状況
- 夫婦の卵子と精子での治療であること
- 保険証
- 希望する治療法

治療周期前に行う検査

- 月経の様子
- 基礎体温
- ホルモン値
- 子宮検査
- 卵管検査
- 卵巣検査
- 精液検査（必要に応じて）
- AMH 値

※ アイコン表示　 複数患者対象　 個別対応　 電話対応　 メール対応　FAX対応　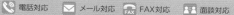 面談対応　 Web対応

Stage 2 誘発方法と薬剤について

誘発方法の比率

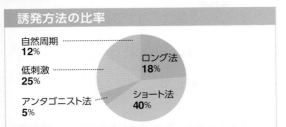

- 自然周期 **12%**
- 低刺激 **25%**
- アンタゴニスト法 **5%**
- ロング法 **18%**
- ショート法 **40%**

使用薬剤

🔵錠剤	シクロフェニル	
	クロミフェン	クロミッド
	レトロゾール	フェマーラ
🧴噴霧	GnRH アゴニスト	ブセレキュア
	GnRH アンタゴニスト	セトロタイド、ガニレスト
💉注射	HMG	フェリング、フジ
	recFSH	ゴナール F
	FSH	
	hCG 注射剤	hCG モチダ
	rechCG	オビドレル

🔵錠剤　🧴噴霧　💉注射　● **自己注射** … 可

Stage 3 採精について

採精場所	🏠 **90**%	🏥 **10**%
男性不妊対応	自院対応、連携先の施設	
特別な採精方法	TESE、MD-TESE	

Stage 4 採卵について

事前検査回数	🖥エコー検査 **5**回	💉ホルモン検査 **3**回
採卵時の麻酔	静脈麻酔（全麻含む）	
採卵時スタッフ	👥👤👤	
採卵のタイミング・他	hCG注射 **35**時間後　GnRHアゴニスト点鼻 **34**時間後 卵胞径 **22**ミリ ● 採卵後休憩 **180**分 ● 付き添い ― ※ 別室待機可 ● 使用採卵針 **22**G	

Stage 5 培養室について

衛生&管理面での厳守

- ☑ 入室時の手洗い　☑ 専用衣服、帽子、マスクの着用
- ☑ 空調管理　☑ 温度、酸素濃度の確認　☑ 室内清掃
- ☑ 作業マニュアル（更新含む）☑ 勉強会や検討会がある
- ☑ ミスが起きた時の対応はすぐにとれる

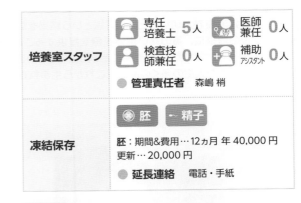

培養室スタッフ	専任培養士 **5**人　医師兼任 **0**人 検査技師兼任 **0**人　補助アシスタント **0**人 ● **管理責任者** 森嶋 梢
凍結保存	✛ 胚　〜 精子 胚：期間&費用…12ヵ月 年 40,000 円 更新…20,000 円 ● 延長連絡　電話・手紙

Stage 6 胚移植について

分割胚	1〜2個	胚盤胞	1〜2個

移植胚の状態

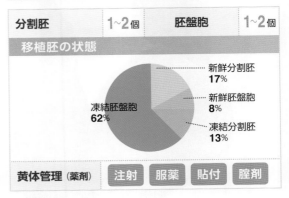

- 新鮮分割胚 **17%**
- 新鮮胚盤胞 **8%**
- 凍結分割胚 **13%**
- 凍結胚盤胞 **62%**

黄体管理（薬剤）　注射　服薬　貼付　腟剤

Stage 7 妊娠について

妊娠判定受診日	● 分割胚移植後 **14**日 ● 胚盤胞移植後 **12**日
陽性の場合	● 判定日の内診…無 ● 妊娠中の診察 **34**週まで ● 分娩…提携病院など紹介施設有
陰性の場合	● 次回診察…3〜14日目 ● カウンセリング…有

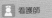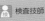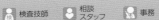

佐久平エンゼルクリニック

無駄な治療、無駄な時間をかけないよう、結果をなるべく早く出すことを意識した治療を心掛けています。

　不妊治療で大切なことは、妊娠という結果をなるべく早く出すことです。本気で子どもが欲しいと願うカップルの皆様に、質の高い生殖医療を提供することで結果をなるべく早く出し、その後に控える出産、育児にスムーズにつなげていただくことを目標にしています。

　残された人生の多くの時間をこれから生まれてくるお子様とぜひ有意義にすごしていただきたいと願っています。

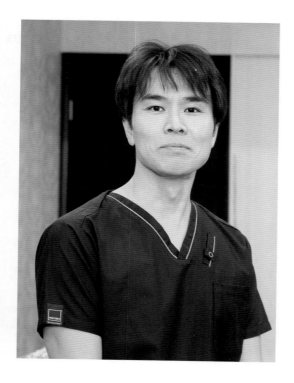

院長　**政井 哲兵**

2003 年 鹿児島大学医学部卒業、東京都立府中病院（現
　　　　東京都立多摩医療センター）研修医
2005 年 東京都立府中病院産婦人科
2007 年 日本赤十字社医療センター産婦人科
2012 年 高崎 ART クリニック
2014 年 佐久平エンゼルクリニック開設

- 日本生殖医学会
- 日本産科婦人科学会
- 日本受精着床学会
- 日本生殖医学会認定 生殖医療専門医
- 日本産科婦人科学会認定 産婦人科専門医

TEL **0267-67-5816**

診療時間
午前 8：00 〜11：30、午後 14：00〜16：30

	月	火	水	木	金	土	日	祝祭
午前	○	○	○	○	○	○	－	－
午後	○	○	－	○	○	－	－	－

※不定休となる場合がありますので、必ず電話にてご確認ください。

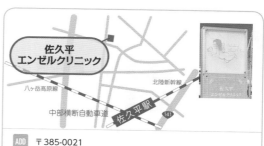

ADD 〒385-0021
長野県佐久市長土呂 1210-1

交通：JR 佐久平駅徒歩 10 分、佐久北 IC・佐久 IC より
車で 5 分

Sakudaira Angel Clinic

治療の特徴

地域に信頼のART施設

通院患者の割合は、一般不妊治療が約4割でART患者が約6割です。前年度の比率にみる一般不妊治療約2割とART約8割から比べ、一般不妊治療患者が増えていることがわかります。理由としては、地域にクリニックが浸透し、不妊を心配する方がクリニックを訪れるよう、意識が変わってきたと考えられます。

少しでも若いうちに、また悩み始めた早い段階でアクセスの良い不妊治療と出会えれば、短い期間での妊娠も期待でき、地域に根ざした意義深い診療にさらに拍車がかかるものと感じます。

はじめに説明会を設けています

新型コロナウイルス感染症対策のため、体外受精の説明会をウェブで配信しています。治療のことが知りたい、体外受精を考えているというご夫婦が、いつでも、誰でも、自由に見ることができます。診察前に説明会を見ておくことで、診察時に医師から直接疑問や不安などを話すことができます。これによってさらに理解を深め、安心して治療を受けることができるでしょう。その後、実際に治療をはじめられる時には説明資料が配布され、また、治療に関する疑問はメール相談ができるなど、治療説明や不安の軽減に力を入れています。

TESE手術の連携

高度医療を必要とする男性不妊治療でも、首都圏の男性不妊専門クリニックとの連携で、転院することなく治療を進めることができる体制を整えています。

例えば、精巣から精子を回収するTESE手術の場合、首都圏の男性不妊専門クリニックで不術を行い、回収できた精子を使ってTESE‐ICSIをします。すでにこの方法で妊娠され、無事に卒業していった夫婦もいます。地元で体外受精を受けられることは、必要とする夫婦にとって大きな通院負担、金銭的負担の軽減につながっています。

胚移植と妊娠判定

胚移植は、8割以上が凍結胚盤胞で行っています。治療周期の割合も凍結融解胚での割合が約8割、また新鮮胚と凍結胚移植の妊娠の割合も9割以上が凍結融解胚であることから、凍結胚移植が第一選択になっていることがうかがえます。

移植胚数は1個、その成果もあり多胎発生率0%を昨年度から保ち続け、出産を見据えた質の高い医療を提供しているといえるでしょう。移植後の黄体管理は腟坐薬で行い、通院することなく自己管理で移植後の生活を送ることができます。

主な連携・紹介施設など

健診・分娩施設／お住まいの地域の総合病院など
婦人科検査・外科／お住まいの地域の総合病院など
内科系疾患／お住まいの地域の総合病院など
助成金行政窓口／佐久市役所、お住まいの地域の役所・保健所

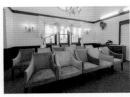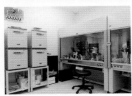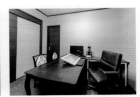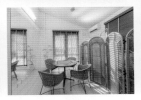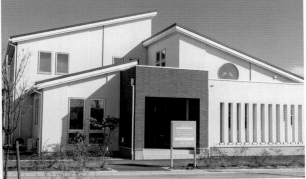

佐久平エンゼルクリニックの
体外受精の診療実績です

[体外受精を支えるスタッフ]　医師 **1人**　看護師 **8人**　培養士 **3人**　検査技師 **1人**　相談スタッフ **1人**　事務 **2人**

年間治療実施数について

統計期間：2019年1月〜2019年12月（12ヵ月で計算）

ART 患者の割合

- ART治療 **56%**
- 一般不妊治療 **44%**

治療周期の割合

- IVF 新鮮胚 **7%**
- ICSI 新鮮胚 **14%**
- 凍結融解胚 **79%**

治療による妊娠の割合

- 一般不妊患者 **5%**
- ART患者 **95%**

新鮮胚移植と凍結融解胚移植の妊娠の割合

- 新鮮胚 **8%**
- 凍結融解胚 **92%**

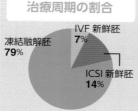
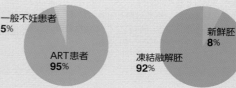

体外受精の原因で多いもの
- 加齢
- 男性因子

得意とする対応
- 凍結胚移植
- 顕微授精

ART での今までの実績
患者平均年齢 ……………………… 38歳
出産の最高齢者 ………………… 45歳
最高齢患者 ……………………… 44歳
多胎発生率 ……………………… 0%

受精方法
- ☑ 通常の煤精
- ☑ 顕微授精
- ☑ スプリット ICSI
- ☑ レスキュー ICSI
- ☐ IMSI
- ☐ 未成熟卵培養

体外受精の費用（参考）
体外受精 **20 万円〜**
顕微授精 **25 万円〜**
使用薬剤は別途 **10 万円〜**
その他（検査）**10 万円〜**

Stage 1　治療をはじめるにあたって

ART の説明会
形式	👤 📹
説明するスタッフ	👩‍⚕️ 👩
ARTの資料	● オリジナル冊子

説明会の様子と日程
- 現在ネット配信による説明会としており、新型コロナウイルスの院内感染対策を行っております。

相談窓口
形式	📞 ✉️
説明するスタッフ	👩‍⚕️ 👤 👤

治療前の確認と検査

確認すること
- 治療歴　● 夫婦の入籍状況　● 夫婦の卵子と精子での治療であること

治療周期前に行う検査
- ホルモン値　● 子宮検査　● 卵管検査　● 精液検査
- AMH 値

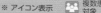

Stage 2 誘発方法と薬剤について

誘発方法の比率

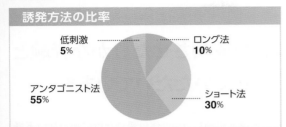

- 低刺激 5%
- ロング法 10%
- アンタゴニスト法 55%
- ショート法 30%

使用薬剤

錠剤	シクロフェニル	
	クロミフェン	クロミッド
	レトロゾール	フェマーラ
噴霧	GnRH アゴニスト	ブセレリン
	GnRH アンタゴニスト	ガニレスト
注射	HMG	HMG 筋注用「あすか」、hMG フェリング
	recFSH	
	FSH	uFSH 注用
	hCG 注射剤	
	rechCG	オビドレル

🔵 錠剤　🔳 噴霧　✏ 注射　　● **自己注射** … 可

Stage 3 採精について

採精場所	🏠 80% 　🏢 20%
男性不妊対応	連携施設有り
特別な採精方法	TESE、MD-TESE

Stage 4 採卵について

事前検査回数	🖥 エコー検査 4〜5回　💉 ホルモン検査 4〜5回
採卵時の麻酔	静脈麻酔（全麻含む）
採卵時スタッフ	👨‍⚕️👩👨
採卵のタイミング・他	hCG注射 **35** 時間後　GnRHアゴニスト点鼻 **35** 時間後 卵胞径 **20** ミリ ● 採卵後休憩 **120** 分 ● 付き添い OK ● 使用採卵針 **20** G

Stage 5 培養室について

衛生&管理面での厳守

☑ 入室時の手洗い　☑ 専用衣服、帽子、マスクの着用
☑ 空調管理　☑ 温度、酸素濃度の確認　☑ 室内清掃
☑ 作業マニュアル（更新含む）　☑ 勉強会や検討会がある
☑ ミスが起きた時の対応はすぐにとれる

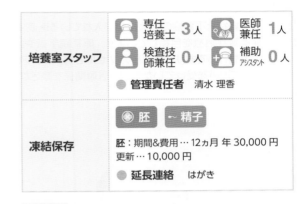

培養室スタッフ	専任培養士 **3**人　医師兼任 **1**人 検査技師兼任 **0**人　補助アシスタント **0**人 ● **管理責任者**　清水 理香
凍結保存	❇ 胚　〜 精子 胚：期間&費用 … 12ヵ月 年 30,000 円 更新 … 10,000 円 ● 延長連絡　はがき

Stage 6 胚移植について

分割胚	**1** 個	胚盤胞	**1** 個

移植胚の状態

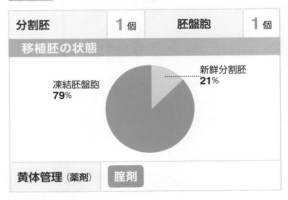

- 凍結胚盤胞 79%
- 新鮮分割胚 21%

黄体管理（薬剤）	腟剤

Stage 7 妊娠について

妊娠判定受診日	● 分割胚移植後 **13** 日 ● 胚盤胞移植後 **10** 日
陽性の場合	● 判定日の内診 … 無 ● 妊娠中の診察 **10** 週まで ● 分娩 … 紹介施設有
陰性の場合	● 次回診察 … 3日目 ● カウンセリング … 有

   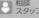 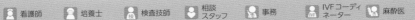
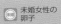

髙橋産婦人科

地元で愛され続け一早く顕微授精を成功させた豊かな経験と確かな知識で、患者様の対応をさせていただいています。

　不妊症と不育症の治療に力を入れている医院です。最高水準を維持しつつ、体外受精だけに頼らない不妊症不育症治療を目指しています。卵管鏡手術や卵子の質の改善を目的とした低用量レーザー（LLLT）による治療も行っており、高気圧カプセルも導入し、アットホームな雰囲気の中で患者さんと正面から向き合い、安心して治療を受けていただける信頼関係を築きながら、最善の治療と長期にわたるケアを共に行っていきます。

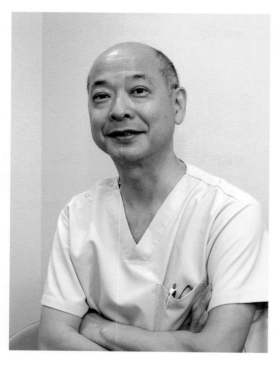

院長　髙橋 誠一郎

平成元年に当医院を開業。県内初の顕微授精に成功し、以来不妊症不育症治療を専門に約5000人の新しい命を送り出す。超多忙な日々の中、高い向上心と信念を持って仕事に取り組んでいます。常に患者さんにとって最善の治療方針を示し、緊急時にも高い技術と判断力で対処し、多くの患者様やスタッフの信頼を得ています 。

- 日本産科婦人科学会
- 日本受精着床学会
- 日本生殖医学会
- 医学博士
- 日本産科婦人科学会専門医

TEL 058-263-5726

受付時間
午前　9：00～12：00
午後　16：00～19：00

診療日

	月	火	水	木	金	土	日	祝祭
午前	○	○	○	○	○	○	—	—
午後	○	○	○	—	○	△	—	—

△ 土曜午後は 14：00～16：00 まで

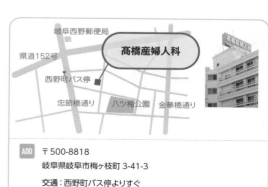

ADD 〒500-8818
岐阜県岐阜市梅ヶ枝町 3-41-3

交通：西野町バス停よりすぐ

Takahashi sanfujinka

治療の特徴

インフォームドコンセントを大切に

インフォームドコンセント（患者への説明と理解）を大切にすることを基本に、毎月1回、体外受精説明会を行っています。説明するスタッフは、医師、看護師、培養士、カウンセラー、IVF コーディネーターで、それぞれにスタッフの顔が見え、雰囲気もよくわかり、知識とともに安心感が得られると好評のようです。説明会の後は、質問を受けたり個別の相談にも対応しています。また、院内保育園があり、診療中に無料で預かってもらえるので、2人目不妊の人でも気兼ねなく通院できます。

確かで高い技術を長く提供

髙橋産婦人科は、岐阜県内初となる顕微授精での出産例（1996年）、凍結胚での妊娠例（1998年）を記録した業績があり、以前から確かで高い技術を持っています。通院する患者さんは一般不妊治療患者6割、ART 患者4割で、治療による妊娠の割合も同様の割合ですから、一般不妊治療での成績も良いようです。

内視鏡下卵管形成術も得意とし、体外受精の原因に多い卵管因子の対応にも、体外受精が先行するわけではなく、できる限り自然に近い方法で妊娠できるよう治療を行っていることがわかります。

採卵、そして培養

採卵までにエコー検査が4回とホルモン検査が2回。排卵誘発剤の選択では、自己注射も選べることから仕事と両立している人にとっても通院しやすい環境があるといえるでしょう。採卵手術は、麻酔をして行いますが、完全自然周期法などで採卵数が少ないことが見込まれる場合には無麻酔で行うこともあります。採精は自宅、院内で約半々。男性不妊の場合は連携施設で TESE や MD-TESE などに対応。培養室には、最新の AI を搭載したタイムラプス型インキュベーターを設置し、胚に優しい環境で培養することが可能です。

胚移植と妊娠判定

胚移植は、凍結胚、新鮮胚が約半々ですが、妊娠の割合を見ると凍結融解胚での妊娠がかなりリードしています。患者さんの平均年齢は38歳ですが、最高齢患者が52歳、出産の最高齢者46歳ということから考えると、新鮮胚での移植選択が判断されるケースも少なくないことがうかがえます。

妊娠後は12週まで診察をしますが、もともと分娩も扱っていたことから、患者にとっては心強いようです。1人目の治療後に、2人目も、3人目もここでという患者さんが多いことでも知られています。

主な連携・紹介施設など

健診・分娩施設／いずみレディスクリニック　など
婦人科検査・外科／近隣の産婦人科医院や病院
助成金行政窓口／岐阜市役所、お住まいの地域の役所・保健所

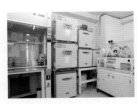
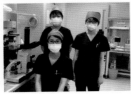
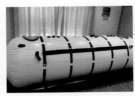
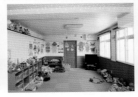
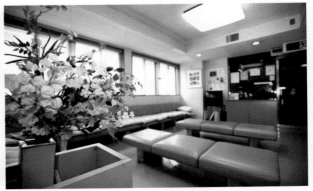

髙橋産婦人科の
体外受精の診療実績です

[体外受精を支えるスタッフ]

 医師 1人　看護師 18人　培養士 1人　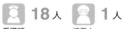 検査技師 4人　相談スタッフ 1人　事務 6人

年間治療実施数について

統計期間：2019年1月〜2019年12月（12ヵ月で計算）

ART患者の割合
- ART治療 62.5%
- 一般不妊治療 37.5%

治療周期の割合
- IVF 新鮮胚 9%
- ICSI 新鮮胚 13%
- 凍結融解胚 78%

治療による妊娠の割合
- ART患者 33%
- 一般不妊患者 67%

新鮮胚移植と凍結融解胚移植の妊娠の割合
- 新鮮胚 10%
- 凍結融解胚 90%

体外受精の原因で多いもの
- 卵管因子
- 年齢因子
- 原因不明
- 男性不妊
- 子宮内膜症

得意とする対応
- 内視鏡下卵管形成術
- 凍結融解胚移植

ARTでの今までの実績
- 患者平均年齢 ················· 38歳
- 出産の最高齢者 ··············· 46歳
- 最高齢患者 ····················· 52歳
- 多胎発生率 ······················· 3%

受精方法
- ☑ 通常の媒精
- ☑ 顕微授精
- ☑ スプリットICSI
- ☑ レスキューICSI
- ☐ IMSI
- ☐ 未成熟卵培養

体外受精の費用（参考）
- 体外受精 18.5〜30万円
- 顕微授精 20.5〜40万円
- 使用薬剤は別途 ー
- その他項目 ー

Stage 1 治療をはじめるにあたって

ART の説明会

形式	通院患者のみ
説明するスタッフ	👤👤
ARTの資料	● オリジナル冊子

説明会の様子と日程
● 月に1度、ご予約頂いた約20組のご夫婦を対象に、体外受精の流れ、副作用などを約1時間かけて説明させていただいてます。その後は、質疑応答。その際は個別にも対応させていただいております。

相談窓口

形式	📞✉👥📠
説明するスタッフ	👤👤

治療前の確認と検査

確認すること
- 治療歴
- 治療にむけての夫婦生活
- 妊娠歴
- 出産歴
- 夫婦の入籍状況
- 夫婦の卵子と精子での治療であること
- 保険証

治療周期前に行う検査
- 月経の様子
- 基礎体温
- ホルモン値
- 卵管検査
- 卵巣検査
- 精液検査

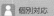   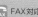 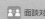

Stage 2 — 誘発方法と薬剤について

誘発方法の比率

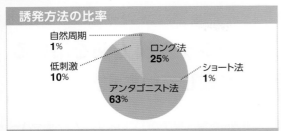

- 自然周期 1%
- 低刺激 10%
- ロング法 25%
- ショート法 1%
- アンタゴニスト法 63%

使用薬剤

	薬剤名	製品名
錠剤	シクロフェニル	セキソビット
	クロミフェン	クロミッド 50mg
	レトロゾール	レトロゾール 2.5mg
噴霧	GnRH アゴニスト	ナファレリール
注射	GnRH アンタゴニスト	セトロタイド 0.25mg
	HMG	フェリング
	recFSH	
	FSH	フォリルモン P
	hCG 注射剤	hCG
	rechCG	

🔵 錠剤　🔴 噴霧　💉 注射　　● 自己注射 … 可

Stage 3 — 採精について

採精場所	🏠 45%　🏥 55%
男性不妊対応	連携施設有り
特別な採精方法	TESE、MD-TESE、MESA

Stage 4 — 採卵について

事前検査回数	🖥 エコー検査 4回　💉 ホルモン検査 2回
採卵時の麻酔	静脈麻酔(全麻含む)、局所麻酔、無麻酔
採卵時スタッフ	👨‍⚕️👩‍⚕️👷
採卵のタイミング・他	hCG注射 34時間後　GnRHアゴニスト点鼻 34時間後　卵胞径 18ミリ　● 採卵後休憩 60分　● 付き添い OK　● 使用採卵針 20G

Stage 5 — 培養室について

衛生&管理面での厳守

☑ 入室時の手洗い　☑ 専用衣服、帽子、マスクの着用
☑ 空調管理　☑ 温度、酸素濃度の確認　☑ 室内清掃
☑ 作業マニュアル（更新含む）　☑ 勉強会や検討会がある
☑ ミスが起きた時の対応はすぐにとれる

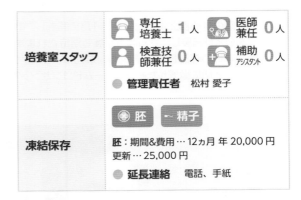

培養室スタッフ	専任培養士 1人　医師兼任 0人　検査技師兼任 0人　補助アシスタント 0人　● 管理責任者 松村 愛子
凍結保存	✹ 胚　〜 精子　胚：期間&費用 … 12ヵ月 年 20,000 円　更新 … 25,000 円　● 延長連絡 電話、手紙

Stage 6 — 胚移植について

分割胚	1.2 個	胚盤胞	1.1 個

移植胚の状態

- 凍結胚盤胞 29%
- 新鮮分割胚 29%
- 凍結分割胚 22%
- 新鮮胚盤胞 20%

黄体管理（薬剤）	注射　服薬　貼付　腟剤

Stage 7 — 妊娠について

妊娠判定受診日	● 分割胚移植後 9 日　● 胚盤胞移植後 6 日
陽性の場合	● 判定日の内診 … 無　● 妊娠中の診察 12 週まで　● 分娩 … 紹介施設有
陰性の場合	● 次回診察 … 3 日目　● カウンセリング … 有

レディースクリニック北浜

最先端の生殖医療技術に加え、オリジナル漢方薬を用いるなど、独自のテーラーメイド治療も実践しています。

　大阪の中心部北浜に 2010 年1月に開院し、10 年を迎え順調に診療成果がのびています。ソフト面やハード面もより充実し、さらなる発展も期待されます。米国にある不妊研究所への 3 年間に及ぶ留学経験や日本でも有数の先進施設 IVF 大阪、なんばクリニックでの 9 年間の診療実績をベースに、患者一人ひとりとの出会いを大切に徹底したインフォームドコンセントを理想に掲げ、喜びも悲しみも共有できる医療実現をめざしています。

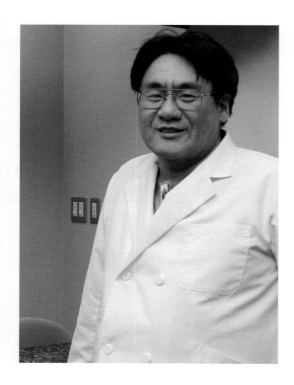

院長　奥　裕嗣

1992 年、愛知医科大学大学院修了。1998 年より米国のダイアモンド不妊研究所で体外受精、顕微授精等の最先端の生殖技術を 3 年間研修。2001 年より IVF 大阪クリニック、2004 年より IVF なんばクリニックに勤務し、2005 年より副院長として中心的役割を担う。2010 年レディースクリニック北浜を開院。

- 日本産科婦人科学会
- 日本生殖医学会
- 日本卵子学会
- 米国生殖医学会 (ASRM)
- 日本受精着床学会
- 欧州ヒト生殖医療学会 (ESHRE)
- 医学博士
- 日本産科婦人科学会専門医
- 日本生殖医学会生殖医療専門医

TEL 06-6202-8739

受付時間
午前　9：30〜13：00
午後 16：00〜19：00

診療日

	月	火	水	木	金	土	日	祝祭
午前	○	○	○	○	○	○	―	―
午後	○	○	○	―	○	―	―	―

※木曜午後、土曜午後、日曜・祝祭日 休診

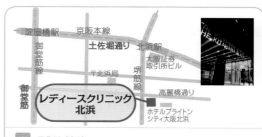

ADD 〒541-0043
大阪市中央区高麗橋 1-7-3　ザ北浜プラザ 3F

交通：大阪市営地下鉄堺筋線北浜駅 直結

Ladies Clinic Kitahama

治療の特徴

アットホーム的な説明会

体外受精 (IVF) 無料セミナーは、毎月第 2 土曜日に院内の待合室で行われています。患者さんとの距離が近くアットホームな雰囲気で気負いなく参加できると評判です。説明は、医師が妊娠のしくみから不妊原因、治療に先がけて準備、検査、そして治療の方針と方法を担当し、胚培養士は卵子と精子、受精や胚の培養、成長のことを担当するなど、それぞれの専門家が説明にあたっています。また、実際の治療で必要になってくる自己注射や助成金のことなど具体的な説明もあります。

テーラーメイド治療、そしてフレンドリー ART を提供

テーラーメイド治療とは、患者の個人差に配慮してその人に最適な医療を提供することです。そして、フレンドリー ART とは体と心に負担の少ない安全で安心できる治療であるということです。これらを治療方針にあげ、日々の診療にあたっています。

また、いきなり不妊治療の病院を受診するのはハードルが高く、不安だというご夫婦のために不妊治療無料電話相談室や受診前心理カウンセリングを設け、安心して治療が開始できるようサポートもしています。

誘発から採卵、そして培養

排卵誘発法は、60%がアンタゴニスト法を選択しています。患者平均年齢は高く 39 歳ですから、40 歳を超えて卵巣機能や卵子の質が極端に低下してしまう前に複数の卵子を得られる、十分な卵子を得られるアンタゴニスト法をお勧めし、また選択されるケースが多いのでしょう。体外受精を行う患者さんの原因で多いのも、得意とする対応としても PCOS をあげていることからも、体外受精の最大の合併症である卵巣過剰刺激症候群（OHSS）も回避するアンタゴニスト法を熟知していることがうかがえます。

胚移植と妊娠判定

全胚凍結が基本で、99%以上が凍結融解胚移植になります。最新の AI を搭載したタイムラプス型インキュベーターを導入し、より妊娠の可能性が高い胚の評価を胚培養士のグレード評価と合わせて行うことで高い成績を出しています。それは、出産の最高齢が 45 歳であることからもうかがえます。胚移植では、立会い胚移植をしていることが特徴です。いつか移植した胚が赤ちゃんとなってこの世に生まれてくるとき立ち会い出産をしたら、その感慨もひとしおでしょう。そうした愛と優しさを持ち合わせているクリニックです。

主な連携・紹介施設など

健診・分娩施設／近隣の産婦人科医院・病院
婦人科検査・外科／近隣の産婦人科医院・病院
内科系疾患／
助成金行政窓口／お住まいの地域の役所・保健所

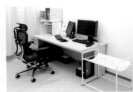
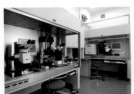
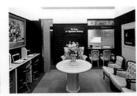
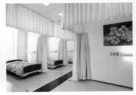
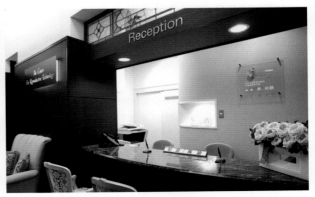

レディースクリニック北浜の
体外受精の診療実績です

[体外受精を支えるスタッフ] **4**人 医師　 **7**人 看護師　 **9**人 培養士　 **3**人 検査技師　**1**人 相談スタッフ　 **9**人 事務

年間治療実施数について

統計期間：2019年1月〜2019年12月 (12ヵ月で計算)

ART 患者の割合	治療周期の割合	治療による妊娠の割合	新鮮胚移植と凍結融解胚移植の妊娠の割合

ART 患者の割合
- ART治療 45%
- 一般不妊治療 55%

治療周期の割合
- 凍結融解胚 100%

治療による妊娠の割合
- ART患者 40%
- 一般不妊患者 60%

新鮮胚移植と凍結融解胚移植の妊娠の割合
- 凍結融解胚 100%

体外受精の原因で多いもの
- 男性因子
- 卵管因子
- 加齢
- 子宮内膜症
- PCOS
- 原因不明

得意とする対応
- 凍結融解胚移植
- PCOS の排卵誘発
- OHSS 予防
- 不育症
- 高年齢での妊娠
- 子宮内膜症

ART での今までの実績
患者平均年齢	39 歳
出産の最高齢者	42 歳
最高齢患者	50 歳
多胎発生率	5%

受精方法
- ☑ 通常の媒精
- ☑ 顕微授精
- ☑ スプリット ICSI
- ☐ レスキュー ICSI
- ☐ IMSI
- ☑ 未成熟卵培養

体外受精の費用 (参考)
体外受精	**25.3 〜 46.5** 万円
顕微授精	**27.8 〜 60.0** 万円
使用薬剤は別途 その他項目	※ 個々の症例により 違ってきます。

Stage 1 治療をはじめるにあたって

ART の説明会

形式	どなたでも
説明するスタッフ	
ARTの資料	● オリジナル冊子　● 一般書籍　● オリジナル書籍

説明会の様子と日程

● 毎月第 2 土曜日に体外受精教室を開き、医師はじめ胚培養士、看護師による治療説明を行っています。会場は院内で、参加は予約制です。テーラーメイドでフレンドリーな体外受精の説明をお聞きになってください。

相談窓口

形式	要予約 どなたでも
説明するスタッフ	

治療前の確認と検査

確認すること

● 治療歴　● 治療にむけての夫婦生活　● 妊娠歴　● 出産歴
● 夫婦の入籍状況　● 夫婦の卵子と精子での治療であること
● 保険証

治療周期前に行う検査

● 月経の様子　● 基礎体温　● ホルモン値　● 子宮検査
● 卵管検査　● 卵巣検査　● 精液検査
● 治療周期2〜3周期前からの月経・ホルモン値　● AMH 値

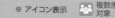 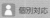   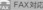 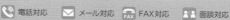

Stage 2 誘発方法と薬剤について

誘発方法の比率

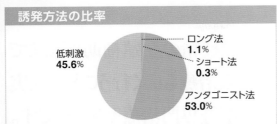

- 低刺激 45.6%
- ロング法 1.1%
- ショート法 0.3%
- アンタゴニスト法 53.0%

使用薬剤

錠剤	シクロフェニル	セキソビット
	クロミフェン	クロミッド
	レトロゾール	アナストロゾール、フェマーラ
噴霧	GnRH アゴニスト	ブセレリン
	GnRH アンタゴニスト	ガニレスト
注射	HMG	フェリング、フジ
	recFSH	ゴナール F
	FSH	
	hCG 注射剤	フジ
	rechCG	オビドレル

錠剤　噴霧　注射　　　　　　● 自己注射 … 可

Stage 3 採精について

採精場所	🏠 80%	🏥 20%
男性不妊対応	自院対応、連携施設有り	
特別な採精方法	TESE、MD-TESE、MESA、PESA、前立腺マッサージ	

Stage 4 採卵について

事前検査回数	エコー検査 2〜4 回	ホルモン検査 1〜3 回
採卵時の麻酔	静脈麻酔（全麻含む）、局所麻酔、痛み止め	
採卵時スタッフ	👤👤👤	
採卵のタイミング・他	hCG注射 36 時間後　GnRHアゴニスト点鼻 35 時間後　卵胞径 18 ミリ	
	● 採卵後休憩 3 時間	
	● 付き添い OK	
	● 使用採卵針 18〜20 G	

Stage 5 培養室について

衛生&管理面での厳守

- ☑ 入室時の手洗い　　☑ 専用衣服、帽子、マスクの着用
- ☑ 空調管理　　☑ 温度、酸素濃度の確認　　☑ 室内清掃
- ☑ 作業マニュアル（更新含む）　　☑ 勉強会や検討会がある
- ☑ ミスが起きた時の対応はすぐにとれる

培養室スタッフ	専任培養士 9人　医師兼任 0人　検査技師兼任 3人　補助アシスタント 0人
	● 管理責任者　今井 和美
凍結保存	⊕胚　精子　卵子　未婚
	胚：期間&費用 … 12ヵ月 年 55,000 円　更新 … 88,000 円
	● 延長連絡　手紙、はがき、電話

Stage 6 胚移植について

分割胚	1〜2 個	胚盤胞	1〜2 個

移植胚の状態

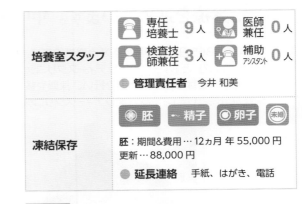

- 凍結胚盤胞 40.8%
- 凍結分割胚 59.2%

黄体管理（薬剤）	服薬　貼付　腟剤

Stage 7 妊娠について

妊娠判定受診日	● 分割胚移植後 14 日　● 胚盤胞移植後 12 日
陽性の場合	● 判定日の内診 … 無　● 妊娠中の診察 8〜10 週まで
	● 分娩 … 患者さんが決めている
陰性の場合	● 次回診察 … ケースバイケース
	● カウンセリング … 有

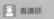 医師　 看護師　 培養士　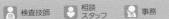 検査技師　相談スタッフ　事務　 IVFコーディネーター　 麻酔医　未婚女性の卵子

Oak Clinic
Sumiyoshi
オーク住吉産婦人科

不妊症の各種検査から体外受精・顕微授精の生殖補助医療まで高度な技術をカバー。バックアップできる治療も広く行うことで充実した診療を進めています。年中無休の不妊専門治療センターです。

　24時間365日体制の高度不妊治療施設です。サテライトクリニックにアクセスの良い「オークなんばレディースクリニック」と「オーク梅田レディースクリニック」があり、体外受精の際に、何度も通院が必要な卵胞チェックや注射などはなんばや梅田で行い、採卵や移植は本院で行うスタイルの診療を実施しています。2016年に東京分院として「オーク銀座レディースクリニック」を開院。本院と同様、国際水準の培養室を擁しています。

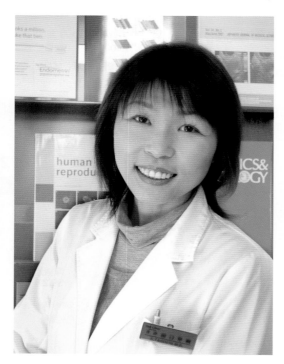

院長　田口　早桐

川崎医科大学卒業後、兵庫医科大学大学院にて抗精子抗体による不妊症について研究。病院勤務を経て医療法人オーク会にて最先端の不妊治療に取り組んでいる。国際学術誌への投稿、国内外学会での研究発表多数。著書に、妊活をポジティブに乗り切るためのアドバイス本「ポジティブ妊活7つのルール」（主婦の友社）がある。

- ● 日本産科婦人科学会
- ● 日本麻酔科学会
- ● 日本受精着床学会
- ● 日本生殖医学会
- ● 日本産科婦人科学会専門医
- ● 母体保護法指定医
- ● 日本生殖医学会生殖医療専門医
- ● 細胞診指導医
- ● 臨床遺伝専門医

TEL **0120-009-345**

受付時間
9：00〜17：00（月〜土）

診療時間
午前・午後 9：00〜16：30、夜診 17：00〜19：00

	月	火	水	木	金	土	日	祝祭
午前	○	○	○	○	○	○※1	○※2	○※2
午後	○	○	○	○	○	○※1	○※2	○※2
夜間	○	○	○	○	○	—	—	—

○※1 9：00〜16：00、　○※2 9：30〜15：00
※ 時間外対応可（24時間365日）

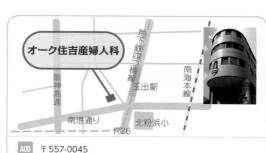

ADD 〒557-0045
大阪府大阪市西成区玉出西 2-7-9

交通：地下鉄四ツ橋線 玉出駅5番出口すぐ
南海本線 岸里玉出駅玉出口 徒歩10分

治 療 の 特 徴

排卵誘発法は

　排卵誘発法は、年齢や PCOS、子宮内膜症など
の症状による治療方針別の選択枠組みがあります。
PCOS、子宮内膜症などがなく 41 歳以下であれば、
ショート法が第一選択となります。

　また、肥満が原因と考えられる場合には、オーク式
ダイエットプログラムで健康的に短期間で減量をした
上で治療に臨むことで、妊娠に適した、また妊娠・出
産にも安全で、安心できるよう体づくりのサポートも
充実させています。

オンライン動画を充実

　オーク会では、ご夫婦が妊娠や不妊、治療に関して
十分に理解できるよう、説明会をオンラインで公開し
ています。体外受精の説明、受精や培養に関する専
門的な話など、内容は盛りだくさんです。また、男性
不妊、不育症、カウンセリングや遺伝診断などの専門
外来があり、専門性の高い外来診療をしています。

採卵から胚の移植まで

　採卵までの通院は、排卵誘発法や人によって違いも
ありますが、4〜10 回です。本院のオーク住吉産婦
人科で採卵手術、胚移植を行いますが、それ以外の
通院は、梅田や難波にサテライトクリニックがあり、そ
こで診察や検査、注射などの処置は、それぞれ通院し
やすい場所で受けることができます。また、午前、午
後診療だけでなく、夜間診療も行い、時間外対応に
ついては 24 時間 365 日受け付けるなど、一人ひと
りのライフスタイルに合わせ、無理のない通院、診療
を実現させています。

赤ちゃんを授かることを追求する

　オーク住吉産婦人科には、周産期医療に従事した経
験を持つ医師が多くいます。そのため、「子どもを授
かる」ために何が必要かを追求し、不妊治療だけでは
なく、その後の妊娠、出産を考えた医療を提供してい
ます。また、実際の治療に活かすための研究にも熱心
で、培養技術や胚移植方法などオーク式によるものも
あります。そして、将来の妊娠・出産に備えた卵子凍
結も行っており、凍結卵子を用いた妊娠、出産例をい
ち早く発表しています。

主な連携・紹介施設など

健診・分娩施設／オーク住吉産婦人科 (22 週までの健診) その他
婦人科検査・外科／オーク住吉産婦人科　その他
内科系疾患／オーク住吉産婦人科 不妊内科
助成金行政窓口／お住まいの地域の役所・保健

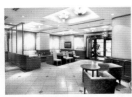
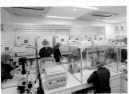
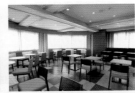
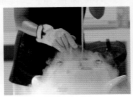
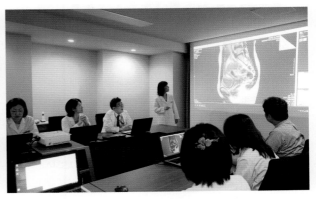

オーク住吉産婦人科の
体外受精の診療実績です

[体外受精を支えるスタッフ]　医師 **11**人　看護師 **13**人　培養士 **7**人　検査技師 **4**人　相談スタッフ **0**人　事務 **15**人

年間治療実施数について

統計期間：2018年4月～2019年3月（12ヵ月で計算）

ART患者の割合

一般不妊治療 **20%**
ART治療 **80%**

治療周期の割合
IVF 新鮮胚 **2%**　ICSI 新鮮胚 **4%**
凍結融解胚 **94%**

治療による妊娠の割合
一般不妊患者 **20%**
ART患者 **80%**

新鮮胚移植と凍結融解胚移植の妊娠の割合
新鮮胚 **20%**
凍結融解胚 **80%**

体外受精の原因で多いもの
- 一般不妊治療で妊娠しない
- 女性因子
- 本人の希望
- 年齢
- 男性因子

得意とする対応
- 着床不全
- 受精・着床の特殊技術
- 高齢での妊娠
- 不育症
- 男性不妊
- 遠隔診療

ARTでの今までの実績
患者平均年齢 ……………… 38.9 歳
出産の最高齢者 …………… 52 歳
最高齢患者 ………………… 54 歳
多胎発生率 ………………… 1％

受精方法
- ☑ 通常の媒精
- ☑ 顕微授精
- ☑ スプリットICSI
- ☐ レスキューICSI
- ☑ IMSI
- ☑ 未成熟卵培養

体外受精の費用 （参考）
体外受精　　　　　　　　　　　**9** 万円
顕微授精　　　　　　　　　　　**8** 万円
使用薬剤は別途　　　　　**3～8** 万円
その他項目 凍結・保管　約 **4** 万円～

Stage 1　治療をはじめるにあたって

ARTの説明会

形式	どなたでも 複数患者 個別対応 Web対応
説明するスタッフ	医師 看護師 培養士 IVF
ARTの資料	有り

相談窓口

形式	予約不要 どなたでも 電話対応 メール対応 面談対応
説明するスタッフ	医師 看護師 培養士 IVF

説明会の様子と日程

- 田口先生、船曳先生による不妊症の説明、エンブリオロジストによる培養室の特殊技術の解説、体外受精をされたご夫婦の体験談など、盛りだくさんの内容です。
- 新型コロナウイルス感染拡大予防のため、9月より動画での説明会を実施します。詳しくはホームページをご確認ください。

治療前の確認と検査

確認すること
- 治療歴　● 妊娠歴　● 出産歴
- 夫婦の卵子と精子での治療であること　● 保険証

治療周期前に行う検査
- 月経の様子　● ホルモン値　● 子宮検査
- 卵管検査　● 卵巣検査　● 精液検査
- AMH 値

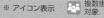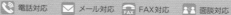

Stage 2 — 誘発方法と薬剤について

誘発方法の比率

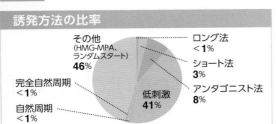

- その他（HMG-MPA、ランダムスタート）46%
- ロング法 <1%
- ショート法 3%
- アンタゴニスト法 8%
- 低刺激 41%
- 完全自然周期 <1%
- 自然周期 <1%

使用薬剤

	薬剤名	製品名
錠剤	シクロフェニル	セキソビット
	クロミフェン	クロミッド
	レトロゾール	レトロゾール
噴霧	GnRH アゴニスト	ブセレリン
注射	GnRH アンタゴニスト	セトロタイド、レルミナ
	HMG	フェリング
	recFSH	ゴナール F
	FSH	フォリルモン P
	hCG 注射剤	hCG「F」
	rechCG	オビドレル

● 錠剤　📩 噴霧　🖊 注射　　　● **自己注射** … 可

Stage 3 — 採精について

採精場所	🏠 70%	🏥 30%
男性不妊対応	自院対応	
特別な採精方法	TESE、MD-TESE	

Stage 4 — 採卵について

事前検査回数	エコー検査 1~10回	ホルモン検査 0~3回
採卵時の麻酔	静脈麻酔（全麻含む）、局所麻酔、痛み止め、無麻酔	
採卵時スタッフ	👩‍⚕️👩👩 ※その他 診療アシスタント	
採卵のタイミング・他	hCG注射 **35.5** 時間後　GnRHアゴニスト点鼻 **35.5** 時間後　卵胞径 **18** ミリ ● 採卵後休憩 **180** 分　● 付き添い OK ※条件：個室　● 使用採卵針 **19** G	

Stage 5 — 培養室について

衛生&管理面での厳守

- ☑ 入室時の手洗い
- ☑ 専用衣服、帽子、マスクの着用
- ☑ 空調管理
- ☑ 温度、酸素濃度の確認
- ☑ 室内清掃
- ☑ 作業マニュアル（更新含む）
- ☑ 勉強会や検討会がある
- ☑ ミスが起きた時の対応はすぐにとれる

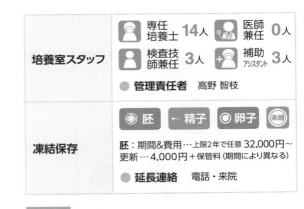

培養室スタッフ	専任培養士 **14**人　医師兼任 **0**人　検査技師兼任 **3**人　補助アシスタント **3**人 ● **管理責任者** 高野 智枝
凍結保存	● 胚　精子　● 卵子　未婚 胚：期間&費用…上限2年で任意 32,000円〜 更新…4,000円＋保管料（期間により異なる） ● 延長連絡　電話・来院

Stage 6 — 胚移植について

分割胚	1~2個	胚盤胞	1~2個

移植胚の状態

- 新鮮分割胚 4%
- 新鮮胚盤胞 1%
- 凍結胚盤胞 60%
- 凍結分割胚 35%

黄体管理（薬剤）	注射　服薬　貼付　膣剤

Stage 7 — 妊娠について

妊娠判定受診日	● 分割胚移植後 **11~13** 日 ● 胚盤胞移植後 **10** 日
陽性の場合	● 判定日の内診…無 ● 妊娠中の診察 約 **20** 週まで ● 分娩…患者さんが決めている紹介施設有
陰性の場合	● 次回診察…月経発来前 ● カウンセリング…有

  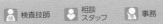

アイブイエフ詠田クリニック

40年体外受精の診療や研究に携わってきた院長が、「母になるあなたの心と体を思いやる治療」を掲げて行うART それは、安心できる診療スペースと確かな技術の提供。

　治療を受けるご夫婦が、自分たちの卵子や精子が受精して胚となり、そして凍結作業が行われる培養室をガラス窓越しに直接診ることができるラボラトリーがあること。それは、患者さんにとってはとても安心感が持てること。そうした配慮と思いやりが随所にあるのがアイブイエフ詠田クリニックです。ハード面だけでなく、ソフト面でも院長始めスタッフの患者さんを思いやる診療方針が行き届いた施設です。

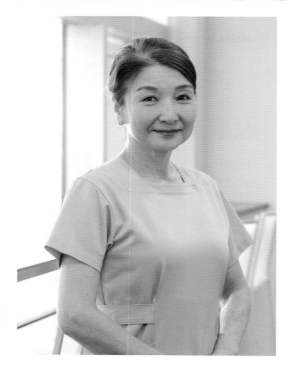

院長　詠田 由美

1974年福岡県立東筑高等学校卒。1980年福岡大学医学部卒。福岡大学医学部産婦人科白川光一教授、九州厚生年金病院飯野宏部長のもとで産婦人科学習得、熊本有宏講師のもとで生殖内分泌学を学ぶ。フロリダ大学産婦人科にて内視鏡手術を学ぶ。1989年より福岡大学医学部で体外受精研究を始め、1995年より福岡大学病院不妊治療グループチーフ（福岡大学医学部講師）となり、日本産婦人科内視鏡学会シンポジスト、エンドメトリオーシス研究会シンポジスト、日本受精着床学会シンポジスト、アメリカ生殖医学会発表ならびに座長などを経て、
1999年4月 アイブイエフ詠田クリニック　天神に開業
2004年10月　現在の天神1丁目12-1 日之出福岡ビルに移転

- 日本産科婦人科学会 専門医
- 日本生殖医学会 専門医
- アメリカ生殖医学会 認定医
- 日本受精着床学会（理事）
- 日本卵子学会
- 日本生殖心理学会（常務理事）
- 日本IVF学会（常務理事）
- 日本がん・生殖医療学会
- 日本産科婦人科遺伝診療学会
- 日本 A-PART
- 医学博士
  （産婦人科学、生殖生理）

TEL 092-735-6610 （予約専用）

受付時間
午前 9：00～13：00（月・火・木）、9：00～12：30（水・金）、9：00～14：00（土）
午後 15：00～17：00（月・火・木）

診療時間
午前 9：00～13：00、午後 15：00～17：00、午後△ 17：00～18：00（キャリア・ケア外来）

	月	火	水	木	金	土	日	祝祭
午前	○	○	○※	○	○※	○※	―	―
午後	○	○	―	○	―	―	―	―
午後△	―	○	―	○	―	―	―	―

○※ 9：00～12：30、 ※ 9：00～14：00　※ 完全予約制

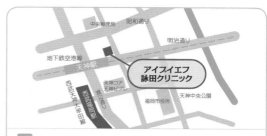

ADD 〒810-0001
福岡市中央区天神1丁目12-1　日之出福岡ビル 6F

交通：地下鉄天神駅　東口11番より徒歩1分
西鉄天神大牟田線　西鉄福岡（天神）駅　北出口より徒歩5分

IVF Nagata Clinic

治 療 の 特 徴

速やかに明確な原因を突き止める

　不妊症の治療で一番大切なことは、「原因を早く見つけること」です。不妊症検査は抵抗のある方もいらっしゃると思いますが、早急に検査をして的確に不妊症の原因を見つけることが妊娠への近道です。不妊期間の長さや年齢は、治療の結果に影響を及ぼす大きな要因となります。 原因や治療法は、カップルによって異なるため、来院された患者様に早く系統的で的確な診断を行い、ご夫妻の抱える不妊原因をきちんとお伝えし、最も適した治療法をご提案することで、皆様が安心して自分自身で納得のいく治療を選択していただきたいと思っています。

説明会

　診療で、患者さんにできるだけお待たせすることのないよう、事前に診療内容をご理解いただいたうえでの受診をお願いしています。
　そのため、ART 治療を希望する患者さんのために、説明会を開催し、参加をすすめています。夫婦での参加も可能で、不妊治療全般の説明をします。
　説明でもっとも大切にしていることは、体外受精の治療成績に培養技術がもっとも重要だということ。そして、培養士の技術力の高さと設備にもっとも力を入れているクリニックであることを知っていただくことです。

採卵に向けては刺激周期で、移植は凍結胚で

　治療周期での誘発方法は、ショート法が 58%、低刺激周期法が 35% と刺激周期をメインとし、その決定は、AMH 値、患者年齢、今までの治療歴を判断材料としています。治療を要する OHSS の発症は 6.4%。誘発前に、カウフマン療法、LEP（低容量ピル）療法を行い、からだを整え、治療中の自己注射実施率は患者さんの 75% となります。移植は、新鮮胚が 12.9%（新鮮初期胚 12.1%、新鮮胚盤胞 0.8%）で、凍結胚が 87.1%（凍結初期胚 28.5%、凍結胚盤胞 58.6%）でした。基本凍結胚移植で9割ほどを占めます。

多くのご夫婦にお子さんが誕生

　不妊治療の目的は、子どもを望む夫婦に子どもが誕生して家族が増えること。アイブイエフ詠田クリニックでは、開院以来 20 年間に 5,222 人の赤ちゃんが誕生して育っています。
　昨年データでも、体外受精による 380 件の妊娠が確認できています。体外受精を受けた患者さんの平均年齢は 37.8 歳、最高齢は 47 歳。それぞれにとって大切な治療でした。患者さん全体では、一般不妊治療が4割で体外受精が 6 割。妊娠数での割合は、一般不妊治療が 18% で体外受精が 82% でした。

主な連携・紹介施設など

健診・分娩施設／福岡大学病院、浜の町病院、済生会福岡総合病院 等
婦人科検査・外科／福岡大学病院、浜の町病院、済生会福岡総合病院 等
内科系疾患／権藤内科医院、二田哲博クリニック 等
男性不妊外来／ MR しょうクリニック
助成金行政窓口／お住まいの地域の役所・保健所

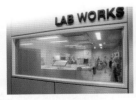
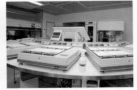
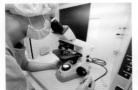
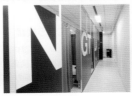
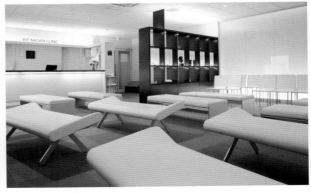

アイブイエフ詠田クリニックの
体外受精の診療実績です

[体外受精を支えるスタッフ]　 医師 **4**人　看護師 **10**人　培養士 **8**人　検査技師 **2**人　相談スタッフ **1**人　事務 **15**人

年間治療実施数について

統計期間：2019年1月〜2019年12月（12ヵ月で計算）

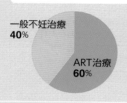 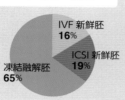 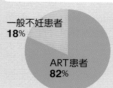 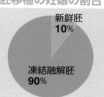

ART患者の割合
- 一般不妊治療 40%
- ART治療 60%

治療周期の割合
- IVF 新鮮胚 16%
- ICSI 新鮮胚 19%
- 凍結融解胚 65%

治療による妊娠の割合
- 一般不妊患者 18%
- ART患者 82%

新鮮胚移植と凍結融解胚移植の妊娠の割合
- 新鮮胚 10%
- 凍結融解胚 90%

体外受精の原因で多いもの
- 女性因子
- 男性因子
- 卵管因子
- 排卵障害
- 年齢因子

得意とする対応
- 培養の特殊技術
- 顕微授精
- カウンセリング

ARTでの今までの実績
- 患者平均年齢 ……………… 37.8 歳
- 出産の最高齢者 …………… 48 歳
- 最高齢患者 ………………… 47 歳
- 多胎発生率 ………………… 1 %

受精方法
- ☑ 通常の媒精
- ☑ 顕微授精
- ☑ スプリットICSI
- ☑ レスキューICSI
- ☑ IMSI
- ☐ 未成熟卵培養

体外受精の費用（参考）
- 体外受精 **24**万円
- 顕微授精 **30**万円
- 使用薬剤は別途 **5〜10**万円
- その他項目 **3**万円

Stage 1 治療をはじめるにあたって

ARTの説明会

形式	どなたでも 👥
説明するスタッフ	👨‍⚕️ 👩 👤 IVF
ARTの資料	オリジナル

説明会の様子と日程
- 毎月5日程度（土曜日・他）
- 要予約（HPのお知らせに日程と予約方法を掲載）
- 新型コロナウイルス感染対策のため、当面の間ART説明会は人数制限をさせていただきます。

相談窓口

形式	どなたでも 📞 👥
説明するスタッフ	👤 ※公認心理師

治療前の確認と検査

確認すること
- 治療歴
- 治療にむけての夫婦生活
- 妊娠歴
- 出産歴
- 夫婦の入籍状況
- 夫婦の卵子と精子での治療であること
- 保険証

治療周期前に行う検査
- 月経の様子
- 基礎体温
- ホルモン値
- 子宮検査
- 卵管検査
- 卵巣検査
- 精液検査
- 治療周期2〜3周期前からの月経・ホルモン値
- AMH値

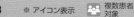   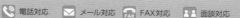

※ アイコン表示　複数患者対象　個別対応　電話対応　メール対応　FAX対応　面談対応　Web対応

Stage 2 誘発方法と薬剤について

誘発方法の比率

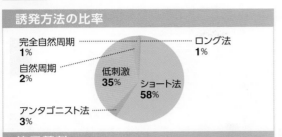

- 完全自然周期 1%
- 自然周期 2%
- アンタゴニスト法 3%
- 低刺激 35%
- ショート法 58%
- ロング法 1%

使用薬剤

🔵錠剤	シクロフェニル	
	クロミフェン	クロミッド
	レトロゾール	レトロゾール F
💨噴霧	GnRH アゴニスト	ナファレリール
💉注射	GnRH アンタゴニスト	ガニレスト、レルミナ
	HMG	フェリング
	recFSH	ゴナール F、ゴナール F ペン
	FSH	フォリルモン P、ゴナピュール
	hCG 注射剤	hCG モチダ
	rechCG	オビドレル

🔵 錠剤　💨 噴霧　💉 注射　　　●自己注射 … 可

Stage 3 採精について

採精場所	🏠 74%	🏢 26%
男性不妊対応	連携先の施設で対応	
特別な採精方法	マスターベーション	

Stage 4 採卵について

事前検査回数	🖥 エコー検査 4回	💉 ホルモン検査 2回
採卵時の麻酔	静脈麻酔（全麻含む）	
採卵時スタッフ	👩‍⚕️👩👩👨	※ その他 医療補助従事者
採卵のタイミング・他	hCG注射 34〜36 時間後　GnRH アゴニスト点鼻 34 時間後　卵胞径 16〜18 ミリ	● 採卵後休憩 2〜3 時間　● 付き添い　—　● 使用採卵針 19 G

Stage 5 培養室について

衛生&管理面での厳守

- ☑ 入室時の手洗い
- ☑ 専用衣服、帽子、マスクの着用
- ☑ 空調管理
- ☑ 温度、酸素濃度の確認
- ☑ 室内清掃
- ☑ 作業マニュアル（更新含む）
- ☑ 勉強会や検討会がある
- ☑ ミスが起きた時の対応はすぐにとれる

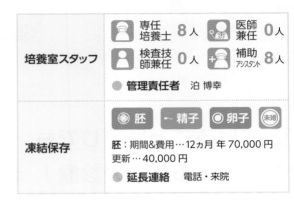

培養室スタッフ	専任培養士 8人　医師兼任 0人　検査技師兼任 0人　補助アシスタント 8人
	● 管理責任者　泊 博幸
凍結保存	◎胚　〜精子　◎卵子　未婚
	胚：期間&費用…12ヵ月 年 70,000 円　更新…40,000 円
	● 延長連絡　電話・来院

Stage 6 胚移植について

分割胚	1〜2個	胚盤胞	1〜2個

移植胚の状態

- 新鮮分割胚 12.1%
- 新鮮胚盤胞 0.8%
- 凍結分割胚 28.5%
- 凍結胚盤胞 58.6%

黄体管理（薬剤）	貼付　腟剤

Stage 7 妊娠について

妊娠判定受診日	● 分割胚移植後 12日　● 胚盤胞移植後 10日
陽性の場合	● 判定日の内診…無　● 妊娠中の診察　約 7〜8 週まで　● 分娩…患者さんが決めている
陰性の場合	● 次回診察…次の治療周期　● カウンセリング…有

  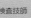 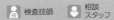 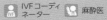 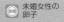

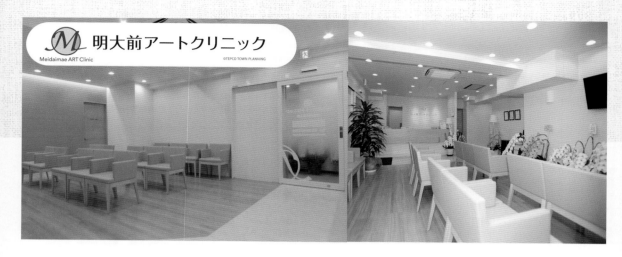

望んでいることは同じでも、それぞれに必要な治療。
それに応えるための診療！ そして、体外受精。

不妊治療を行う病院は、大きな病院から小さな病院までいろいろです。例えば、大きな病院には複数の医師がいて、小さな病院では医師が1人とします。きっと、患者さんの数や症例数は複数の医師がいる病院の方が多いでしょう。しかし、生殖医療が進んできている現在、病院のレベルの差は病院の規模に関係ない面もあります。

例えば、複数の医師がいるところでは、医師たちが治療の方針や考えを1つにしておく必要があり、そのことは意外と難しいことのように感じます。担当医制であればまだしも、別の医師が診ることで方針の違いなどがあれば、患者さんは戸惑い不安になってしまうでしょう。それではストレスがたまってしまいます。

患者さんは、みなさん子どもを授かりたくて通院しているのに、その病院で治療を受けるときにストレスを感じていたのでは元も子もありません。

そのようなときには、1人の医師がコツコツと、患者さん一人ひとりを診ていくことの方がよい結果に結びつくものと考えています。それは、生殖医療に努めるスタッフ、看護師や培養士にとっても同じことのように感じています。

明大前アートクリニックの診療の流れ

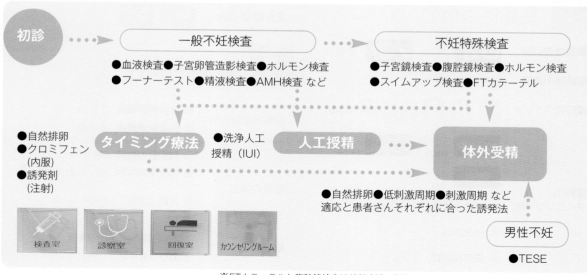

※FTカテーテルと腹腔鏡検査は外部病院へ紹介

ご夫婦へ説明会

　治療を前に、ご夫婦が妊娠と不妊治療に関する知識を得ることはとても大切なことです。私は日頃より診療を通して説明を大事にしていて時間も比較的多めに取るようにしています。また、月に１〜２回、体外受精についての説明会を行っています。

　この説明会も私が直接行い、不妊治療や体外受精に関する全般のことをお話しています。

　不妊治療には夫婦で臨んでいただきたいと思っています。そのためには、妊娠や不妊治療に関する情報を夫婦で共有することが大切です。

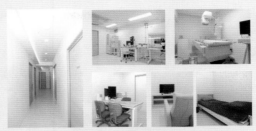

院内の風景／左から 中廊下、培養室、レントゲン室、（下段）診察室、採精室、安静室

地域医療との連携で診療環境を充実

　新米医師のころに診た妊婦さんのお子さん（娘さん）をとり上げ、最近では、その娘さんを診察することもあります。

　地域に根差し、世代を渡ったつながりができて長くお付き合いをする患者さんもいて、大変ありがたく思っています。

　また、長年に渡って産婦人科、不妊診療を行ってきた経験とつながりを活かし、地元地域を担う総合病院だけでなく、

近隣の大学病院とも連携して、婦人科系の手術が必要な時や他科診療が必要な時など、さまざまな状況に対応できるようにしています。男性不妊に関しても病院と連携し、無精子症の方の精巣内精子回収術（ＴＥＳＥ）などもできるよう、態勢を整え、患者さんにとっていい環境で治療ができるようになったと思います。

診療の案内

案内1

診療科目
『生殖補助医療』
『一般不妊治療』

　不妊治療を行う専門施設ですが、科目は生殖補助医療と一般不妊治療で表記しています。クリニック名に高度生殖補助医療を指すアートとあることで、体外受精がメインのように思われがちですが、一般不妊治療の適応となる方、そして男性不妊（ＴＥＳＥなど）の方含め、高度生殖補助医療まで幅広く専門的に診療しています。

案内2

診療時間
診療時間／（月〜金/AM）　９：30〜12：30
　　　　　（月水金/PM）15：30〜20：00
　　　　　火木PM／18：00終了　土PM／17：00終了
休 診 日／日・祝日 詳細は、HPなどでご確認ください。

　働きながら通院される患者さんのために、診療時間は20時までとしました。これにより、患者さんあたりの診療時間も多めにとることができるようになりました。

体外受精と子どもの将来を考えて
　体外受精によって生まれてきた子どもたちが元気で順調に成長しているか、何か問題はないかなどを実際に診ていくことも、不妊治療に携わる医師として必要なことだと考えています。そこで、体外受精によって生まれた子どもの身体発育、精神や運動発達などについて、小児科医や児童心理学などの専門家と一緒に、フォローアップをしていくための準備を進めています。

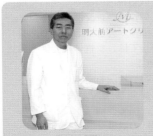

北村 誠司 院長

Profile プロフィール

1987年　慶應義塾大学医学部卒業
1990年　同大学産婦人科ＩＶＦチームに入る
1993年　荻窪病院に入職　同部長を経て、
2008年　虹クリニック院長
2018年　明大前アートクリニック院長

・医学博士　・日本産科婦人科学会専門医
・日本生殖学会 生殖医療専門医
・日本産婦人科内視鏡学会 子宮鏡技術認定医

●タイミング療法から人工授精、体外受精まで視野に入れて通っていただける不妊専門のクリニックです。

　私たちは、子どもを授かりたい皆さまのお手伝いが出来るよう、ベストを尽くします。

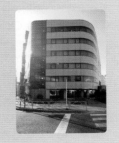

明大前アートクリニック

〒168-0063　東京都杉並区和泉2-7-1 甘酒屋ビル2F
TEL: 03-3325-1155　URL: https://www.meidaimae-art-clinic.jp

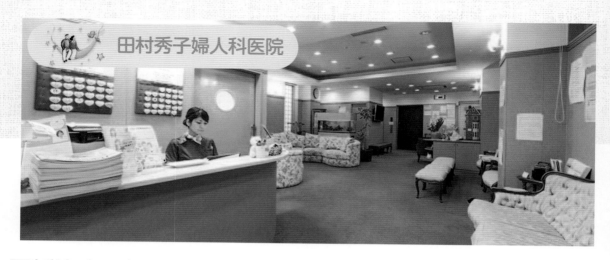

田村秀子婦人科医院

不妊治療で起こる、男性の繊細な問題に対しては、女性側に男性への配慮をお願いしています。

　一般的には、不妊症は「定期的な性交渉を持ち、避妊していないにも関わらず、1年以上妊娠成立しないこと」と定義されています。

　田村秀子婦人科医院では、1995年の開設以来、多くの不妊症を診て、多くの出産を連携病院で見て来ました。そこに多くのご夫婦の幸せがあります。ただ、女性側への診療が主体の中、男性側に原因がある男性不妊への配慮は、当初から感じていました。いろいろと取組みを重ねる中、今では生殖医療を行う泌尿器科との連携もしっかり築かれ、対応するとともに迅速な治療の流れができ

ているようです。

男性不妊が原因の夫婦によくみられること、そして、ご夫婦への診療で大切にしていることはどのようなことですか？

　男性はこれまでにない不安を感じ、自信を失っていることもあります。不妊の原因には、男性にも女性にも、両方にあることがほとんど。

　お互いを思いやり、支えあいながら、二人三脚で困難を乗り越えていく、そんなご夫婦の応援団でありたいと思っています。

男性不妊が原因の夫婦は多いのでしょうか？

　初診時に、ご夫婦ともに詳しい問診を行い、女性と男性の不妊原因を同時に検査します。

　男性不妊の検査は主に精液検査ですが、精子数の減少、運動率の低下などが判明するケースも多いですね。また、勃起障害や射精障害、性交障害など男性性機能障害で、通常の性交渉がもてずに外来にこられるご夫婦も増えてきていると感じます。

●男性不妊の治療方針は？

　初診時、男性側にはご夫婦の性生活のことなど、口頭で伝えにくい内容に関しても問診用紙に書いてもらっています。この問診と精液検査の結果をもとに、男性の治療方針を決めていきます。

　問題が明らかな場合には、積極的に男性不妊専門医（泌尿器科）と協力するよう心がけています。泌尿器科の男性医師の方がより具体的に相談ができる環境に

あると考えるからです。

　2015年の湯村医師らの男性不妊の調査によると、男性不妊の原因の83％は造精機能障害で、精路通過障害は3.9％、でそして性機能障害が13.5％とあり、最近は性機能障害が増加しているのも特徴のようです。女性側の排卵日の特定により、男性側が性交渉にストレスを強く感じ、新たに性機能障害が発症することもあります。このような問題に対しては、女性側に男性への配慮をお願いしているわけです。

　最終的には、女性側の年齢や状況も考慮し、男性不妊専門医と連携をとり、配偶者間人工授精（ＡＩＨ）、体外受精（ＩＶＦ）、顕微授精（ＩＣＳＩ）などの生殖補助医療（ＡＲＴ）の治療を選択できるようしています。そして何よりも、ご夫婦がお互いの妊娠への気持ちを一つにして、治療に向き合えるよう、お手伝いができることを心掛けて診療をしています。

ご夫婦へ

不妊治療中、排卵時期だけを意識する夫婦生活となり、お互いにストレスを感じるようになっていませんか？

ご夫婦で治療のことを十分にお話できていますか？

治療が進むにつれ、会話が少なくなっていませんか？

まずはお二人で、子どもをもちたい気持ちを再確認し、共有することがとても大切ですね。

妊娠は一人ではできません。

相手を思いやりながら、二人三脚で乗り越える、それこそがご夫婦に最も大事なことだと思います。

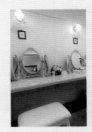

院内の風景／左から パウダールーム、検査室、培養室、
（下段）待合室、カウンセリングルーム

心のケアを大切にした不妊治療

不妊治療・生殖補助医療は、この10年の間に飛躍的な進歩を遂げました。体外受精や顕微授精などの技術により、今まで子どもができなかった人にも、子どもを授かるチャンスができました。しかし、技術が先行して患者さんの心の部分がないがしろにされやすいのも事実です。

不妊治療を専門を行う以上、技術が優れているのは当然で当たり前のことでしょう。でも、心の部分では夫婦2人の心に関係するデリケートな面もあります。そのケアをいかに充実させて最新の治療を行うか、私どもは治療を手がけて以来、その課題に常に注目して取り組んできました。

技術のバックアップを最大限にいかし、ご夫婦が2人で自信を持って治療に臨んでもらえるよう、カラダと心のバランス作りを大切にする、そのような診療を大切にして、今後も診療を続けていきたいと思っています。

診療の案内

案内1

診療科目
『婦人科、美容皮膚科、アンチエイジング科』
専門外来
『不妊外来、一般婦人科外来
美容皮膚科外来、更年期外来、アンチエイジング外来』

私たちの目指す治療には「ストレスがなく」「その人にとって最小限度の治療で妊娠して頂く」ことも含んでいます。そのため、病院の設計コンセプトも「病院に来ているという感覚をできるだけなくす」ことに努め、皆様が肩の力を抜いて通院して下さるよう、婦人科・不妊外来、生殖補助医療にも、女性が生き生きとキレイに暮らせるサービスなども広く行っています。

案内2

診療時間
診療時間／（AM）9：30～12：00
　　　　　（PM）13：00～15：00
　　　　　　　　17：00～19：00
休診日／土曜午後・日祝祭日
　　　　詳細は、HPなどでご確認ください。

お勤め帰りに、そして都合をつけていただきやすいよう、午後の5時から7時までの診療時間を設けています。通院に関すること、アクセスや病院情報、医師の情報、ブログなどの詳しい情報は、ホームページをご覧下さい。

自動診察受付装置

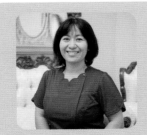

田中 紀子 副院長

Profile プロフィール

京都府立医科大学産婦人科学教室研修医を経て、大学の関連病院産婦人科に勤務。京都府立医科大学大学院にて、子宮内膜症や生殖内分泌に関連する遺伝子の研究を行った。その後、アメリカのコーネル大学医学部 不妊・生殖医療センターに客員研究員として、ヒトのICSIの妊娠分娩報告を世界最初に発表したパレルモ博士の下で、精子や卵子の元となる幹細胞の研究を行った。
帰国後、扇町レディースクリニックに勤務。
平成20年2月 田村秀子婦人科医院に着任。

＜京都府立医科大学医学部 卒業
・医学博士・産婦人科認定医・生殖医療専門医＞

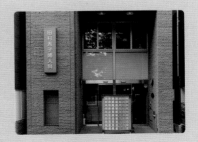

田村秀子婦人科医院

〒604-0825 京都市中京区御池高倉東入ル御所八幡町229
TEL: 075-213-0523　URL: https://tamura-hideko.com/

ART related companies

生殖医療を応援する企業の紹介

治療に臨んでいくための参考として、ぜひご覧ください

ママ&パパになるあなたを応援

不妊治療施設に必要資材を納入する企業などを紹介

ART（体外受精や顕微授精などの生殖補助医療）に関係する企業には、婦人科医療に欠かせない医療機器や薬剤のほか、生殖医療・胚培養に必要な医療機器や薬剤、試薬から光学機器、または建築（インテリア～空調関連他）関係など多数あります。

医療機器や薬剤、試薬などの進歩は治療成績の向上へつながり、治療施設にとっても、赤ちゃんの望むご夫婦にとってもはなくてはならない大事な関係者です。

今回は、その関連企業の中から6社を紹介します。

薬剤関連 ｜ 排卵誘発剤や早期排卵抑制剤など

フェリング・ファーマ株式会社
富士製薬工業
塩野義製薬株式会社
あすか製薬株式会社
メルクバイオファーマ株式会社
ＭＳＤ株式会社
興和株式会社
株式会社ポーラファルマ
バイエル薬品株式会社
日本イーライリリー株式会社
持田製薬株式会社
キッセイ薬品工業株式会社
武田薬品工業株式会社

顕微鏡関連 ｜ 倒立顕微鏡、実体顕微鏡など

株式会社ニコン
オリンパス株式会社
株式会社東海ヒット

顕微授精関連 ｜ 顕微授精装置、レーザーAHAなど

株式会社ナリシゲ
プライムテック株式会社
株式会社東京インスツルメンツ
ニッコー・ハンセン株式会社
ニプロ株式会社

精子関連 ｜ 精子検査装置など

株式会社 ジャフコ
株式会社ニューロサイエンス
ストレックス株式会社
加賀ソルネット株式会社

培養室関連 ｜ 培養液、インキュベータ、採卵針など

富士フイルム和光純薬株式会社
株式会社日本医化器械製作所
株式会社ナカメディカル
株式会社東機貿
扶桑薬品工業株式会社
オリジオ・ジャパン株式会社
株式会社メディカルトップス
日本エアーテック株式会社
株式会社アステック
PHCホールディングス株式会社
富士システムズ株式会社
株式会社北里バイオファルマ
サーモフィッシャーサイエンティフィック株式会社
大日本印刷株式会社
日本ブレイディ株式会社

検査関連 ｜ 超音波検査機器、不妊治療検査など

株式会社 アイジェノミクス・ジャパン
ＧＥヘルスケア・ジャパン株式会社
日立アロカメディカル株式会社
ベックマン・コールター株式会社
Varinos 株式会社

診療サポート ｜ 予約システム、電子カルテなど

株式会社オフショア
システムロード株式会社
株式会社メドレー

妊活サポート ｜ インターネットサプリメントなど

株式会社ニュートリション・アクト
株式会社ファミワン
株式会社リンクライフ・アイ

"People come first at Ferring"
― すべては「人」からはじまる

フェリング・ファーマ株式会社は、スイスに本社を有するフェリング・ファーマシューティカルズ社の日本法人として、2001年2月に設立されました。当社の役割は、日本におけるフェリング・ファーマシューティカルズ社製品の開発、販売、流通および販売促進を行うことであり、"People come first at Ferring"―（すべては「人」からはじまる）という企業理念の下に、リプロダクティブ・ヘルス(不妊症領域と産婦人科領域)をはじめとした重点領域におけるアンメット・メディカル・ニーズ、すなわち世界の未だ満たされていない医療ニーズに対して革新的な治療薬を提供する、価値のある製薬会社を目指しています。

フェリング・ファーマシューティカルズ社は世界の不妊症治療において、幅広い製品ラインナップをご提供しているリーディングカンパニーの１つです。日本においては、2008年に卵巣を刺激し排卵を誘発する「HMG(ヒト下垂体性性腺刺激ホルモン)製剤」を、2014年に受精卵の着床をサポートする「黄体補充製剤」を発売いたしました。HMG製剤は世界120以上の国と地域で、黄体補充製剤は42の国と地域で使用されています。これまで世界で積み上げてきた実績に基づき、さらなる情報提供活動を展開してまいります。

フェリング・ファーマ株式会社　CEO 代表取締役　マーク・ノグル

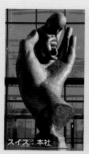
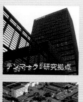

フェリング・ファーマ株式会社は「リプロダクティブ・ヘルス（不妊症領域と産婦人科領域）」、「泌尿器科領域」、「消化器科領域」の３つを重点領域として、価値のある製薬会社を目指しています。

患者さん用資材

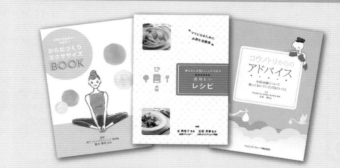

使い方や注意点を紹介する資材のほか、不妊治療に役立つ患者さん向けの資材を各種掲載しております。

データに基づく不妊治療の基礎知識

正しい知識で、正しい方向へ。

女性のからだのことから、不妊症の原因、検査、治療法など、医師監修の下、専門的な情報をわかりやすくご紹介。
男性不妊についても解説します。
悩みを抱え込まずに、まずは、不妊Collegeで学びましょう。

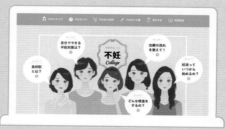

| 不妊カレッジ | 検索🔍 |

https://ferring.co.jp/infertility/

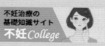

不妊症についての詳しい情報は、「不妊College」のサイトにてご覧いただけます。

フェリング・ファーマ株式会社　〒105-0001　東京都港区虎ノ門2丁目3-17　虎ノ門2丁目タワー 7F
URL: https://www.ferring.co.jp/

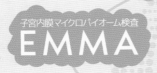

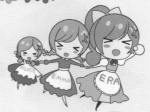

EndomeTRIO 3姉妹

子宮内膜着床能検査
ERA®

子宮内膜マイクロバイオーム検査
EMMA

感染性慢性子宮内膜炎検査
ALICE

3つの検査を
1度の生検で
解析！

約3週間以内
に結果を
報告！

先進不妊治療遺伝子検査セットで妊娠率をアップ！

　子宮内膜着床能の360度解析をご存知ですか？
EndomeTRIO（エンドメトリオ）は、アイジェノミクス社
の最新検査サービスセットです。最先端検査ERA（子宮内膜
着床能検査）、EMMA（子宮内膜マイクロバイオーム検査）、
ALICE（感染性慢性子宮内膜炎検査）がセットになっています。
大切な胚のために最良の子宮環境と移植のタイミングを見
つけることができます。

Igenomix（アイジェノミクス社）は、さまざまな遺伝子検査を提供し、不妊に悩むみ
なさまが健康な赤ちゃんを授かるためのサポートをする会社です。提携クリニック
は北海道から沖縄まで、全国にわたり広がり続けています。ぜひ、弊社の検査サー
ビスを提供しているお近くのクリニックを調べてみてください！

○ ERA（エラ）検査 は、あなた個人の最適な着床の時期である
「着床の窓」を特定し、胚を子宮に戻す最適な時間を正確に
定めることができます（図1参照）。

○ EMMA（エマ）検査 では、子宮内の常在菌を調べ、着床妊娠
に大切な乳酸桿菌※の割合を調べます。乳酸桿菌※が9割以上
占めていることが、妊娠率、継続妊娠率および生児出産率に
おいてとても重要です（図2参照）。　※ラクトバチルス菌

○ ALICE（アリス）検査 では、子宮内における炎症性の感染症
に関する菌の有無について調べます（図3参照）。

　これら3検査（ERA-EMMA-ALICE）は1回の検体採取で同時
解析を行うことができます！ あなたの胚に最大の可能性を！

図1
ERA検査
あなたの着床の窓を
調べます

● 子宮内膜には着床に
適した期間（着床の窓）
があります。

● この期間は個人に
よって異なり、ERA検
査では、患者様個々の
着床の窓を特定します。

● 最適なタイミングの
胚移植をすることで、
妊娠率を高めます。

不妊治療に通う37%位の女性は
着床の窓の時期がズレています

↑37%でズレている←4人

ERAで妊娠率が25%アップ！

図2
EMMA検査
子宮内膜の細菌の
種類と量を調べます

● 子宮内膜の細菌の種類
と量を測定し、バランスが
正常かどうかを調べます。

● 子宮内膜の乳酸菌の
割合は、着床・妊娠率
に大きく関わります。

● 子宮内環境を改善す
る（乳酸菌の割合を上げる）
ことにより着床・妊娠率が
向上します。

	子宮内乳酸菌が多い群	子宮内乳酸菌が少ない群
妊娠率	70.6%	33.3%
生児出産率	58.8%	6.7%

図3
ALICE検査
慢性子宮内膜炎を
起こす細菌を調べます

● 慢性子宮内膜炎は、
細菌感染によって起こ
り、不妊症・不育症の
原因の1つとなります。

● ALICE検査では、従
来の方法では特定でき
なかった慢性子宮内膜
炎の病原菌を検出いた
します。

習慣性流産や着床不全者では
66%が罹患していると言われています

66%罹患している

EMMA/ALICEで
着床・妊娠率をアップ！

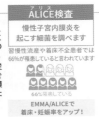

着床前胚染色体異数性検査
PGT-A（PGS）検査

正常な染色体数を持った胚を優先して移植するこ
とで、流産率の低下に繋がります。

※日本産婦人科学会のガイドラインを遵守した上で実施致します。

WEBSITE　アイジェノミクス

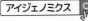

Blog 　Facebook 　Twitter

アイジェノミクス・ジャパン株式会社

〒103-0013　東京都中央区日本橋人形町2-7-10　エル人形町 4F
TEL：03-6667-0456　URL：https://www.igenomix.jp

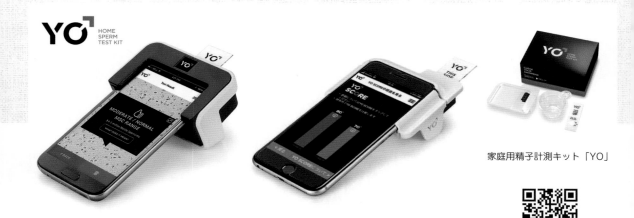

家庭用精子計測キット「YO」

株式会社ジャフコは、精子特性分析機の
リーディングカンパニーです

　1971年に設立した当社は、1987年から日本の不妊治療と向き合い、イスラエルで開発された精子特製分析機SQA（Sperm Quality Analyzer）とともに、25年以上にわたって不妊治療の現場を歩んで参りました。

　近年、少子高齢化や出生率の低下がTVや新聞、雑誌などでも話題を呼び不妊症も注目を集めており、なかでも、精子に関する情報は、マスコミに取り上げられることも多く、不妊原因の約半数を男性が占めることも知られてきました。

　しかし、未だに精液検査を躊躇する男性も少なくありません。こうしたことから、病院で精液検査をする前に

自宅で簡単に、しかもより精度の高い精子の状態を観察したいという声も多く、そこで精子検査機器を開発した医療機器メーカーが、世界で初めて患者様向けの家庭用精子計測キットを開発しました。この家庭用精子計測キット「YO」は、精液サンプルをGoogle Play、App Storeから無料でダウンロードできるアプリを使って動画を記録、分析することができます。このアプリを使って出された計測結果はYOスコアとして表示され、妊娠可能域にあるかをお知らせします。このYOの計測結果を弾みに、夫婦の妊活に対する意識付けや、不妊治療への第一歩を踏み出せるようにと考えています。

不妊治療施設で活躍

　精子特性分析機SQA（Sperm Quality Analyzer）はイスラエルで開発され、短時間で精子検査ができる機器として、日本生殖医学会や日本受精着床学会など多くの学会で研究発表が行われており、その度に大変話題を呼んでいます。

　特に顕微鏡では見ることができない平均精子速度や高速直進運動精子濃度：PMSC(a)、SMI(Sperm Motility Index)など、精子の受精能力の予測に有用なデータが得られることが特徴です。

　顕微鏡を使って人の目で精子数、運動精子数などをカウントする従来の検

査法は、検査技師、培養士の経験や技術の差などからばらつきもありますが、『SQA-V』で測定した場合には、測定者も施設間の差もなく検査データをまとめることができます。

　海外での導入施設は4000件を超え、国内では、国公立大学病院や不妊治療専門クリニックだけでなく、一般産婦人科、泌尿器科、製薬メーカーなどの約300件の導入実績があります。

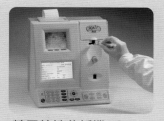

精子特性分析機SQA-V

精液特性分析レポートの内容

1.精子濃度　2.運動率　3.正常形態率　4.SMI（精子自動性指数）　2a.高速前進運動率
2b.低速前進運動率　2c.非前進運動率　2d.不動率　5.運動精子濃度　6a.高速前進運動精子濃
度　6b低速前進運動精子濃度　7.FSC（機能精子濃度）　8.Velocity（平均精子速度）

株式会社ジャフコ　　　　〒154-0012　東京都世田谷区駒沢1-17-15　3F
　　　　　　　　　　　　TEL：03-5431-3551　URL：http://www.jaffcoltd.com/

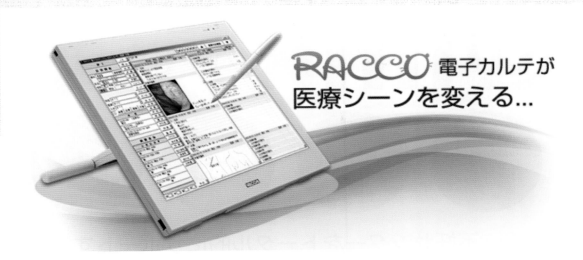

システムロードは電子カルテシステムを
中核技術として独創的な医療ITを提供しています

　私たちの提供するシステムは、基幹となる電子カルテシステムとART管理システムによる記録やチャート・オーダ機能などの充実からクラウドによるBBT記録、問診など、さまざまなシステムをトータルコーディネートすることで統合医療情報の構築を実現します。

　例えば、超音波の画像や数値データ、顕微鏡の画像や動画、ホルモン検査の結果、予約システムや自動精算機にいたるまで全体の機器やシステムをシームレスに連携していきます。

　また、電子カルテ化するとコンピュータへの入力が手間となり、患者様のことを見なくなると心配されるドク

ターの声をよく耳にしますが、RACCO電子カルテなら従来の紙カルテのイメージをそのままに、見やすさを追及した診療録画面になっています。そのため理解しやすく、患者様の視点に立ったインフォームド-コンセントを実現することができます。患者様と一緒に画面に向かって説明することで、患者様と時間と情報を共有することは、より確かな信頼を築きあげていきます。

　そして、説明に使用したシェーマは、その場で印刷して患者様に渡すことも可能です。

　このような医療シーンがRACCO電子カルテによって始まります。

電子カルテの患者様メリット

1. 受付から会計までの時間が短縮

紙カルテでは、スタッフが必要なカルテをカルテ倉庫から運んでいました。電子カルテはパソコンで開くだけなので、患者様をお待たせすることがなくなります。

2. 診療内容が充実

紙カルテでは、過去の検査結果や診療記録を探すのに時間がかかりましたが、電子カルテには検索機能があるので、過去の検査結果や診療記録を短時間で探せます。しかも見やすく、グラフなどにして表示することも可能です。患者様にわかりやすく説明することが可能になります。

3. 医療の安全の向上

従来は人によって行われていた安全確認ですが、電子カルテにはそうしたシステムが組み込まれているので、二重に安全確認ができるようになりました。

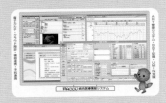

見慣れた紙カルテの見栄えをそのままに、いかに使いやすく業務をスムーズに行いながら、患者様に喜ばれるかを追求しました。

　患者様に画面を見せながら説明し、そのまま印刷をして患者様に渡す事ができます。

システムロード株式会社　　　　〒104-0033　東京都中央区新川1-3-3　グリーンオーク茅場町
URL: https://www.road.co.jp/

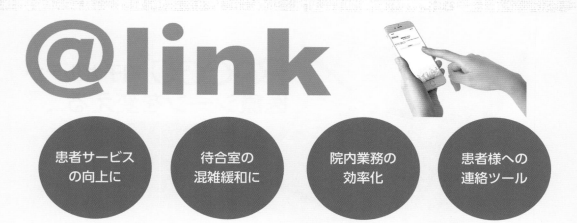

産婦人科・不妊センターをトータル的にサポートする
診療支援、予約・受付システム @link（アットリンク）

　テクノロジーの進歩にともない、新しい医事会計システム、電子カルテ等、数多くの医療情報システムが開発・提供されてきました。それらにより、低付加価値業務の効率化は達成されている一方で、今後の医療機関に求められる患者さまの満足度の向上は、依然、実現されていないままではないでしょうか。

　株式会社オフショアが提供するITソリューションのコンセプトは、「患者さまの満足を通じた医療の発展」です。その実現に向けて「また行きたくなる病院」「便利で快適な病院」といった患者さまの視点を反映させたIT

ソリューションの提供を行っております。私たちは従来の常識にとらわれることなく患者さまのQOL向上に繋がる新たなサービスを提供し続けてまいります。

　@linkは、予約・受付システムを中心に周産期管理、マーケティング管理、患者さま向けサービスなどあらゆるニーズにお応えできる、商品・ソフトをご提供させていただき、現在600件を超える全国の産婦人科でご利用いただいております。そして全国で産婦人科に通院中の患者さまの約5人に1人がアットリンクをご利用いただいております。

オンライン動画配信サービス（WOVIE）

患者様がお持ちのスマートフォン・PCを利用した動画（静止画）情報提供サービスです。母親学級や患者説明会をご自宅で閲覧して頂けます。ご自宅での付き添いができないご家族にも一緒にみていただくことができます。

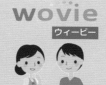

エコー動画配信サービス（Echo Diary）

撮影したエコー動画をいつでもどこでも閲覧・ダウンロードができるサービスです。

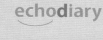

オンライン決済

オンラインによる決済をすることにより会計待ちの時間を軽減することが実現できる機能です。金銭の授受がなくなり、スタッフとの接触機会が削減できます。

WEB問診

事前に患者様へ問診を行う機能です。院内での問診記入時間を削減できます。ペーパレス化、問診票の用意や受け渡しでの接触の機会の削減ができます。

株式会社オフショア	神戸本社	〒651-0096　兵庫県神戸市中央区雲井通4-2-2　マークラー神戸ビル4F TEL：078-241-1155
	東京オフィス	〒104-0031　東京都中央区京橋3-14-6　齋藤ビルヂング8F TEL：03-6228-7722　URL：https://www.kobeoffshore.com/

famione

妊活コンシェルジュ ファミワンで専門家からのあなただけの妊活のアドバイスや、不妊治療のクリニック選びのサポートを受けてみませんか？LINEで気軽に妊活チェック！

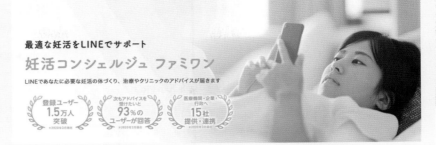

妊活コンシェルジュ「ファミワン」が、あなたの 妊活・不妊治療を、不妊症看護認定看護師・ 臨床心理士・胚培養士などの専門家チームと支えます

　子どもが欲しいと願いながらも、その願いがなかなか叶わない方も少なくありません。近年、晩婚化により高齢出産が増え、不妊治療を行う人が増えたとも言われていますが、若いうちから妊娠を希望していながらも原因不明の不妊に悩む方もいらっしゃいます。

　ファミワンでは「子どもを願うすべての人によりそい、幸せな人生を歩める社会をつくる」をビジョンに掲げ、LINEを使って専門家に相談ができる妊活サポートサービス"妊活コンシェルジュ「ファミワン」"や、動画で気軽に妊活について学べる"妊活ライブ"などを提供しています。

　妊活コンシェルジュ「ファミワン」はLINEのアカウント登録をすることで専門のチェックシートが届き、その入力内容を分析して、あなたの妊活状況に合わせたアドバイスを行います。アドバイスをするのは、不妊症看護認定看護師や臨床心理士、培養士、NPO法人Fineの認定

ピアカウンセラーなど。多くの専門家が、妊活の基礎から病院選び、治療中の悩みまで、あらゆる面であなたの妊活をサポートしています。利用者は2万人以上と、非常に多くの方にご利用いただいています。

　さらに「自宅で妊活の知識を楽しく学びたい」「信頼できる専門家からの情報を気軽に得ることができたら」というお声もいただくことも多くありました。そこで、2020年7月から新たに、妊活について動画で気軽に学ぶことができるライブ配信"妊活ライブ"をスタート。妊活の基礎知識はもちろん、パートナーシップやセックスのお悩み、病院をスムーズに受診するためのコツなど、さまざまなトピックをお届けしています。

　今後もファミワンでは、みなさまが少しでも快適に妊活・不妊治療に取り組むことができるよう、サポートを行っていきたいと考えています。気になる方は、ぜひ「ファミワン」で検索していただけると嬉しいです。

ライブで気軽に妊活の最先端の正しい情報を！専門家がライブ配信であなたの妊活の悩みにお答えします。アーカイブ動画も多数揃っています。

妊活ライブ　https://famione.com/live/

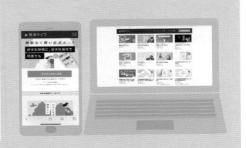

株式会社ファミワン　　　〒150-0002　東京都渋谷区渋谷2−14−6
URL: https://famione.co.jp/

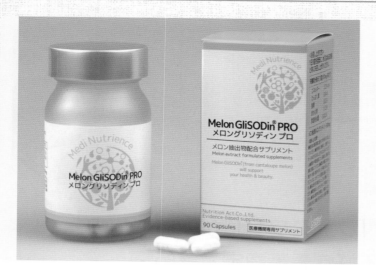

メングリソディン プロ
過剰な活性酸素の影響が気になる方に

着床でお悩みの女性・サビが気になり元気がない男性に

主要成分・メロングリソディンは、南フランス産の通称「腐りにくいメロン」に豊富に含まれる抗酸化酵素SODから生まれました。生体内の抗酸化酵素を誘導し高めるという画期的なメカニズムを有します。抗酸化酵素は、通常の抗酸化成分に比べて、100万倍以上の抗酸化力を発揮すると言われています。

人工受精治療との併用で妊娠率の向上、子宮内膜厚、および卵胞数を改善する効果が臨床試験で確認されています。

アンチエイジング理論に基づく不妊サポートサプリメント
元気で健康なお子さまの妊娠・出産を望むお二人のために

私たちニュートリション・アクトは、究極の健康をめざし、様々なニュートリション（栄養）関連の事業を行っております。1993年の創業以来、科学的な裏付けや品質を重視した原材料の販売、機能性食品や化粧品の開発に加え、特定保健指導やセミナーの実施など、皆様の究極の健康に貢献できるよう取り組んで参りました。

そして現在、私たちは医療現場においても、確かな科学的裏付けがあり、安全に安心してお使いいただけるサプリメントをお届けし、患者様の健康に貢献できるよう取り組んでいます。特に不妊でお悩みの方の妊娠・出産の手助けができるサプリメントをご提供しております。

不妊の原因は様々考えられますが、近年は晩婚化による出産の高齢化、つまり加齢（エイジング）の影響が報告されています。そこから、卵子に対するアンチエイジング、精子や精巣へのアンチエイジングが注目されています。弊社では、この問題に立ち向かえるよう、最新のアンチエイジング理論に基づいた3つのサプリメントをラインナップしております。

特長は、ヒトが本来持っている機能にアプローチすることで、安全かつ高機能をかなえていることです。妊娠しやすい体づくりをサポートし、不妊治療の効果を高めることが期待できます。毎日の習慣として、是非ご活用下さい。

オレアビータ プロ
ミトコンドリアの衰えが気になる方に

卵子の質でお悩みの女性　運動機能の衰えが気になる男性に

主要成分・オレアビータは、ルイパスツール大学の研究をもとに、400種類以上の植物エキスを選別し開発された特別なオリーブ葉エキスです。細胞膜の受容体TGR-5を刺激し、ミトコンドリアを増殖・活性化することが確認されています。

卵子・精子の老化に大きく関係するミトコンドリアに働きかけ、活力アップすることで、加齢による不妊の改善効果が期待できます。

エーシーイレブン プロ
加齢による影響が気になる方に

流産でお悩みのご夫婦　35歳以上のご夫婦に

主要成分・エーシーイレブンは、DNA研究の世界的な権威Dr. Peroによる30年以上にわたる研究から生まれました。南米アマゾンで2000年以上前から感染症治療などに用いられてきたキャッツクローの樹皮から、伝統製法にならい有効成分を抽出しました。ヒトが生来持つDNA修復機能を促進することが確認されています。

DNA損傷が不妊にも関わっているとする研究が多く報告されています。エーシーイレブンには、DNA修復促進による不妊改善が期待できます。

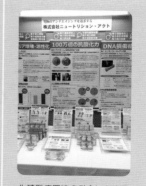

生殖医療関連の学会にも出展しております。

株式会社ニュートリション・アクト

〒104-0061　東京都中央区銀座一丁目13番15号 ダイワロイヤル銀座ビル 3F
TEL: 03-3538-5811　URL: https://www.nutrition-act.com

MedeTa 葉酸

「お母さんになりたい」
と思った、その日から

メデタ葉酸

医療機関取扱 大学教授監修

「安心」「飲みやすい」と
多くの女性に好評です。

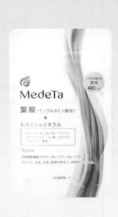
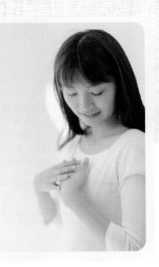

「お母さんになりたい」と思った、その日から

　赤ちゃんの健やかな成長のために、妊娠前から飲む必要のある葉酸サプリメント。だからこそ、良いサプリをしっかり選びたい。それは、生まれてくる赤ちゃんに対する、「最初の責任」と言えるのかもしれません。

MedeTaは、「おめでた」のめでた。
MedeTaは、「（胎芽の）芽出た」のめでた。
MedeTaは、「葉酸の葉（芽）出た」のめでた。

MedeTaは、「メディカルデータ」のメデタ。
MedeTaは、「努力（治療）の芽出た」のめでた。
MedeTaは、「希望の芽出た」のめでた。

　そして、縁あって家族になれたパートナーとの間に
いつか授かる「芽」ほどに小さな命を
大切に大切に育んでもらいたいから、
MedeTaは、「愛でた」のめでた。

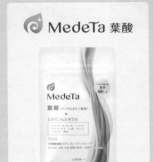

メデタ葉酸　10の特徴

　今、世の中には、多くの葉酸サプリメントがあふれています。でも残念ながら、疑問を感じるサプリが多いことも事実です。
　メデタ葉酸は、「毎日飲む必要があるサプリだからこそ、ご夫婦に余計な負担はかけない！」という想いから生まれました。葉酸サプリのあるべき姿を形にした、メデタ葉酸。みなさまに自信をもってお勧めします。

1、モノグルタミン酸型葉酸400μg
2、葉酸を助ける、5つのB群（特にビタミンB6、ビタミンB12）＋亜鉛
3、カルシウムをサポートするビタミンD
4、抗酸化作用のビタミンE
5、妊活期や妊娠初期に必要な栄養素13種
6、保存料、着色料、香料等は無添加
7、原材料の原産国と最終加工国を開示
8、健康補助食品GMP工場で製造
9、第三者試験クリア
10、粒が小さく、匂いも少なく飲みやすい

公式ショップ
https://medeta.net/yousan/

楽天でも好評販売中
https://rakuten.co.jp/medeta/

株式会社リンクライフ・アイ

〒533-0033　大阪市東淀川区東中島1-18-22　新大阪丸ビル別館9-1
TEL：06-6195-8756　URL: https://www.medeta.net/

不妊治療情報センター（www.funin.info）に登録のART施設ご紹介

不妊治療情報センターが運営するポータルサイトでは、不妊治療に関する情報を広く扱っています。しっかりした不妊治療が受けられるよう、全国の病院（不妊治療施設）が検索できるようにシステム化しています。ベースとなる病院情報は適時更新を行っています。本書のリスト一覧にて紹介したART施設の中でも、とくにみなさんへの情報を提供して下さる施設がありますので、ご紹介します。今後さらに協力を深め、より良い情報をお届けしていきたいと思っています。

金山生殖医療クリニック

札幌市中央区北1条西4丁目1-1 三甲大通公園ビル2階 TEL: 011-200-1122
https://www.funin.info/hospital/kaneyama/

金山 昌代 医師

患者さんの気持ちをしっかりと受け止めた診療と、環境づくりに努めています。はじめて受診するときは、みなさん、たくさんの迷いや色々なことを心配することでしょう。

例えば、仕事を続けながら職場の人にも迷惑をかけずに最適な治療を受けたい、という要望もあるでしょう。そうした要望にも患者さんの立場で考え、尚かつ最適な治療を提供できるよう努めています。安心してどうぞお訪ね下さい。

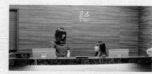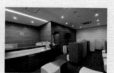
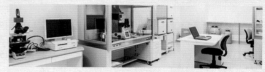

恵愛生殖医療医院

埼玉県和光市本町3-13 タウンコートエクセル3F　TEL: 048-485-1185
https://www.funin.info/hospital/keiai/

林 博 医師

不妊症・不育症患者経験のある医師、看護師、生殖医療カウンセラーがその経験を活かし、心のこもった不妊治療・不育症治療を心がけています。

また、国内ではただ1人、生殖医療と内視鏡、そして周産期の分野の専門医を併せ持つ院長の複合的な不妊治療・体外受精・不育症治療を提供することができます。私たちは、腹腔鏡・子宮鏡手術から、妊娠成立後は産科で分娩そして小児科を診療する、女性に安心なART施設です。

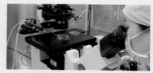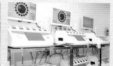
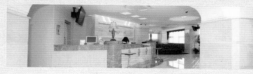

西船橋こやまウィメンズクリニック

千葉県船橋市印内町638-1 ビューエクセレント2F　TEL: 047-495-2050
https://www.funin.info/hospital/koyama/

小山 寿美江 医師

不妊検査からタイミング指導、人工授精などの一般不妊治療、そして体外受精・顕微授精となる生殖補助医療を専門に行っています。

不妊症は、早めの受診が大切です。そこで通院しやすいよう、夜間、土・日・祝日も診療し、不妊無料相談を充実させています。不妊に悩まれている方、これから妊活する上で相談したい方にとっては頼れるクリニックです。今後もその診療方針を続け、さらなる充実のために尽力しています。

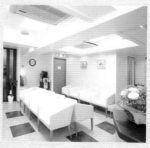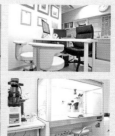

神田ウィメンズクリニック

東京都千代田区鍛冶町2-8-6 メディカルプライム神田6F　TEL: 03-6206-0065
https://www.funin.info/hospital/kanda/

清水　真弓 医師

生殖医療専門医の女性医師による施設です。不妊検査から不妊治療（タイミング指導から高度生殖医療まで）全般を専門に行います。

院長＝主治医体制をとることで、きめ細やかで誠実な診療を目指し、ゆっくり治療を進めていきたい方から妊娠を急ぐ必要のある方まで柔軟に対応します。そして、火曜・木曜の夜間診療と昼休みの時間帯での診療で、仕事との両立をサポート。スタッフ一同であたたかい対応を心がけています。

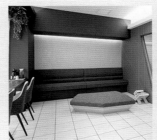
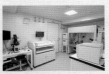

あいだ希望クリニック

東京都千代田区神田鍛冶町3丁目4番　oak神田鍛冶町ビル2F　TEL: 03-3254-1124
https://www.funin.info/hospital/aida/

会田　拓也 医師

我が子を抱くという夫婦の希望を叶えるために真摯に向き合い、日々努めています。

良い状態の受精卵、良い状態の子宮環境が妊娠へ導きます。良い状態の受精卵を得るためには、心と体にやさしい自然周期が適しています。良い状態の子宮環境を得るためには、免疫状態、着床の窓、子宮内膜炎を検査し治療することで良い状況を整えます。その道筋を示していくことを役割とし、一人ひとりの診断にあたっています。

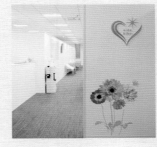
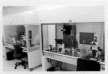
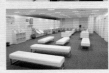

エス・セットクリニック（男性不妊専門）

東京都千代田区神田岩本町1-5 清水ビル7F　TEL: 03-6262-0745
https://www.funin.info/hospital/sset/

佐々木　豊和 医師

国内初の高精度な精子検査を行うことができる男性不妊専門の医療機関で、妊娠の可能性に関わる精子の質について、より詳細な検査を行うことができます。

また、国内で100人にも満たない男性不妊治療を行う生殖医療専門医が治療にあたり、多くの方の精子の質を向上させ、できるだけ自然な妊娠につなげることにもこだわっています。

そして、良好な精子を選別してレディースクリニックへ届けることで、妊娠の成功率を高めることをサポートしています。

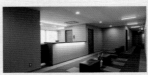
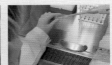
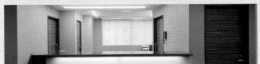

Natural ART Clinic 日本橋

東京都中央区日本橋二丁目7番1号東京日本橋タワー8F　TEL: 03-6262-5757(代表)
https://www.funin.info/hospital/nihonbashi/

長田　尚夫 医師

もっと自然に「妊娠」という最大の贈り物を出来るだけ多くの人に届けたい……。

Natural ART Clinic 日本橋は、できる限り薬や注射の少ない、また心身に負担のない方法で妊娠へのサポートをしています。

限りなく自然に近い状態で体外受精を行うことは、今成長し排卵する「現在の卵子」だけではなく、翌周期以降に排卵する「未来の卵子」に重要なことなのです。

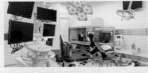
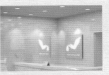
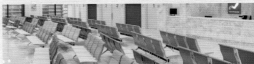

オーク銀座レディースクリニック

東京都中央区銀座2-6-12 Okura House 7F　TEL: 0120-009-345
https://www.funin.info/hospital/oak_ginza/

太田　岳晴 医師

女性の医学を専門とする医療法人オーク会が東京・中央区銀座に開院した不妊治療専門のクリニックです。

本院のオーク住吉産婦人科と連携しながら、子どもを授かるために必要となる診療をしています。不妊治療全般を行うばかりでなく、妊娠するために大切なダイエットのことや将来の妊娠のための卵子凍結にも力を入れ、幅広い医療を展開しています。

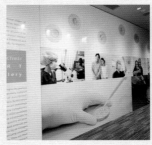
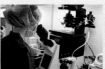
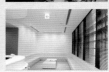

新橋 夢クリニック

東京都港区新橋2丁目5番1号　EXCEL新橋　TEL: 03-3593-2121
https://www.funin.info/hospital/s_yume/

瀬川　智也 医師

不妊症の原因のほとんどが、"卵子と精子が体内で出会えていないから"そして、その有効な治療法は"体外受精"だと考えて日々、診療にあたっています。

また、採卵・胚移植・胚培養・凍結保存に関する先端生殖医療の研究開発を行っており、体に負担が少なく安全な治療を行えるよう、日々新しい技術・治療法を考え、実行しています。

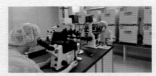
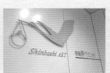
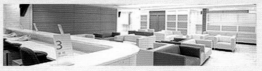

芝公園かみやまクリニック

東京都港区芝2-9-10 ダイユウビル1F　TEL: 03-6414-5641
https://www.funin.info/hospital/kamiyama/

神山　洋 医師

東京タワー近くにあるクリニックで、女性にとって気負いなく通え、男性にとっても通いやすいよう、クリニック名にレディースとつけない心遣いから命名されたクリニックです。

不妊の原因は男女双方にあることから、夫婦それぞれの検査に力を入れ、一般不妊治療から高度生殖補助医療となる体外受精・顕微授精までの幅広い不妊治療を行っています。そして、総合病院との連携を密にして、関連医療を一貫して行えるよう対応しています。

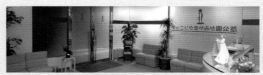
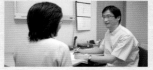
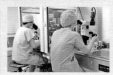

山王病院　リプロダクション・婦人科内視鏡治療センター

東京都港区赤坂8-10-16　TEL: 03-3402-3151（代表）
https://www.funin.info/hospital/sannou/

堤　治 医師

国内屈指の技術と実績を誇る不妊治療専門スタッフのいる山王病院リプロダクション・婦人科内視鏡治療センターは、最新の設備で検査や治療を行う体制を備えて、日々の診療にあたっています。

男性不妊外来や不育症・着床障害外来、PGT-A、着床前診断などの治療や内視鏡手術にも対応し、卵巣機能不全外来という、他にはない専門外来も開設しています。

夫婦揃っての受診が可能で、快適な環境の病院です。

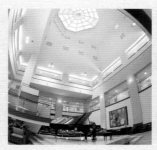
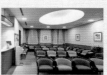
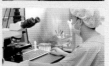

Clinique de l'Ange （クリニック ドゥ ランジュ）

東京都港区北青山3-3-13 共和五番館6F　TEL: 03-5413-8067
https://www.funin.info/hospital/lange/

末吉　智博 医師

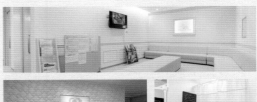
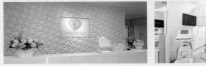

　子どもは、家族をはじめ周りの人々をも癒す"天使"です。その新しい家族を待ち望まれるご夫婦が、その胸に待望の天使を抱くことができるよう、お手伝いをすることを使命とし、喜びとして日々の診療を行っているのが、Clinic de l'Ange です。

　日曜や祝日、年末年始やお盆期間なども診察することで、患者さんそれぞれの排卵リズムや生理周期に合わせた最善の治療ができるよう体制を整えています。

京野アートクリニック高輪

東京都港区高輪3-13-1 TAKANAWA COURT5F　TEL: 03-6408-4124
https://www.funin.info/hospital/k-takanawa/

京野　廣一 医師

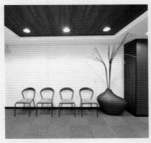
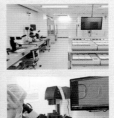

　なかなか子どもに恵まれないご夫婦のための、高度生殖医療（体外受精・顕微授精・人工授精・男性不妊）専門治療施設です。

　女性を診る産婦人科専門医、そして男性を診る泌尿器科専門医が従事することで、夫婦双方を院内でしっかり診ることができるクリニックです。また、安全かつ最先端技術での治療提供に努め、「男性不妊」「FT（卵管鏡下卵管形成術）」「IVM（未成熟卵体外培養法）」などの診療からも、妊娠しやすい状態になるよう努めています。

秋葉原 ART Clinic

東京都台東区上野1-1-12　ユニゾ末広町ビル3F　TEL: 03-5807-6888
https://www.funin.info/hospital/akihabara/

湯　暁暉 医師

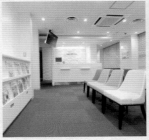
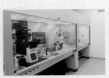
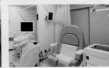

　秋葉原ART Clinicは、体外受精、顕微授精などの高度生殖医療を中心とする不妊治療専門のクリニックです。

　排卵誘発法は、心身ともに優しい自然周期・低刺激周期を採用し、一人ひとりに合わせたオーダーメイド治療と漢方医療を積極的に取り入れ、じっくりと症状や希望を聞き、その方にとっての最適なプランを提案し、納得した治療に努めています。

よしひろウィメンズクリニック　上野院

東京都台東区東上野2-18-6　ときわビル2F　TEL: 03-3834-8996
https://www.funin.info/hospital/ueno/

佐藤　善啓 医師

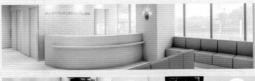
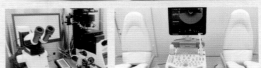

　夜21時まで診察を受付け、土日も診療し、仕事や家庭の事情など様々なライフスタイルに合った治療施設といえます。

　待ち時間の短縮にも努め、初診の際には予約を取り、院長がじっくり患者さんに治療計画を立てて説明をします。

　そして、疑問があれば解決し、次回以降はスムーズに治療を開始できるようにしてくれるのがよいところです。スタッフ一丸となり患者さんに寄り添います。

日暮里レディースクリニック

東京都荒川区西日暮里2-20-1 ステーションポートタワー5F　TEL: 03-5615-1181 (代表)
https://www.funin.info/hospital/nippori/

奥田　剛 医師

「寄り添う。優しく、しなやかに。」

赤ちゃんの誕生を望むご夫婦の心の声に「寄り添い」、真の「優しさ」と柔軟に適応する「しなやかさ」をもって最適な医療を提供することを理念とし、誰もがほっと落ち着き、和み、立ち寄りやすく、明るく優しい前向きなスタッフがいて、笑顔があふれている。

そんな場所で幸せと繁栄に貢献できるよう努めています。

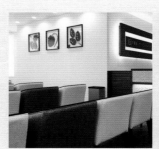
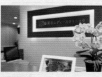
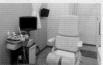

木場公園クリニック・分院

東京都江東区木場 2-17-13 亀井ビル、3F、5F、6F、7F　TEL: 03-5245-4122
https://www.funin.info/hospital/kiba/

吉田　淳 医師

不妊治療を受ける時、女性は婦人科へ、男性は泌尿器科へと通院することが一般的です。

しかし、木場公園クリニック・分院は、不妊症はカップルの病気と考え、女性と男性を区別することなく、院内で夫婦を診察しています。

また、より質の高い医療の提供を行なうために、ISO9001を取得し、安全で本当に満足できる治療施設、そして診療を目指し、スタッフが一丸となり不妊治療に取り組んでいます。

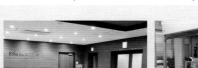
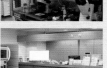
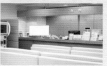

桜十字渋谷バースクリニック

東京都渋谷区宇田川町3-7 ヒューリック渋谷公園通りビル4F　TEL: 03-5728-6626
https://www.funin.info/hospital/sakura/

井上　治 医師

一般不妊治療から体外受精、顕微授精といった高度生殖補助医療に特化した渋谷駅近くのクリニックです。より自然な妊娠を望む方に卵管鏡下卵管形成術(FT)の日帰り手術や、流産を繰り返す不育症治療にも力を入れています。

清潔ですごしやすく綺麗な院内環境。話しやすい雰囲気の中で、患者さまの思いやご希望にしっかりと寄り添いながら、納得のいく治療方針を一緒に考え、提案していける診療に努めています。

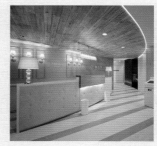
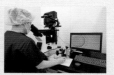
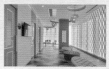

はらメディカルクリニック

東京都渋谷区千駄ヶ谷5-8-10　TEL: 03-3356-4211
https://www.funin.info/hospital/hara/

宮崎　薫 医師

●豊富な臨床経験（年間1000件～1800件の採卵実績）。●最適なオーダーメイド不妊治療（夫婦の意思を限りなく尊重）。●統合医療で治療の質を向上（着床不全外来や泌尿器科外来など専門医による多角的なアプローチと、クリニック併設の鍼灸院での施術）。●医療者と直接相談できる（医学的な側面と環境的な側面からサポート）ことなどを特徴に、子どもを授かるためにできる治療をスタッフ一丸となって提供しています。

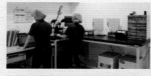
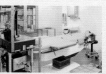
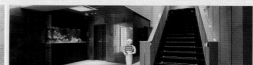

とくおかレディースクリニック

東京都目黒区中根1-3-1 三井住友銀行ビル6F　TEL: 03-5701-1722
https://www.funin.info/hospital/tokuoka/

徳岡 晋 医師

『いきいきと健康で、より若々しく、1日も早く妊娠したい、そんな女性の願いを叶えるために診療すること』を理念としています。

それぞれの患者さんニーズに合わせた治療をするためには、治療の方向性をしっかりと選別していくことが大切です。そのためには何を必要とし、何を大切にしていくのか、またご夫婦がどの道を欲しているのかなど、十分なコミュニケーションをとって信頼関係を築きながら、診療にあたるよう努めています。

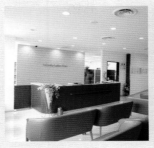
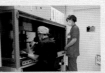
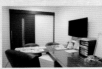

峯レディースクリニック

東京都目黒区自由が丘2-10-4 ミルシェ自由が丘4F　TEL: 03-5731-8161
https://www.funin.info/hospital/mine/

峯 克也 医師

不妊症、不育症のご夫婦に寄り添い、ともに歩んでいけるよう、院長がこれまで培ってきた生殖医療に関連する専門医療知識や技術を活かし、診療にあたっています。

タイミング療法や人工授精などの一般不妊治療から、体外受精、顕微授精、そして不育症を専門に診療できる数少ないクリニックです。

高齢妊娠に不安を抱く夫婦には、臨床遺伝専門医として遺伝カウンセリングも行っています。

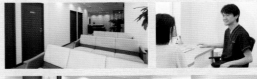
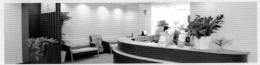

三軒茶屋ウィメンズクリニック

東京都世田谷区太子堂1-12-34　ルリオン三軒茶屋2F　TEL: 03-5779-7155
https://www.funin.info/hospital/sancha/

保坂 猛 医師

患者さん一人ひとりの気持ちを理解するために、一緒に相談しあいながらより良い治療方法を探し、オーダーメイド治療を行っています。

ひとりでも多くの方に安心と優しさ、そして、こころを満たすそのときのために、不妊治療だけでなく、月経異常、子宮内膜症、更年期障害、婦人科ガン検診などの婦人科領域も診療しているため、女性のライフパートナーとしても心強いクリニックです。

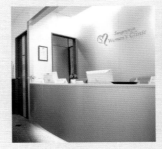
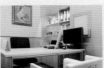
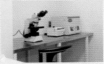

杉山産婦人科 新宿

東京都新宿区西新宿1-19-6　山手新宿ビル　TEL: 03-5381-2200（初診専用）
https://www.funin.info/hospital/sugiyama/

杉山 力一 医師

杉山産婦人科は、生殖医療科（不妊治療／内視鏡手術）と産科婦人科（分娩）の機能を兼ね備えた総合産婦人科です。

赤ちゃんの誕生を願って治療するご夫婦は、生殖医療から出産まで様々な選択が必要となり、またどう選択したらよいのか不安になることも少なくありません。

そこで1つの施設で患者さまの希望をすべてかなえる事を目的に、各々の分野に精通したスタッフが全力で診療にあたっています。

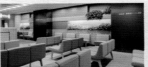
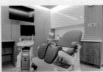
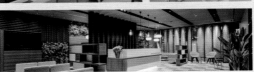

杉山産婦人科 丸の内

東京都千代田区丸の内1-6-2 新丸の内センタービル5F　TEL: 03-6206-3211 (初診専用)
https://www.funin.info/hospital/sugiyama_m/

栗林 靖 医師

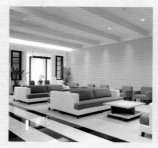
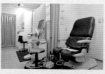
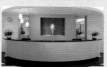

ソフト面では、不妊治療の分野に精通した医療スタッフが、患者さん一人ひとりに丁寧に対応し、ハード面では、最新の医療機器を揃えることで、高い水準の不妊治療を提供しています。

また、複数の医師がいることで施設内セカンドオピニオンが可能であり、希望する医師を来院時に指定して診察を受けることもできます。

併設の世田谷院は、産科専門施設となっており、周産期専門のスタッフが多く在中しています。妊娠後のフォローアップや無痛分娩にも対応しています。

Shinjuku ART Clinic

東京都新宿区西新宿6-8-1 住友不動産新宿オークタワー3F　TEL: 03-5324-5577
https://www.funin.info/hospital/shinjyuku_art/

阿部 崇 医師

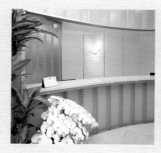
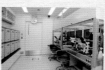
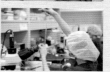

不妊症の原因のほとんどが『卵子と精子が出会えていないから』であり、体外受精は、『卵子と精子の出会い』をサポートすることと考え診療にあたっています。

通院される方には、妊娠しない原因をよく理解し、何故この治療が必要なのかを納得してから治療を受けていただくようにしています。『自然』をベースにして、必要なところだけ手助けする自然周期治療を行っています。

荻窪病院　虹クリニック

東京都杉並区荻窪4-32-2　東洋時計ビル8F/9F　TEL: 03-5335-6577
https://www.funin.info/hospital/niji/

佐藤 卓 医師

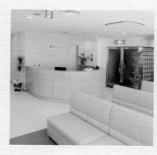
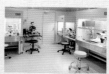
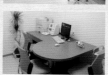

子どもを授かりたい夫婦の「虹の架け橋」になれるよう、医師、スタッフが最新の診療にあたっています。虹クリニックは、日本で4番目の体外受精児出産例をもち、内視鏡手術の実績もある荻窪病院の生殖医療部門として、2008年に開設された施設です。

婦人科手術が必要な場合や、男性不妊については荻窪病院で専門医の診察が受けられます。

これからも、患者さんの心に寄り添った丁寧な治療を大切にしていきます。

明大前アートクリニック

東京都杉並区和泉2-7-1 甘酒屋ビル2F　TEL: 03-3325-1155
https://www.funin.info/hospital/meidai/

北村 誠司 医師

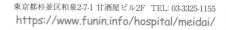
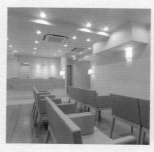
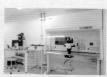
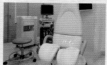

一般不妊治療から、男性不妊（TESE）を含めた高度生殖医療まで、幅広く対応できるクリニックです。

そして、内視鏡の技術を取り入れて、妊娠し易い状況を生み出すことや、不妊カウンセラー・臨床心理士がじっくりと患者さんの話を聞き、心を軽くするサポートなど、患者さんのニーズに細やかに応え、ゆっくりと妊娠したい方から妊娠を急ぐ必要のある方まで幅広く対応しています。

松本レディースリプロダクションオフィス

東京都豊島区東池袋1-41-7 池袋東口ビル7F　TEL: 03-6907-2555
https://www.funin.info/hospital/matsumoto/

松本 玲央奈 医師

　池袋で20年、体外受精をはじめとした不妊治療を専門に行い、多くのご夫婦が赤ちゃんを授かっています。一般不妊治療で妊娠したい、体外受精に挑戦したい、仕事と治療を両立させたいなどの様々なニーズに対応することをモットーとし、受付時間の延長や日曜祝日の採卵、移植、人工授精などの診療を行っています。
　また、様々な不安や心配に対しては不妊カウンセラーやコーディネーターの資格を持つ看護師たちが全力でバックアップしています。

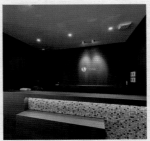
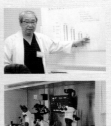

池袋えざきレディースクリニック

東京都豊島区池袋2-13-1 池袋岸野ビル4F
https://www.funin.info/hospital/ezaki/

江崎 敬 医師

　タイミング指導から人工授精、体外受精などの高度生殖医療まで様々なレベルの不妊治療を安心して受けることができます。
　不妊の診断および治療には高い水準の医療技術が必要です。そのために豊富な経験と高い技術力を備えたスタッフが不妊治療を担当しています。
　通院される夫婦がストレスなく一日でも早く妊娠、出産できるようにスタッフが最大限の努力を惜しまず診療にあたっています。

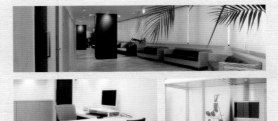

小川クリニック

東京都豊島区南長崎6-7-11　TEL: 03-3951-0356
https://www.funin.info/hospital/ogawa/

小川 隆吉 医師

　不妊治療の基本は、なるべく自然の状態に近い形で妊娠を図ること。やみくもに最新医療の力を借りることは避けなければなりません。
　小川クリニックは、一人ひとりに合った治療を心がけ、一般不妊治療であるタイミング法、漢方療法、排卵誘発剤、人工授精など、その人の状態を診て、徐々にステップアップして妊娠を目指す方法の診療を行っています。
　この方法で開院以来、高度生殖医療をする前に多くの方が妊娠されています。

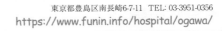
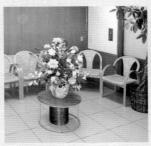
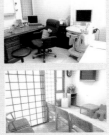

幸町IVFクリニック

東京都府中市府中町1-18-17　コンテント府中 1F・2F　TEL: 042-365-0341（初診予約・お問い合わせ）
https://www.funin.info/hospital/saiwai/

雀部 豊 医師

　妊娠を望んでいる夫婦の中でも、特に体外受精を必要としている方を専門に診ているクリニックです。
　質の高い治療を提供することを最大の目標に掲げ、日々診療しています。
　誰にでも同じような体外受精をするのではなく、その方の身体を丁寧に診ていくことで、夫婦ごとに治療計画を立てていく、そして身体の負担が少なく、かつ治療効果が最大となる治療方法の提供に努めています。

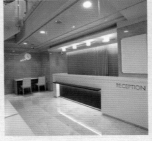
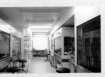
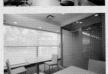

みなとみらい夢クリニック

神奈川県横浜市西区みなとみらい3-6-3 MMパークビル2F/3F(受付)　TEL: 045-228-3131
https://www.funin.info/hospital/minato/

貝嶋　弘恒 医師

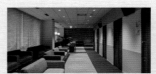
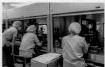
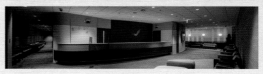

薬をできるだけ減らし、より自然に近い状態で排卵を促す、心とからだに優しい自然周期を主体としています。

年中無休で一人ひとりの周期に合わせ、難治療性の方や、年齢が高くなることで妊娠しにくい方に対しては、漢方などの東洋医学、生活指導、鍼灸など多面的なアプローチによる治療も行っています。

また卵子を確実に受精させて培養し、良質な胚に育てる胚培養士の技術の高さも定評です。

神奈川レディースクリニック

神奈川県横浜市神奈川区西神奈川1-11-5 ARTVISTA横浜ビル　TEL: 045-290-8666
https://www.funin.info/hospital/kana/

小林　淳一 医師

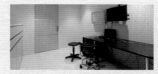
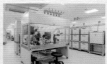
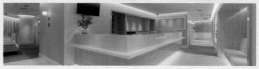

どんなに可能性が小さくても諦めずに治療方法を探し、ひとりでも多くの方に歓びを提供したいと日々、診療に努めています。治療に際しては、一人ひとりの気持ちを第一に考えて対応し、治療を決断する材料となるデータやアドバイスを充分に提供します。

また、困ったこと、不安なこと、迷うことについても、気軽に相談していただき、一人ひとりの気持ちや状況を十分に考慮しながらの診療に努めています。

菊名西口医院

神奈川県横浜市港北区篠原北1-3-33 TEL: 045-401-6444
https://www.funin.info/hospital/kikuna/

石田　徳人 医師

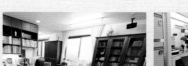
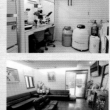

産科外来を受診する妊婦さんの約半数が、同院の不妊外来で妊娠された方で、小児科の約3割はその方々の子どもたちといった医院です。

「妊婦さんや子どもがいる外来は通院したくない」と言う方もいますが、その気持ちをしっかりと受け止め、近い将来の自分の姿だと思えるようにスタッフがサポートし、安全・清潔・丁寧に、治療へ臨まれる方の意向を重視した優しい医療を行っています。

CMポートクリニック

横浜市都筑区茅ヶ崎中央50-17 CM-PORTビル B1F　TEL: 045-948-3761 (代表)
https://www.funin.info/hospital/cmport/

安部　裕司 医師

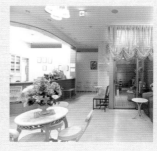
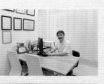
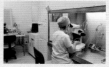

出来るだけ早く、そして経済的にもできるだけ負担がかからないで結果が出せるよう、ベストを尽くして不妊治療に取り組んでいます。

もちろん、患者さんの症状はそれぞれですから、最新の高度生殖医療で妊娠に導く事もあります。それも1回の体外受精で妊娠する人もいれば、何年もかかってようやく妊娠・出産に到達する人もいます。

私たちは、どんな状況においても患者さんに寄り添う気持ちで、常に患者さんの喜びに結びつけばと考え、願いながら診療しています。

田園都市レディースクリニック あざみ野

神奈川県横浜市青葉区あざみ野1丁目5-1　TEL: 045-905-5524 (代表)
https://www.funin.info/hospital/denen/

河村　寿宏 医師

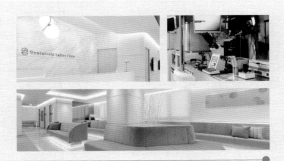

　横浜市青葉区あざみ野に本院を移転し、二子玉川、青葉台の3院体制で不妊治療にあたります。生殖医療専門医が多く在籍しています。

　体外受精・顕微授精といった高度生殖医療から一般不妊治療まで一人ひとりの状態に合わせ、体の負担ができる限り少ない治療を提供しています。

　そして、夫婦の要望をよく聞き、夫婦にとって最も有効な治療と納得のいく治療が出来るよう、スタッフが一丸となって全力でサポートしています。

元町宮地クリニック (男性不妊専門)

神奈川県横浜市中区元町2-86 POPPYビル2F　TEL: 045-263-9115
https://www.funin.info/hospital/miyaji/

宮地　系典 医師

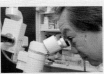
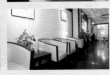
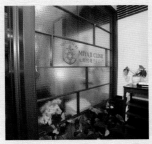

　泌尿器科の生殖医療専門医（男性不妊専門医）で、外来診療や男性不妊の主な原因である精索静脈瘤に対する顕微鏡下低位結紮術や無精子症に対する顕微鏡下精巣内精子採取術も行っています。一般的な精液検査では、精子濃度、運動率と正常形態率を診ますが、それだけでは良好な精子を判別することはできません。特に体外受精の際には、高度な技術で良好精子を選別・濃縮し卵子と受精することが大切です。男性の方も一度は男性不妊の専門医による診察を受けましょう。

馬車道レディスクリニック

神奈川県横浜市中区相生町4-65-3 馬車道メディカルスクエア5F　TEL: 045-228-1680
https://www.funin.info/hospital/basha/

池永　秀幸 医師

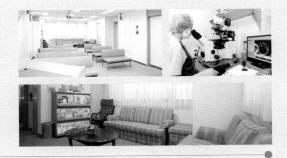

　一人ひとりの生活習慣が違うように、診療内容や方針も個々の患者さんに合った方法を探し、治療を提供しています。それは体のことばかりでなく「不妊症の悩み・不安・ストレスからの開放、そして妊娠への手助け」を常に考え、心のケアを含む広い範囲での思いやりのある治療に努めています。

　また、19時まで受付をしていますので、働きながらの治療を受ける方にも優しいクリニックです。

メディカルパーク横浜

神奈川県横浜市中区桜木町1-1-8日石横浜ビル4階　TEL: 045-232-4741
https://www.funin.info/hospital/m_yokohama/

菊地　盤 医師

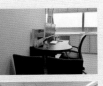
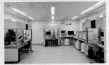
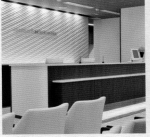

　体外受精の医療進歩とともに、その都度評価される体外受精の先端技術や方法。

　私たちは、今ある先端の治療方法の中で、確実な妊娠に近づける最適な方法と言われている「排卵誘発法」を取り入れて体外受精に当たっています。それは、一度になるべく多くの卵子を取り出し、最高の受精環境と最新設備でより良い胚を培養して選別、必要であれば内視鏡手術も併用してベストな状態の子宮環境にして移植することで妊娠率を高めていきます。

福田ウイメンズクリニック

神奈川県横浜市戸塚区品濃町549−2 三宅ビル7F　TEL: 045-825-5525
https://www.funin.info/hospital/fuku/

福田　勝 医師

不妊症の治療法は、日進月歩で進んでいます。不妊症を正しく理解し、迷いやためらいを捨てて、治療にチャレンジすることが不妊症克服につながります。そのために、現段階で最大限の医学的な成果を提供するとともに、身体的、精神的な負担はもちろん、時間と経済的な負担を軽減するよう、日々、努めています。

そして、プライベートクリニックとして「院長」イコール「主治医」態勢をとりながらの診療を続けています。

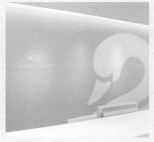
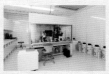
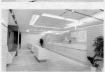

愛育レディーズクリニック

神奈川県大和市南林間2-13-3 TEL: 046-277-3316
https://www.funin.info/hospital/aiiku/

越後谷　朋子 医師

一人ひとりの症状やニーズに対応し、それぞれの方にあった治療の提案をするために、十分な説明やカウンセリングの機会を設け、インフォームドコンセントを大切にした診療を行っています。

診療は予約制で、診療までの待ち時間がなるべく少なくなるように心がけ、また少しでも早く赤ちゃんを抱くことができるように、スタッフが心を込めてサポートしています。

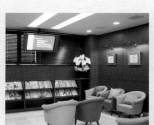
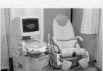
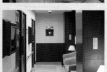

矢内原ウィメンズクリニック

神奈川県鎌倉市大船1-26-29 いちご大船ビル4F　TEL: 0467-50-0112
https://www.funin.info/hospital/yanaihara/

矢内原　敦 医師

「子どもになかなか恵まれない」という原因には、さまざまなことがあります。その原因も1つであったり、いくつも重なっていたり、原因が特定出来ないこともあります。そして、原因がわからないケースでの治療で大切になることとして、いかに妊娠チャンス（確率）を上げるかがあります。

私たちは、妊娠のお手本を自然妊娠に置き、最善の医療で治療に当たるとともに、妊娠しやすいからだづくりにも注目して、運動や食事に関するサポートも行っています。

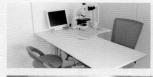
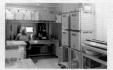
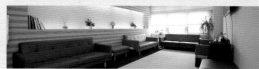

湘南レディースクリニック

神奈川県藤沢市鵠沼花沢町1-12　第5相澤ビル5F/6F　TEL: 0466-55-5066
https://www.funin.info/hospital/syounan/

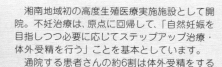
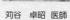

苅谷　卓昭 医師

湘南地域初の高度生殖医療実施施設として開院。不妊治療は、原点に回帰して、「自然妊娠を目指しつつ必要に応じてステップアップ治療・体外受精を行う」ことを基本としています。

通院する患者さんの約6割は体外受精をすることなく妊娠され、体外受精を受ける方においても約40％の妊娠率を維持するよう研鑽しています。

そして、不育症・出生前診断・産科・助産師外来など、妊娠が達成された後の診療にも力を入れています。

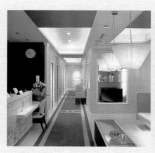
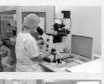
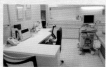

山下湘南夢クリニック

神奈川県藤沢市鵠沼石上1-2-10 ウェルビーズ藤沢4F　TEL: 0466-55-5011
https://www.funin.info/hospital/yama/

山下　直樹 医師

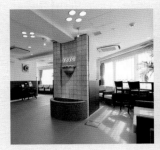
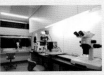

　最先端の不妊治療を、最高水準の技術と設備で、心穏やかに受ける事ができる不妊治療施設として診療しています。そのために、治療では卵巣を取り囲む環境をできるだけ壊さないように、薬の投与は必要最小限におさえ、質の高い卵子を獲得する事を心がけています。

　この方法により、良好な治療成績とともに子どもを望む夫婦の心身の負担を軽減し、不必要な治療費を削減することにも努め、体と心、金銭面でも優しい治療を行っています。

佐久平エンゼルクリニック

長野県佐久市長土呂1210-1　TEL: 0267-67-5816
https://www.funin.info/hospital/sakudaira/

政井　哲兵 医師

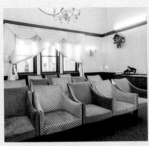
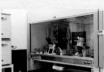
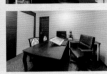

　不妊治療のゴールは、妊娠するだけでなく、その後の出産、育児にいかにつなげていくかが大切なこと。多くの時間をこれから生まれてくるお子さんと過ごすために使って欲しいと考え、日々の診療にあたっています。

　そのために不妊治療へ費やす時間を少しでも短くすること、そして妊娠という目標を少しでも早く達成できるような質の高い医療を提供することに努めています。

髙橋産婦人科

岐阜県岐阜市梅ヶ枝町3丁目41-3　TEL: 058-263-5726
https://www.funin.info/hospital/takahashi/

髙橋　誠一郎 医師

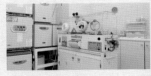
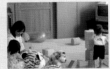
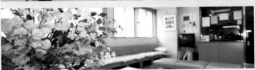

　昭和35年の創立以来「自然な出産と育児」を一貫したテーマとして生命誕生の瞬間を見守り、その生命の健やかな発育を援助してきた髙橋産婦人科・髙橋医師。不妊治療においては、岐阜県内で初めて「顕微授精」の成功をおさめて以降約5000人の新しい生命を世に送り出しています。

　2人目不妊の方にも優しく、診療中などでも無料で保育資格を持つスタッフがお子さんを預かるサポートもあり、第二子、第三子を望んで通院する方も多くいます。

操レディスホスピタル

岐阜県岐阜市津島町6-19　TEL: 058-233-8811
https://www.funin.info/hospital/misa/

操　良 医師

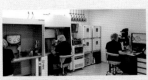
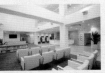

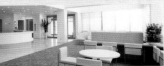

　心と体にやさしい不妊治療を提供するため、丹念に治療経過などを説明し、一人ひとりにあった治療方針を決めながら、不安や心配なども専任の女性不妊コーディネーターのサポートで診ていく診療をしています。

　他院で不妊治療を受けられていた方も、今までの治療の流れを損なわないよう、効率良く対応することで成績向上を目指すことができ、通院患者さんには、質の高い医療と心のこもったサポートで好成績がでるよう診療しています。

ダイヤビルレディースクリニック

愛知県名古屋市西区名駅1丁目1番17号 名駅ダイヤメイテツビル2階 TEL: 052-561-1881
https://www.funin.info/hospital/daiya/

名古屋駅直結、アクセスのとても良いビルに移転。JRタカシマヤゲートタワー、KITTE隣接の新築ビル2階に、最良の不妊治療を提供する環境を整えて新オープン。副院長による無料セミナーを定期開催し、丁寧な診療でわかりやすい説明から、妊活、そして女性のヘルスケア全般を扱い、健康相談にも対応。通勤、通学、買い物帰りに気軽に立ち寄ることができるクリニックです。(待合室には新型ウイルスの無害化効果のある空間除菌消臭装置を導入中)

水谷 栄太 医師

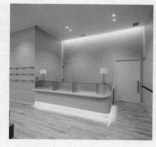
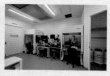
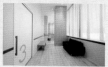

さわだウィメンズクリニック 名古屋不妊センター

愛知県名古屋市千種区四谷通1-18-1 RICCA11ビル3F TEL: 052-788-3588
https://www.funin.info/hospital/sawada/

妊娠が成立するには、卵巣の働き・卵管の働き・精子の状態のいずれもが正常に機能しなければなりません。これらの機能を検査で正確に判断し、できるだけ自然妊娠を目指すことを目標にしています。

また、体外受精が必要な場合には、最新の設備とこれまでの研究と実績から、一人ひとりにテーラーメイドで治療するよう努めています。

男性不妊に対しては泌尿器科医と連携し、内膜症等の手術は専門医と連携し治療を進めています。卵管鏡下卵管形成術も実施しています。

澤田 富夫 医師

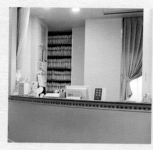
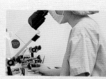
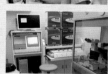

おかだウィメンズクリニック

愛知県名古屋市中区正木四丁目8-7 れんが橋ビル3F TEL: 052-683-0018
httpss://www.funin.info/hospital/okada/

患者さんが健康で充実した毎日を過ごせるように、エイジングケアの観点から治療を提供。
❶クリニックの診療実績をもとに、病状とその治療法について十分に説明し、患者さんの納得を十分に得ていく。❷クリニックの雰囲気、環境を整え、患者さんにリラックスして、より快適に通院していただく。❸地域の中核病院や他科のクリニックの先生方と連携し、患者さんの有益となることを一番に考えていく。

以上のことを絶えず心掛けて、診療にあたっています。

岡田 英幹 医師

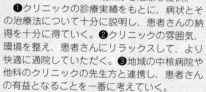
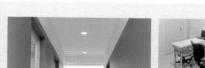
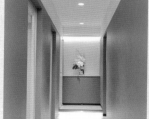
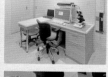
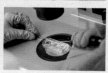

木下レディースクリニック

滋賀県大津市打出浜10-37 TEL: 077-526-1451
https://www.funin.info/hospital/kinoshita/

不妊治療でなかなか結果が出ずに不安に思っているご夫婦に、不妊治療の質で新たな選択肢を提示できるよう日々の診療に励んでいます。

木下レディースクリニックは、
1)AMHで貴方に合った不妊治療
2)不妊治療はシンプルで最短
3)治療の難しい方に新しい選択肢

を治療コンセプトに、一人ひとりの気持ちに寄り添い、安心して検査・治療を受けられるよう努めています。

木下 孝一 医師

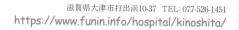
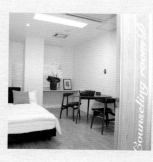
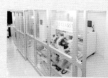
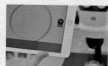

醍醐渡辺クリニック

京都府京都市伏見区醍醐高畑町30-15　TEL: 075-571-0226
https://www.funin.info/hospital/d_watanabe/

渡辺　浩彦 医師

「たまご(卵子)から ゆりかご(産後)まで」をモットーに、妊娠を希望される方から、妊娠・出産される方まで、お一人おひとりの状態や気持ちに寄り添い、女性の大切な時期をトータルにサポートしていきます。

　仕事をされている方が通院しやすいよう、夜診を設定し、祝日や休日でも予約制で可能な限り診察できる体制を整えています。そして、子どもが授からずに悩んでいる方々のために、なるべく早く夢が叶うよう、日々研鑽を重ね、努力しています。

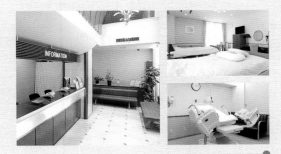

田村秀子婦人科医院

京都府京都市中京区御池高倉東入ル御所八幡町229番地　TEL: 075-213-0523
https://www.funin.info/hospital/tamura/

田村　秀子 医師

　一人ひとりの体と心の状況を診ながら、そのつど治療を進めていくオーダーメイド治療を行っています。

　不妊治療は治療を受けた人にしか分らない独特の心情があります。田村医師自身にも不妊治療経験があることから、治療を受ける立場も理解した上で、体と心のコンディションを整えながら、自分なりに自然なイメージで妊娠できるよう一緒に考えていくことを大事にしています。

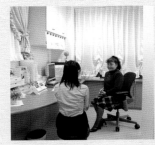
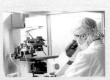
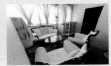

オーク梅田レディースクリニック

大阪府大阪市北区曽根崎新地1-3-16 京富ビル9F　TEL: 0120-009-345
https://www.funin.info/hospital/oak_umeda/

船曳　美也子 医師

　女性の医学を専門とするクリニックグループ、医療法人オーク会の一つで、西梅田の堂島アバンザ横とアクセスの良いところにあり、本院のオーク住吉産婦人科との連携によって腹腔鏡や子宮筋腫の手術など、入院が必要な治療にも対応しています。それは妊娠しやすい情況を丁寧に診ることにつながっています。

　体外受精では、卵胞チェックや注射などはアクセスが便利な梅田で、採卵手術や移植などは本院で行うという受診方法も可能です。

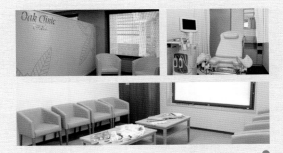

レディースクリニック北浜

大阪府大阪市中央区高麗橋1-7-3　ザ・北浜プラザ3F　TEL: 06-6202-8739
https://www.funin.info/hospital/kitahama/

奥　裕嗣 医師

　不妊治療を専門に行う施設として、タイミング療法から人工授精、体外受精まで、一人ひとりのライフスタイルや状況に合わせた治療を経験豊富な医師が行っています。

　また、最新の治療だけでなく、代々伝わるオリジナルの漢方療法や鍼灸療法などの統合医療にも力を入れ、妊娠しやすい身体づくりからサポートし、診療時間も19時までと仕事と治療の両立に配慮しているクリニックです。

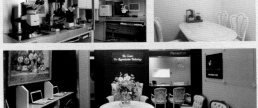

オーク住吉産婦人科

大阪府大阪市西成区玉出西2-7-9 TEL: 0120-009-345
https://www.funin.info/hospital/oaks/

多田　佳宏 医師

24時間365日体制の不妊治療施設です。

そして、培養ラボラトリーが診療をきめ細かくサポートし、通常の体外受精の他、精巣精子回収術TESEや子宮内膜ポリープ切除術などにも院内で対応しています。

体外受精では、治療周期に積極的なコースと体に優しい自然なコースがあり、不育外来や男性不妊外来も設置しています。

HPではオンラインの説明動画を充実させており、体外受精の詳しい説明などをご覧いただけます。

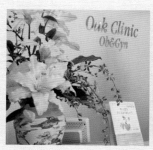
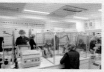
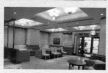

岡本クリニック

大阪府大阪市住吉区長居東3-4-28 TEL: 06-6696-0201
https://www.funin.info/hospital/okamoto/

岡本　吉夫 医師

1993年の開院以来、男性不妊治療専門の泌尿器科医と連携してTESEなど積極的な治療を行っています。

通院する方が不妊治療への理解を深め、安心して治療が受けられることを第一に、一人ひとりの状態・状況を身体的、精神的、経済的な視点から考えたテーラーメイドの治療が提供できるよう努めています。

妊娠後は不妊治療に十分に理解のある産科へ紹介をしてサポートしています。

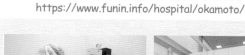
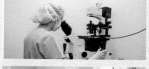
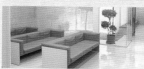
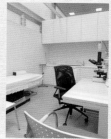

園田桃代ARTクリニック

大阪府豊中市新千里東町1-5-3　千里朝日阪急ビル3F TEL: 06-6155-1511
https://www.funin.info/hospital/sonoda/

園田　桃代 医師

心も身体も健康な妊婦、そして、お母さんになるために、家族の一員となる元気な赤ちゃんを育て上げられる家庭を作ること、その第一歩をお手伝いしたいと努めています。

そのためには、さまざまある治療方法から何が適しているのかを的確に検査、診断を行い、最適な治療を選択して提供しています。

多くの元気な子どもたちの声が響くことを願う、女性ならではの細やかな心遣いがあるクリニックです。

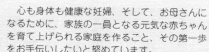
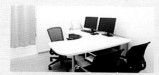
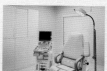
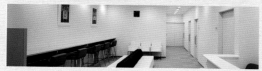

神戸元町 夢クリニック

兵庫県神戸市中央区明石町44 神戸御幸ビル3F TEL: 078-325-2121
https://www.funin.info/hospital/kobe_yume/

河内谷　敏 医師

自然周期・低刺激周期に特化した体外受精を行う不妊治療専門クリニックで、加藤レディスクリニックと新橋夢クリニックの経験豊かなスタッフが最新の技術を持ちより、最先端の不妊治療を提供するクリニックを目指しています。

不要な薬物投与・検査を極力行わず、卵巣への負担が少なく、体に優しい方法で妊娠を目指しています。

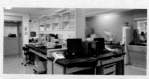
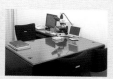
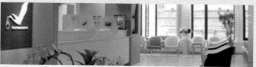

神戸ARTレディスクリニック

兵庫県神戸市中央区雲井通7-1-1 ミント神戸15F　TEL: 078-261-3500
https://www.funin.info/hospital/kobeart/

大谷　徹郎 医師

一般的な不妊検査、治療はもちろん、高度生殖補助医療となる体外受精・顕微授精まで、デリケートに、優しく対応しています。また、常に最新の設備を導入し、新しい技術を取り入れ、妊娠率の向上に努めている治療施設です。

遠距離通院される方、仕事をされている方など個々のベストな治療を考え、治療の負担を減らして高い治療効果を得ることができるよう心がけた診療を、スタッフが力を合わせて行っています。

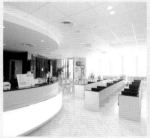
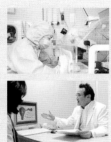

Kobaレディースクリニック

兵庫県姫路市北条口2丁目18 宮本ビル1F　TEL: 079-223-4924
https://www.funin.info/hospital/koba/

小林　眞一郎 医師

不妊症に悩む夫婦のために、生殖医学最先端技術による総合的な不妊治療を行っています。院長は2003年開院するまでの10年間、一般不妊治療をはじめ、体外受精、顕微授精、精子・受精卵の凍結保存、胚盤胞移植等の技術を確立させ、その結果、開院以来多くのお子さんが誕生しています。

姫路市を中心とした播州地域の方々にも同様の夢が叶うよう貢献し、またこれからも多くの夢が叶うよう日々努めています。

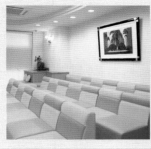
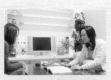
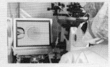

つばきウイメンズクリニック

愛媛県松山市北土居5-11-7　TEL: 089-905-1122
http://www.funin.info/hospital/tsubaki/

鍋田　基生 医師

女性の健康を多方面から一生にわたって管理する「かかりつけ産婦人科」として、一人ひとりの幸せを形にできるよう努めています。

不妊・不育の原因は多種多様であるため、適切な検査を行い、何が原因なのかを十分に調べ、一人ひとりにあわせた最適なテーラーメイド医療を提供しています。産科もあるため、安心して不妊治療、不育症治療から出産、そしてその後のケアまで通院できるクリニックです。

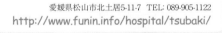
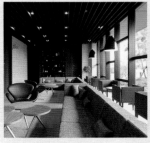
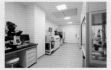
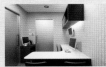

アイブイエフ詠田クリニック

福岡県福岡市中央区天神1丁目12-1 日之出福岡ビル6F　TEL: 092-735-6655　予約番号: 092-735-6610
http://www.funin.info/hospital/naga/

詠田　由美 医師

ＩＶＦ詠田クリニックには、「見える安心、開かれた培養室」があります。実際に胚を扱う培養士の業務風景や清潔な空間を見ることで治療を受けられる方の安心に繋がると好評を得ています。

広々とした培養室には最新の培養機材を導入し、強化した空調システムにより常に高い清浄度が維持されています。

また、医師による丁寧な説明と的確な治療で、多くの夫婦に赤ちゃんが授かっています。

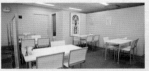
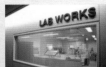
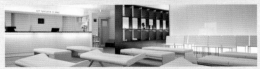

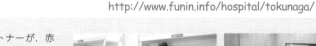

徳永産婦人科

鹿児島県鹿児島市田上2-27-17　TEL: 099-202-0007 (代表)
http://www.funin.info/hospital/tokunaga/

徳永 誠 医師

現在6組に1組のご夫婦、パートナーが、赤ちゃんができないと悩んでいます。その方たちが緊張せずに自然体で受診ができるよう、モダンな設計で心地よい環境に設計された産婦人科です。分娩施設と生殖医療の施設を併設し、妊婦健診や分娩出産の需要だけでなく、より専門的な不妊治療（生殖医療）から出産までを診ることができる施設です。

リラックスして診察ができるよう、寄り添うスタッフがやさしく対応しています。

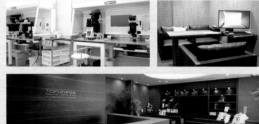

あかつきARTクリニック

鹿児島県鹿児島市中央町11番地 鹿児島中央ターミナルビル2F　TEL: 099-296-8177
https://www.funin.info/hospital/akatsuki/

桑波田 暁子 医師

「赤ちゃんが欲しいと思いながら、なかなかできないで悩まれている方の力になりたい」と10年以上不妊治療に携わってきた桑波田医師。もともとが分娩を扱っていた産婦人科医で不妊治療においても独自のこだわりがあり、何万件もの治療を行いながら、できるだけ女性の負担を減らし、かつ妊娠率を上げる努力を行ってきました。

鹿児島は中央駅を正面に望むビルで交通の便も良く、さらに一組でも多くのカップルに赤ちゃんを抱いていただけるよう尽力しています。

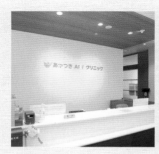
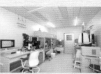
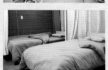

竹内レディースクリニック　高度生殖医療センター

鹿児島県姶良市東餅田502-2　TEL: 0995-65-2296
http://www.funin.info/hospital/takeuchi/

竹内 一浩 医師

一人でも多くの方ができるだけ自然に近い形で、できるだけ早い時期に妊娠できるよう、スタッフ一同が基礎的な研究も含めて努力しているクリニックです。

また、高度な医療技術を必要とする難治性不妊症や無精子症に対しても、最新の技術で対応しています。

そして、精神的なサポートも大切にし、不妊症教室・補助療法・カウンセリングなどのサポートを含めたトータルケアに努めています。

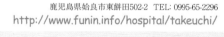
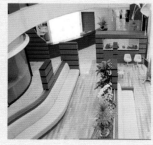
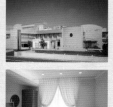

不妊治療情報センターfunin.info(www.funin.info)では、ここに紹介をした治療施設含め、国内にある不妊治療を行う治療施設を紹介しています。

お住いの地域、また通院できるエリアなどから検索していただくことができますので、ぜひご活用ください。

また、病院検索の他に、不妊治療に関する基礎知識や妊娠しやすいからだづくりなどの情報もあります。

わからないこと、不安に思ったことをメールで相談できるコーナーもあり、親身にお返事しています。

funin.info　検索

生殖医療に関係する学会

日本産科婦人科学会

http://www.jsog.or.jp/
所在地●東京都中央区／理事長●木村 正

■産科学および婦人科学の進歩と発展を図り、人類・社会の福祉に貢献することを目的に、1949年日本婦人科学会と産科婦人科医学会とが統合して発足。女性の健康増進と少子化対策への貢献、産婦人科医師の地域間格差を減少、産婦人科医療の未来像を示し、国際化を推進することなどの課題に取組みつつ、女性が生涯を通じて健康で明るく、充実した日々を自立して過ごせるよう支援を行う。

日本受精着床学会

http://www.jsfi.jp/
所在地●東京都港区／理事長●細井 美彦

■1982年に飯塚理八慶応大学教授を発起人代表として、「受精並びに着床に関する研究を推進して、生殖学の発展に寄与し、人類の幸福に貢献する」目的のもとで発足。1983年に東北大学における体外受精児の第一例目誕生を始めとし、年々増加の一途をたどり、2015年には年間5万人を超える体外受精児が誕生している。現在、生殖補助技術は大きく進歩し、広く社会に認知され、同会は主な事業を毎年の学術集会を開催、受精ならびに着床に関する研究が医療に活かされることを目指し活動を行っている。

日本卵子学会

https://jsor.or.jp/
所在地●東京都千代田区／理事長●久慈 直昭

■1960年に発足した哺乳動物談話会から発展した学会。生殖細胞に関する研究は動物が原点であるが、女性の結婚年齢や出産年齢の上昇に伴い、ヒトの生殖医療に関する問題が指摘されるようになったことから、ヒトへの応用研究が始まった。生殖細胞は子どもへと引き継がれる命であり、研究を深めることはとても重要だ。2002年より生殖補助医療胚培養士認定制度を開始、2007年に生殖補助医療管理胚培養士（主任培養士）の認定制度を開始している。

日本生殖看護学会

https://plaza.umin.ac.jp/jsin/
所在地●東京都目黒区／理事長●上澤悦子

■1999年、「日本不妊看護ネットワーク」として活動を開始。その後、不妊看護をより充実していくために2003年「日本不妊看護学会」を設立。さらに幅広い生殖領域の看護の学術的発展を目指し、「日本生殖看護学会」に名称変更し、現在に至っている。昨今、倫理的課題が解決しないまま各々の施設の考えで実施されている配偶子提供・代理出産、着床前診断や出生前診断など生殖看護が取り組むべき課題にも注目。今後も患者さんの目線・視点を大切にした支援に向け積極的に邁進している。

日本生殖医学会

http://www.jsrm.or.jp/
所在地●東京都千代田区／理事長●大須賀 穣

■日本の生殖医学の発展および不妊治療の向上を目的に1956年「日本不妊学会」として発足。その後、日本生殖医学会と改名された。不妊治療の現場では、広い知識、練磨された技能、高い倫理性を備えた生殖医療従事者が必要となるため、生殖医療コーディネーターの認定を進め、生殖医療の質向上に努めている。今まで誕生している生殖医療を介した子どもたちの健康状態もあらためて調べ直すことの必要性はじめ、生命を対象とする他の医療とは根本的に異なった特性を持つ生殖医療の点から担う責任と役割は大きい。

日本IVF学会

https://www.jsar.or.jp/
所在地●神奈川県横浜市／理事長●塩谷 雅英

■2007年、ARTに特化した研究会から発展して誕生。ARTは不妊治療の中心となり世界的に発展を続けている。現在、不妊治療を受ける方の年齢が高まる状況下、加齢に伴って起こる卵子の質の低下対策が課題のひとつです。卵子や精子が育ちはじめるころ（採卵・採精時の約3ケ月前）にさかのぼって夫婦にできること、医療現場でできることはないかを研究している。

日本臨床エンブリオロジスト学会

https://embryology.jp/
所在地●神奈川県横浜市／理事長●武田 信好

■エンブリオロジストの知識と技術の向上を目指し、1996年に会員100名で発足した「臨床エンブリオロジストの会」が発端で、顕微授精や細胞凍結保存などの実技実習を開催し、参加者を通じて全国に技術を広め、2001年に「日本臨床エンブリオロジスト研究会」に改称。日本で初めて特殊技術と知識を修得した者のために認定資格制度が作られ、会員500名による「日本臨床エンブリオロジスト学会」へと発展。精子、卵子と受精、胚培養、凍結保存などの知識・技術向上を通じて社会貢献する活動を続けている。

厚生労働省

https://www.mhlw.go.jp/
所在地●東京都千代田区

■母子保健の向上を目指し、子どもと妊産婦に関係する、さまざまな取り組みを実施しています。母子の保健指導および健康診査、助産施設とその職員養成施設の設備と運営に関すること、家族計画に関すること。また、不妊治療や不妊治療費の助成などについても検討・設備・施行を行なっています。

Hospital & Clinic list ／診療項目入り

体外受精実施施設 全国リスト 2020.2〜2020.4 調査

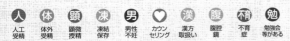

人 人工 受精	体 体外 受精	顕 顕微 授精	凍 凍結 保存	男 男性 不妊	♥ カウン セリング	漢 漢方 取扱い	腹 腹腔 鏡	不育 不育 症	勉 勉強会 等がある

全国 ART 実施施設完全リストでは、北海道から沖縄まで日本全国の体外受精以上を実施する全施設を紹介しています。紹介は、上記マークの 10 項目について、実施の有無を案内しています。ベースは、最新のアンケートで得ているものです。

左から順に、人工授精、体外受精、顕微授精、凍結保存（主に受精卵）、男性不妊、カウンセリング、漢方の取り扱い、腹腔鏡、不育症、勉強会やセミナーがあるかの 10 項目です。

それぞれの項目に実施がある場合には、●が表示してあります。

実施していない項目については＊で、また施設名称、住所などは公開するが、実施の有無については公開しないという特殊な回答の場合には、－で表示しています。

また、完全ガイド掲載施設は施設名の前に✿マークをつけ、掲載ページを表示しました。

人 人工 受精	一般不妊治療である人工授精を行っている。
体 体外 受精	体外受精（IVF）を行っている。
顕 顕微 授精	顕微授精（ICSI）を行っている。
凍 凍結 保存	主に受精卵の凍結保存を行っている。 （この他に精子凍結、卵子凍結がある）
男 男性 不妊	男性不妊の治療を行っている。または取扱いがある。 （TESE などは提携病院など紹介の場合もあり）
♥ カウン セリング	カウンセリングを行っている。または取扱いがある。 （提携先を紹介する場合もあり）
漢 漢方 取扱い	漢方薬の処方がある。または、処方が可能である。 （専門の漢方医を紹介も含む）
腹 腹腔 鏡	腹腔鏡を使用した治療を行っている。
不育 不育 症	不育症の治療を行っている。または指導を行っている。
勉 勉強会 等がある	不妊治療に関する勉強会・セミナーなどを行っている。

リスト表示イメージ

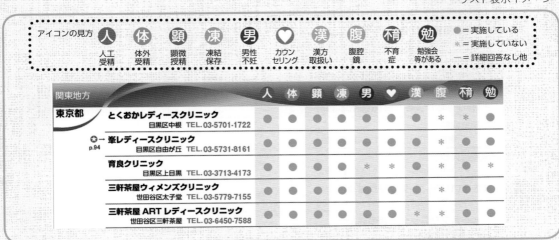

アイコンの見方	人 人工 受精	体 体外 受精	顕 顕微 授精	凍 凍結 保存	男 男性 不妊	♥ カウン セリング	漢 漢方 取扱い	腹 腹腔 鏡	不育 不育 症	勉 勉強会 等がある	●＝実施している ＊＝実施していない －＝詳細回答なし他

関東地方		人	体	顕	凍	男	♥	漢	腹	不育	勉
東京都	とくおかレディースクリニック 目黒区中根　TEL. 03-5701-1722	●	●	●	●	●	●	●	＊	＊	●
	✿－ p.94 峯レディースクリニック 目黒区自由が丘　TEL. 03-5731-8161	●	●	●	●	●	●	●	＊	●	●
	育良クリニック 目黒区上目黒　TEL. 03-3713-4173	●	●	●	●	＊	●	●	●	●	＊
	三軒茶屋ウィメンズクリニック 世田谷区太子堂　TEL. 03-5779-7155	●	●	●	●	●	●	●	＊	●	●
	三軒茶屋 ART レディースクリニック 世田谷区三軒茶屋　TEL. 03-6450-7588	●	●	●	●	●	●	＊	＊	●	●

※ 2020 年度のアンケート終了後、変更が生じている場合もありますので、詳しくは各治療施設に直接お問合せ下さい。

北海道地方

北海道

施設名 / 所在地・TEL	人	体	顕	凍	男	♡	漢	腹	不	勉
エナ麻生 ART クリニック 札幌市北区麻生町 TEL.011-792-8850	●	●	●	●	●	●	＊	＊	●	＊
さっぽろ ART クリニック 札幌市北区北 7 条西 TEL.011-700-5880	●	●	●	●	●	●	●	＊	●	●
北海道大学病院 札幌市北区北 14 条西 TEL.011-716-1161	●	●	●	●	●	●	＊	＊	＊	＊
さっぽろ ART クリニック n24 札幌市北区北 23 西 TEL.011-792-6691	●	●	●	●	●	＊	●	＊	●	●
札幌白石産科婦人科病院 札幌市白石区東札幌 TEL.011-862-7211	●	●	＊	●	＊	●	●	●	●	●
青葉産婦人科クリニック 札幌市厚別区青葉町 TEL.011-893-3207	●	●	●	●	＊	＊	●	＊	＊	＊
五輪橋マタニティクリニック 札幌市南区南 39 条西 TEL.011-585-3110	●	●	●	●	＊	●	●	＊	●	＊
手稲渓仁会病院 札幌市手稲区前田 1 条 TEL.011-681-8111	●	●	●	●	●	●	●	●	●	●
セントベビークリニック 札幌市中央区北 1 条西 TEL.011-215-0880	●	●	●	●	●	●	●	＊	●	●
金山生殖医療クリニック 札幌市中央区北 1 条西 TEL.011-200-1122	●	●	●	●	●	●	●	＊	●	●
時計台記念クリニック 札幌市中央区北 1 条東 TEL.011-251-2221	●	●	●	●	●	●	●	●	●	●
神谷レディースクリニック 札幌市中央区北 3 条西 TEL.011-231-2722	●	●	●	●	●	●	●	＊	●	●
札幌厚生病院 札幌市中央区北 3 条東 TEL.011-261-5331	●	●	●	●	●	●	●	●	●	●
斗南病院 札幌市中央区北 4 条西 TEL.011-231-2121	●	●	●	●	●	●	●	●	●	●
札幌医科大学医学部附属病院 札幌市中央区南 1 条西 TEL.011-611-2111	●	●	●	●	●	●	●	●	●	●
おおこうち産科婦人科 札幌市中央区南 2 条西 TEL.011-233-4103	●	●	●	●	●	●	●	●	●	＊
福住産科婦人科クリニック 札幌市豊平区福住 3 条 TEL.011-836-1188	●	●	＊	●	●	●	●	●	＊	＊
KKR 札幌医療センター 札幌市豊平区平岸 1 条 TEL.011-822-1811	●	●	●	●	＊	●	●	●	＊	＊
美加レディースクリニック 札幌市豊平区平岸 3 条 TEL.011-833-7773	●	●	●	●	●	●	●	＊	●	●
札幌東豊病院 札幌市東区北 17 条東 TEL.011-704-3911	●	●	●	●	●	●	●	●	●	●
秋山記念病院 函館市石川町 TEL.0138-46-6660	●	●	●	●	●	●	●	●	＊	●
岩城産婦人科 苫小牧市緑町 TEL.0144-38-3800	●	●	●	●	●	●	●	＊	●	●
とまこまいレディースクリニック 苫小牧市弥生町 TEL.0144-73-5353	●	●	●	●	＊	●	●	●	＊	＊
レディースクリニックぬまのはた 苫小牧市北栄町 TEL.0144-53-0303	●	●	●	●	●	●	●	＊	＊	＊
森産科婦人科病院 旭川市 7 条通 TEL.0166-22-6125	●	●	●	●	●	●	●	●	●	●

北海道地方

北海道		人	体	顕	凍	男	♥	漢	腹	稿	勉
みずうち産科婦人科 旭川市豊岡4条 TEL.0166-31-6713		●	●	●	●	●	●	●	*	●	●
旭川医科大学附属病院 旭川市緑が丘東2条 TEL.0166-65-2111		●	●	●	●	●	●	●	●	●	●
おびひろ ART クリニック 帯広市東3条南 TEL.0155-67-1162		●	●	●	●	*	*	*	*	●	*
北見レディースクリニック 北見市大通東 TEL.0157-31-0303		●	●	●	●	*	●	●	*	●	●
中村記念愛成病院 北見市高栄東町 TEL.0157-24-8131		●	●	●	●	●	●	●	*	●	*

東北地方

青森県		人	体	顕	凍	男	♥	漢	腹	稿	勉
エフ. クリニック 青森市浜田 TEL.017-729-4103		●	●	●	●	●	●	●	●	●	●
レディスクリニック・セントセシリア 青森市筒井八ツ橋 TEL.017-738-0321		●	●	●	●	●	●	●	*	●	●
八戸クリニック 八戸市柏崎 TEL.0178-22-7725		●	●	●	●	●	●	●	*	●	●
婦人科 さかもとともみクリニック 弘前市早稲田 TEL.0172-29-5080		●	●	●	●	*	●	●	*	*	*
弘前大学医学部附属病院 弘前市本町 TEL.0172-33-5111		●	●	●	●	●	●	●	●	●	●
岩手県											
岩手医科大学附属病院 内丸メディカルセンター 盛岡市内丸 TEL.019-613-6111		●	●	●	●	●	●	●	●	●	●
京野アートクリニック盛岡 盛岡市盛岡駅前通 TEL.019-613-4124		●	●	●	●	●	●	*	*	●	●
秋田県											
秋田大学医学部附属病院 秋田市本道 TEL.018-834-1111		●	●	●	●	●	●	●	●	●	*
清水産婦人科クリニック 秋田市広面 TEL.018-893-5655		●	●	●	●	*	●	●	*	●	*
大曲母子医院 大仙市大曲福住町 TEL.0187-63-2288		●	●	*	●	●	●	●	*	●	*
山形県											
川越医院 山形市大手町 TEL.023-641-6467		●	●	●	●	●	●	●	*	*	*
山形済生病院 山形市沖町 TEL.023-682-1111		●	●	●	●	●	●	●	●	●	●
山形大学医学部附属病院 山形市飯田西 TEL.023-628-1122		●	●	●	●	●	●	●	●	●	●
ゆめクリニック 米沢市東 TEL.0238-26-1537		●	●	●	●	●	●	●	*	●	●
すこやかレディースクリニック 鶴岡市東原町 TEL.0235-22-8418		●	●	●	●	●	●	●	*	●	●
宮城県											
京野アートクリニック仙台 仙台市青葉区本町 TEL.022-722-8841		●	●	●	●	●	●	●	*	●	●
東北大学病院 仙台市青葉区星陵町 TEL.022-717-7000		●	●	●	●	●	●	●	●	●	*
仙台 ART クリニック 仙台市宮城野区名掛丁 TEL.022-791-8851		●	●	●	●	●	●	●	*	*	●
仙台ソレイユ母子クリニック 仙台市太白区大野田 TEL.022-248-5001		●	●	●	●	●	●	●	*	●	●

アイコンの見方

人	体	顕	凍	男	♡	漢	腹	楕	勉
人工受精	体外受精	顕微授精	凍結保存	男性不妊	カウンセリング	漢方取扱い	腹腔鏡	不育症	勉強会等がある

●＝実施している　＊＝実施していない　―＝詳細回答なし他

東北地方

宮城県		人	体	顕	凍	男	♡	漢	腹	楕	勉
スズキ記念病院	岩沼市里の杜　TEL.0223-23-3111	●	●	●	●	●	●	●	●	●	●
福島県 いちかわクリニック	福島市南矢野目　TEL.024-554-0303	●	●	●	●	＊	●	＊	＊	●	＊
福島県立医科大学附属病院	福島市光が丘　TEL.024-547-1111	●	●	●	●	●	●	●	●	●	＊
アートクリニック産婦人科	福島市栄町　TEL.024-523-1132	●	●	●	●	●	●	●	＊	●	＊
あべウイメンズクリニック	郡山市富久山町　TEL.024-923-4188	●	●	●	●	●	●	●	＊	●	＊
ひさこファミリークリニック	郡山市中ノ目　TEL.024-952-4415	●	●	●	●	●	●	●	＊	●	●
あみウイメンズクリニック	会津若松市八角町　TEL.0242-37-1456	●	●	●	●	●	●	●	＊	●	＊
会津中央病院	会津若松市鶴賀町　TEL.0242-25-1515	●	●	＊	●	＊	●	●	●	●	＊
いわき婦人科	いわき市内郷綴町　TEL.0246-27-2885	●	●	●	●	●	●	●	●	●	●

関東地方

茨城県		人	体	顕	凍	男	♡	漢	腹	楕	勉
いがらしクリニック	龍ヶ崎市栄町　TEL.0297-62-0936	●	●	●	●	●	●	●	＊	＊	●
筑波大学附属病院	つくば市天久保　TEL.029-853-3900	●	●	●	●	●	●	●	●	●	＊
つくば ART クリニック	つくば市竹園　TEL.029-863-6111	●	●	●	●	●	●	●	＊	＊	●
つくば木場公園クリニック	つくば市松野木　TEL.029-886-4124	●	●	●	●	●	●	●	＊	●	●
筑波学園病院	つくば市上横場　TEL.029-836-1355	●	●	●	●	●	●	●	●	●	＊
遠藤産婦人科医院	筑西市中舘　TEL.0296-20-1000	●	●	●	●	●	●	●	＊	●	＊
根本産婦人科医院	笠間市八雲　TEL.0296-77-0431	●	●	●	●	●	●	●	＊	●	＊
江幡産婦人科病院	水戸市備前町　TEL.029-224-3223	●	●	＊	＊	＊	●	●	●	＊	＊
石渡産婦人科病院	水戸市 上水戸　TEL.029-221-2553	●	●	●	●	●	●	●	＊	●	●
小塙医院	小美玉市田木谷　TEL.0299-58-3185	●	●	●	●	●	●	●	＊	●	●
福地レディースクリニック	日立市鹿島町　TEL.0294-27-7521	●	●	●	●	＊	＊	●	＊	●	＊
栃木県 中田ウィメンズ＆ART クリニック	宇都宮市馬場通り　TEL.028-614-1100	●	●	●	●	●	●	●	●	●	●
平尾産婦人科医院	宇都宮市鶴田　TEL.028-648-5222	●	●	●	●	●	●	●	＊	●	●
かわつクリニック	宇都宮市大寛　TEL.028-639-1118	●	●	●	●	●	●	●	＊	●	●
福泉医院	宇都宮市下栗　TEL.028-639-1122	●	●	●	●	●	●	●	＊	●	＊

		人	体	顕	凍	男	♥	漢	腹	宵	勉
栃木県	**ちかざわ Ladie's クリニック** 宇都宮市城東　TEL. 028-638-2380	●	●	●	●	●	●	●	*	●	●
	済生会　宇都宮病院 宇都宮市竹林町　TEL. 028-626-5500	●	●	*	●	*	*	*	●	*	*
	独協医科大学病院 下都賀郡壬生町　TEL. 0282-86-1111	●	●	●	●	*	●	●	●	●	*
	那須赤十字病院 大田原市中田原　TEL. 0287-23-1122	●	●	●	●	*	●	●	●	●	●
	匠レディースクリニック 佐野市奈良渕町　TEL. 0283-21-0003	●	●	●	●	*	●	●	*	●	●
	城山公園すずきクリニック 佐野市久保町　TEL. 0283-22-0195	●	●	●	●	●	●	●	*	●	●
	中央クリニック 下野市薬師寺　TEL. 0285-40-1121	●	●	●	●	●	●	●	●	●	●
	自治医科大学病院 下野市薬師寺　TEL. 0285-44-2111	●	●	●	●	●	●	●	●	●	●
	国際医療福祉大学病院 那須塩原市井口　TEL. 0287-37-2221	●	●	●	●	●	●	●	●	●	●
群馬県	**高崎 ART クリニック** 高崎市あら町　TEL. 027-310-7701	●	●	●	●	●	●	*	●	●	●
	セキールレディースクリニック 高崎市栄町　TEL. 027-330-2200	●	●	●	●	●	●	●	*	●	●
	上条女性クリニック 高崎市栗崎町　TEL. 027-345-1221	●	●	●	●	●	●	●	*	●	*
	JCHO 群馬中央病院 前橋市紅雲町　TEL. 027-221-8165	●	●	●	●	●	●	●	●	●	*
	群馬大学医学部附属病院 前橋市昭和町　TEL. 027-220-7111	●	●	●	●	●	●	●	●	●	●
	横田マタニティーホスピタル 前橋市下小出町　TEL. 027-234-4135	●	●	●	●	●	●	●	●	●	●
	いまいウイメンズクリニック 前橋市東片貝町　TEL. 027-221-1000	●	●	●	●	●	●	●	*	●	●
	神岡産婦人科 前橋市石倉町　TEL. 027-253-4152	●	●	●	●	●	●	●	*	●	●
	ときざわレディスクリニック 太田市小舞木町　TEL. 0276-60-2580	●	●	●	●	●	●	●	*	●	*
埼玉県	**セントウィメンズクリニック** さいたま市浦和区東高砂町　TEL. 048-871-1771	●	●	●	●	●	●	●	*	●	●
	秋山レディースクリニック さいたま市大宮区大成町　TEL. 048-663-0005	●	●	●	●	●	●	●	*	●	*
	大宮レディスクリニック さいたま市大宮区桜木町　TEL. 048-648-1657	●	●	●	●	●	●	●	*	●	●
	かしわざき産婦人科 さいたま市大宮区上小町　TEL. 048-641-8077	●	●	●	●	●	●	●	●	●	●
	あらかきウィメンズクリニック さいたま市南区沼影　TEL. 048-838-1107	●	●	●	●	*	●	●	*	*	●
	丸山記念総合病院 さいたま市岩槻区本町　TEL. 048-757-3511	●	●	●	●	*	●	●	●	●	●
	大和たまごクリニック さいたま市岩槻区岩槻　TEL. 048-757-8100	●	●	●	●	●	●	●	*	*	●

アイコンの見方									
人 人工受精	体 体外受精	顕 顕微授精	凍 凍結保存	男 男性不妊	♡ カウンセリング	漢 漢方取扱い	腹 腹腔鏡	楕 不育症	勉 勉強会等がある

● = 実施している　＊ = 実施していない　― = 詳細回答なし他

埼玉県	人	体	顕	凍	男	♡	漢	腹	楕	勉
ソフィア祐子レディースクリニック　川口市西川口　TEL. 048-253-7877	●	●	●	●	●	●	●	＊	●	＊
永井マザーズホスピタル　三郷市上彦名　TEL. 048-959-1311	●	●	●	●	●	●	●	●	●	●
産婦人科菅原病院　越谷市越谷　TEL. 048-964-3321	●	●	●	●	＊	●	＊	＊	＊	＊
ゆうレディースクリニック　越谷市南越谷　TEL. 048-967-3122	●	●	●	●	●	●	●	●	●	＊
獨協医科大学埼玉医療センター　越谷市南越谷　TEL. 048-965-1111	●	●	●	●	●	●	●	●	●	●
スピカレディースクリニック　加須市南篠崎　TEL. 048-065-7750	●	●	＊	●	＊	●	＊	＊	＊	＊
中村レディスクリニック　羽生市中岩瀬　TEL. 048-562-3505	●	●	●	●	●	＊	●	●	●	＊
埼玉医科大学病院　入間郡毛呂山町　TEL. 049-276-1774	●	●	●	●	●	●	●	●	●	＊
埼玉医科大学総合病院医療センター　川越市鴨田　TEL. 049-228-3674	●	●	●	●	●	●	●	●	●	●
大塚産婦人科小児科医院　新座市片山　TEL. 048-479-7802	●	●	●	●	●	＊	●	＊	●	＊
恵愛生殖医療医院　和光市本町　TEL. 048-485-1185	●	●	●	●	●	●	●	＊	●	●
ウィメンズクリニックふじみ野　富士見市ふじみ野西　TEL. 049-293-8210	●	●	●	●	●	●	●	●	●	●
ミューズレディスクリニック　ふじみ野市霞ケ丘　TEL. 049-256-8656	●	●	●	●	＊	＊	＊	＊	●	●
吉田産科婦人科医院　入間市野田　TEL. 04-2932-8781	●	●	●	●	●	●	●	●	●	＊
瀬戸病院　所沢市金山町　TEL. 04-2922-0221	●	●	●	●	●	●	●	●	●	●
さくらレディースクリニック　所沢市くすのき台　TEL. 04-2992-0371	●	●	●	●	●	●	●	＊	●	●
熊谷総合病院　熊谷市中西　TEL. 048-521-0065	●	●	＊	●	＊	●	＊	●	＊	＊

千葉県	人	体	顕	凍	男	♡	漢	腹	楕	勉
高橋ウイメンズクリニック　千葉市中央区新町　TEL. 043-243-8024	●	●	●	●	●	●	●	＊	●	●
千葉メディカルセンター　千葉市中央区南町　TEL. 043-261-5111	●	●	●	●	●	●	●	●	●	●
千葉大学医学部附属病院　千葉市中央区亥鼻　TEL. 043-226-2121	●	●	●	●	●	●	●	●	●	＊
みやけウイメンズクリニック　千葉市緑区おゆみ野中央　TEL. 043-293-3500	●	●	●	●	●	●	●	●	●	＊
亀田ＩＶＦクリニック幕張　千葉市美浜区中瀬　TEL. 043-296-8141	●	●	●	●	●	●	●	＊	●	●
川崎レディースクリニック　流山市東初石　TEL. 04-7155-3451	●	●	●	●	●	●	●	＊	●	●
おおたかの森 ART クリニック　流山市おおたかの森西　TEL. 04-7170-1541	●	●	●	●	●	●	●	＊	●	●
大川レディースクリニック　松戸市馬橋　TEL. 047-341-3011	●	●	●	●	＊	＊	●	＊	●	＊

★→ p.82

	人	体	顕	凍	男	♥	漢	腹	稀	勉
千葉県										
本八幡レディースクリニック 市川市八幡　TEL.047-322-7755	●	●	●	●	*	●	●	*	●	●
東京歯科大学市川総合病院 市川市菅野　TEL.047-322-0151	●	●	●	●	●	●	●	●	●	●
☆→ p.86　西船橋こやまウィメンズクリニック 船橋市印内町　TEL.047-495-2050	●	●	●	●	●	●	●	*	●	●
船橋駅前レディースクリニック 船橋市本町　TEL.047-426-0077	●	●	●	●	●	●	*	*	●	●
津田沼 IVF クリニック 船橋市前原西　TEL.047-455-3111	●	●	●	●	●	●	●	*	●	●
くぼのや IVF クリニック 柏市柏　TEL.04-7136-2601	●	●	●	●	●	●	●	●	●	●
中野レディースクリニック 柏市柏　TEL.04-7162-0345	●	●	●	●	●	●	●	*	*	*
さくらウィメンズクリニック 浦安市北栄　TEL.047-700-7077	●	●	●	●	●	●	●	*	●	●
パークシティ吉田レディースクリニック 浦安市明海　TEL.047-316-3321	●	●	*	●	●	●	●	*	●	*
順天堂大学医学部附属浦安病院 浦安市富岡　TEL.047-353-3111	●	●	●	●	●	●	*	●	●	●
そうクリニック 四街道市大日　TEL.043-424-1103	●	●	●	●	●	●	●	*	●	●
東邦大学医療センター佐倉病院 佐倉市下志津　TEL.043-462-8811	●	●	●	●	*	●	●	●	*	*
高橋レディースクリニック 佐倉市ユーカリが丘　TEL.043-463-2129	●	●	●	●	●	●	●	*	●	●
日吉台レディースクリニック 富里市日吉台　TEL.0476-92-1103	●	●	●	●	●	●	●	*	●	●
宗田マタニティクリニック 市原市根田　TEL.0436-24-4103	●	●	●	●	●	●	●	*	●	●
重城産婦人科小児科 木更津市万石　TEL.0438-41-3700	●	●	*	●	●	●	●	●	●	*
薬丸病院 木更津市富士見　TEL.0438-25-0381	●	●	●	●	*	●	●	●	*	*
亀田総合病院 ART センター 鴨川市東町　TEL.04-7092-2211	●	●	●	●	●	●	●	●	●	●
東京都										
杉山産婦人科　丸の内 千代田区丸の内　TEL.03-5222-1500	●	●	●	●	●	●	●	●	●	●
神田ウィメンズクリニック 千代田区神田鍛冶町　TEL.03-6206-0065	●	●	●	●	●	●	●	*	●	●
あいだ希望クリニック 千代田区神田鍛冶町　TEL.03-3254-1124	●	●	●	●	●	●	*	*	*	●
小畑会浜田病院 千代田区神田駿河台　TEL.03-5280-1166	●	●	*	●	*	*	●	●	●	*
☆→ p.74　Natural ART Clinic 日本橋 中央区日本橋　TEL.03-6262-5757	*	●	●	●	●	*	*	*	*	●
聖路加国際病院 中央区明石町　TEL.03-3541-5151	●	●	●	●	●	●	●	●	●	●
銀座こうのとりレディースクリニック 中央区銀座　TEL.03-5159-2077	●	●	●	●	●	●	●	*	●	●

アイコンの見方

人	体	顕	凍	男	♡	漢	腹	楕	勉
人工受精	体外受精	顕微授精	凍結保存	男性不妊	カウンセリング	漢方取扱い	腹腔鏡	不育症	勉強会等がある

● = 実施している
＊ = 実施していない
― = 詳細回答なし他

関東地方

東京都

施設名 / 所在地・TEL	人	体	顕	凍	男	♡	漢	腹	楕	勉
はるねクリニック銀座　中央区銀座　TEL.03-5250-6850	●	●	●	●	●	●	●	＊	●	●
両角レディースクリニック　中央区銀座　TEL.03-5159-1101	●	●	●	●	●	●	●	●	●	●
オーク銀座レディースクリニック　中央区銀座　TEL.0120-009-345	●	●	●	●	●	●	●	●	●	●
銀座レディースクリニック　中央区銀座　TEL.03-3535-1117	●	●	●	●	●	●	●	＊	＊	●
楠原ウィメンズクリニック　中央区銀座　TEL.03-6274-6433	●	●	●	●	●	●	●	＊	●	●
銀座すずらん通りレディスクリニック　中央区銀座　TEL.03-3569-7711	●	●	●	●	●	＊	●	＊	＊	＊
虎の門病院　港区虎ノ門　TEL.03-3588-1111	●	●	●	●	●	●	●	●	●	●
東京AMHクリニック銀座　港区新橋　TEL.03-3573-4124	●	●	●	●	●	●	●	＊	●	●
新橋夢クリニック　港区新橋　TEL.03-3593-2121	●	●	●	●	●	＊	●	＊	＊	＊
東京慈恵会医科大学附属病院　港区西新橋　TEL.03-3433-1111	●	●	●	●	●	●	●	●	●	●
芝公園かみやまクリニック　港区芝　TEL.03-6414-5641	●	●	●	●	●	●	●	＊	●	●
リプロダクションクリニック東京　港区東新橋　TEL.03-6228-5351	●	●	●	●	●	●	●	＊	●	●
六本木レディースクリニック　港区六本木　TEL.0120-853-999	●	●	●	●	●	●	●	＊	●	＊
麻布モンテアールレディースクリニック　港区麻布十番　TEL.03-6804-3208	●	●	●	●	●	●	●	＊	●	●
赤坂見附宮崎産婦人科　港区元赤坂　TEL.03-3478-6443	●	●	●	●	●	＊	●	●	＊	＊
赤坂レディースクリニック　港区赤坂　TEL.03-5545-4123	●	●	●	●	●	●	●	＊	＊	＊
檜町ウィメンズクリニック　港区赤坂　TEL.03-3589-5622	●	●	●	●	＊	●	●	●	●	＊
山王病院 リプロダクション・婦人科内視鏡治療センター　港区赤坂　TEL.03-3402-3151	●	●	●	●	●	●	●	●	●	●
クリニック ドゥ ランジュ　港区北青山　TEL.03-5413-8067	●	●	●	●	＊	＊	＊	＊	＊	●
東京HARTクリニック　港区南青山　TEL.03-5766-3660	●	●	●	●	●	●	●	＊	＊	●
北里研究所病院　港区白金　TEL.03-3444-6161	●	●	●	●	＊	＊	●	●	●	●
京野アートクリニック高輪　港区高輪　TEL.03-6408-4124	●	●	●	●	●	●	●	＊	●	●
城南レディスクリニック品川　港区高輪　TEL.03-3440-5662	●	●	●	●	●	●	●	＊	●	●
浅田レディースクリニック品川　港区港南　TEL.03-3472-2203	●	●	●	●	●	●	＊	＊	●	●
秋葉原ART Clinic　台東区上野　TEL.03-5807-6888	●	●	●	●	●	●	●	＊	●	●

☆→ p.90（クリニック ドゥ ランジュ）

東京都

	人	体	顕	凍	男	♥	漢	腹	𥶡	勉
よしひろウィメンズクリニック　上野院 台東区東上野　TEL.03-3834-8996	●	●	●	●	●	●	●	*	●	*
日本医科大学付属病院 女性診療科 文京区千駄木　TEL.03-3822-2131	●	●	●	●	●	●	●	●	●	●
順天堂大学医学部附属順天堂医院 文京区本郷　TEL.03-3813-3111	●	●	●	●	*	●	●	●	●	●
東京大学医学部附属病院 文京区本郷　TEL.03-3815-5411	●	●	●	●	●	●	*	●	●	*
東京医科歯科大学医学部附属病院 文京区湯島　TEL.03-5803-5684	●	●	●	●	●	●	●	●	●	*
中野レディースクリニック 北区王子　TEL.03-5390-6030	●	●	*	●	*	●	●	*	●	*
東京北医療センター 北区赤羽台　TEL.03-5963-3311	●	●	*	●	●	●	●	●	*	*
日暮里レディースクリニック 荒川区西日暮里　TEL.03-5615-1181	●	●	●	●	●	●	●	*	●	*
臼井医院 足立区東和　TEL.03-3605-0381	●	●	●	●	●	●	●	*	*	●
真島クリニック 足立区関原　TEL.03-3849-4127	●	●	●	●	●	●	●	●	●	●
あいウイメンズクリニック 墨田区錦糸　TEL.03-3829-2522	●	●	●	●	●	●	●	*	●	*
木場公園クリニック・分院 江東区木場　TEL.03-5245-4122	●	●	●	●	●	●	●	*	●	●
東峯婦人クリニック 江東区木場　TEL.03-3630-0303	●	●	*	●	*	*	●	●	●	*
五の橋レディスクリニック 江東区亀戸　TEL.03-5836-2600	●	●	●	●	●	●	●	*	*	●
クリニック飯塚 品川区西五反田　TEL.03-3495-8761	●	●	●	●	●	●	●	*	●	*
昭和大学病院 品川区旗の台　TEL.03-3784-8000	●	●	●	●	*	●	●	●	●	*
東邦大学医療センター大森病院 大田区大森西　TEL.03-3762-4151	●	●	●	●	●	●	●	●	●	●
キネマアートクリニック 大田区蒲田　TEL.03-5480-1940	●	●	●	●	●	●	●	*	●	●
はなおか IVF クリニック品川 品川区大崎　TEL.03-5759-5112	●	●	●	●	●	●	●	*	●	●
ファティリティクリニック東京 渋谷区東　TEL.03-3406-6868	●	●	●	●	●	●	●	*	●	●
日本赤十字社医療センター 渋谷区広尾　TEL.03-3400-1311	●	●	*	*	*	*	●	●	*	*
恵比寿ウィメンズクリニック 渋谷区恵比寿南　TEL.03-6452-4277	●	●	●	●	●	●	●	●	●	*
桜十字渋谷バースクリニック 渋谷区宇田川町　TEL.03-5728-6626	●	●	●	●	*	*	●	*	●	●
フェニックスアートクリニック 渋谷区千駄ヶ谷　TEL.03-3405-1101	●	●	●	●	●	●	●	*	●	●
はらメディカルクリニック 渋谷区千駄ヶ谷　TEL.03-3356-4211	●	●	●	●	●	●	*	*	●	●

関東地方

東京都

	人	体	顕	凍	男	♥	漢	腹	稸	勉
とくおかレディースクリニック　目黒区中根　TEL.03-5701-1722	●	●	●	●	●	●	●	＊	＊	●
峯レディースクリニック（p.94）　目黒区自由が丘　TEL.03-5731-8161	●	●	●	●	●	●	●	＊	●	●
育良クリニック　目黒区上目黒　TEL.03-3713-4173	●	●	●	●	＊	＊	●	＊	●	＊
三軒茶屋ウィメンズクリニック　世田谷区太子堂　TEL.03-5779-7155	●	●	●	●	●	●	●	＊	●	●
三軒茶屋 ART レディースクリニック　世田谷区三軒茶屋　TEL.03-6450-7588	●	●	●	●	●	●	●	●	●	●
梅ヶ丘産婦人科　世田谷区梅丘　TEL.03-3429-6036	●	●	●	●	●	●	●	＊	●	●
国立成育医療研究センター 周産期・母性診療センター　世田谷区大蔵　TEL.03-3416-0181	●	●	●	●	●	●	●	●	●	＊
ローズレディースクリニック　世田谷区等々力　TEL.03-3703-0114	●	●	●	●	●	●	●	●	●	●
陣内ウィメンズクリニック　世田谷区奥沢　TEL.03-3722-2255	●	●	●	●	●	●	●	＊	●	●
田園都市レディースクリニック二子玉川　世田谷区玉川　TEL.03-3707-2455	●	●	●	●	●	●	●	＊	●	●
慶應義塾大学病院　新宿区信濃町　TEL.03-3353-1211	●	●	●	●	●	●	●	●	●	●
杉山産婦人科 新宿（p.98）　新宿区西新宿　TEL.03-5381-3000	●	●	●	●	＊	●	●	●	●	●
東京医科大学病院　新宿区西新宿　TEL.03-3342-6111	●	●	●	●	＊	＊	●	●	●	＊
Shinjuku ART Clinic　新宿区西新宿　TEL.03-5324-5577	●	●	●	●	＊	＊	●	＊	＊	●
うつみやす子レディースクリニック　新宿区西新宿　TEL.03-3368-3781	●	●	●	●	＊	●	●	＊	●	＊
加藤レディスクリニック　新宿区西新宿　TEL.03-3366-3777	●	●	●	●	●	＊	＊	＊	＊	●
国立国際医療研究センター病院　新宿区戸山　TEL.03-3202-7181	●	●	●	●	●	●	●	●	●	●
東京女子医科大学 産婦人科.母子総合医療センター　新宿区河田町　TEL.03-3353-8111	●	●	●	●	男	●	●	漢	●	＊
桜の芽クリニック　新宿区高田馬場　TEL.03-6908-7740	●	●	●	●	●	●	●	＊	●	＊
東京衛生病院附属めぐみクリニック　杉並区天沼　TEL.03-5335-6401	●	●	●	●	●	●	●	＊	●	●
荻窪病院 虹クリニック　杉並区荻窪　TEL.03-5335-6577	●	●	●	●	●	●	●	●	●	●
明大前アートクリニック（p.130）　杉並区和泉　TEL.03-3325-1155	●	●	●	●	●	●	●	＊	＊	●
慶愛クリニック　豊島区東池袋　TEL.03-3987-3090	●	●	●	●	＊	＊	＊	＊	＊	＊
松本レディース リプロダクションオフィス（p.102）　豊島区東池袋　TEL.03-6907-2555	●	●	●	●	●	●	●	●	＊	●
松本レディースクリニック　豊島区東池袋　TEL.03-5958-5633	●	●	●	●	●	●	●	＊	●	●

		人	体	顕	凍	男	♥	漢	腹	稐	勉
東京都	**池袋えざきレディースクリニック** 豊島区池袋　TEL.03-5911-0034	●	●	●	●	●	※	●	※	●	※
	日本大学医学部附属板橋病院 板橋区大谷口上町　TEL.03-3972-8111	●	●	●	※	●	●	●	※	※	※
	ときわ台レディースクリニック 板橋区常盤台　TEL.03-5915-5207	●	●	●	●	●	●	●	※	●	※
	ウィメンズ・クリニック大泉学園 練馬区東大泉　TEL.03-5935-1010	●	●	●	●	●	●	●	●	●	●
	池下レディースクリニック吉祥寺 武蔵野市吉祥寺本町　TEL.0422-27-2965	●	●	●	●	●	●	●	※	●	●
	うすだレディースクリニック 武蔵野市吉祥寺本町　TEL.0422-28-0363	●	●	●	●	●	●	●	※	●	※
	武蔵境いわもと婦人科クリニック 武蔵野市境南町　TEL.0422-31-3737	●	●	●	●	●	※	●	※	●	●
	杏林大学医学部付属病院 三鷹市新川　TEL.0422-47-5511	●	●	●	●	●	●	●	●	●	●
	ウィメンズクリニック神野 調布市国領町　TEL.042-480-3105	●	●	●	●	●	●	●	※	●	●
	国分寺ウーマンズクリニック 国分寺市本町　TEL.042-325-4124	●	●	●	●	●	●	●	※	●	●
	幸町 IVF クリニック 府中市府中町　TEL.042-365-0341	●	●	●	●	※	●	●	※	●	●
	貝原レディースクリニック 府中市府中町　TEL.042-352-8341	●	●	●	●	●	●	●	※	●	※
	ジュンレディースクリニック小平 小平市喜平町　TEL.042-329-4103	●	●	●	●	●	●	●	※	●	●
	立川 ART レディースクリニック 立川市曙町　TEL.042-527-1124	●	●	●	●	●	●	●	※	●	●
	井上レディースクリニック 立川市富士見町　TEL.042-529-0111	●	●	●	●	●	●	●	●	●	●
	八王子ＡＲＴクリニック 八王子市横山町　TEL.042-649-5130	●	●	●	●	※	●	※	※	※	※
	みむろウィメンズクリニック 町田市中町　TEL.042-710-3609	●	●	●	●	●	●	●	※	●	●
	ひろいウィメンズクリニック 町田市森野　TEL.042-850-9027	●	●	●	●	●	●	●	※	●	●
	こまちレディースクリニック 多摩市落合　TEL.042-357-3535	●	●	●	●	※	●	●	※	●	●
神奈川県	**川崎市立川崎病院** 川崎市川崎区新川通　TEL.044-233-5521	●	●	※	※	※	※	※	●	●	※
	ノア・ウィメンズクリニック 川崎市中原区小杉町　TEL.044-739-4122	●	●	●	●	※	●	●	※	※	※
	南生田レディースクリニック 川崎市多摩区南生田　TEL.044-930-3223	●	●	●	●	●	●	●	●	●	※
	新百合ヶ丘総合病院 リプロダクションセンター 川崎市麻生区古沢都古　TEL.044-322-9991	●	●	●	●	●	●	●		●	●
	聖マリアンナ医科大学病院 生殖医療センター 川崎市宮前区菅生　TEL.044-977-8111	●	●	●	●	●	●	●	●	●	●
	みなとみらい夢クリニック 横浜市西区みなとみらい　TEL.045-228-3131	●	●	●	●	●	●	●	※	●	●

アイコンの見方	
人 人工受精	● ＝ 実施している
体 体外受精	＊ ＝ 実施していない
顕 顕微授精	─ ＝ 詳細回答なし他
凍 凍結保存	
男 男性不妊	
♡ カウンセリング	
漢 漢方取扱い	
腹 腹腔鏡	
稚 不育症	
勉 勉強会等がある	

神奈川県

施設名	人	体	顕	凍	男	♡	漢	腹	稚	勉
コシ産婦人科　横浜市神奈川区白楽　TEL. 045-432-2525	●	●	●	●	●	●	●	＊	●	●
神奈川レディースクリニック　横浜市神奈川区西神奈川　TEL. 045-290-8666	●	●	●	●	●	●	●	＊	●	●
横浜HARTクリニック　横浜市神奈川区鶴屋町　TEL. 045-620-5731	●	●	●	●	●	●	＊	＊	＊	●
菊名西口医院　横浜市港北区篠原北　TEL. 045-401-6444	●	●	●	●	●	●	●	＊	●	＊
アモルクリニック　横浜市港北区新横浜　TEL. 045-475-1000	●	●	●	●	●	●	●	＊	＊	＊
なかむらアートクリニック　横浜市港北区新横浜　TEL. 045-534-6534	●	●	●	●	●	＊	＊	＊	＊	＊
CMポートクリニック　横浜市都筑区茅ヶ崎中央　TEL. 045-948-3761	●	●	●	●	●	●	●	＊	＊	●
産婦人科クリニックさくら　横浜市青葉区新石川　TEL. 045-911-9936	●	●	●	●	●	●	●	＊	●	●
田園都市レディースクリニック あざみ野本院　横浜市青葉区あざみ野　TEL. 045-905-5524	●	●	●	●	●	●	●	●	●	●
済生会横浜市東部病院　横浜市鶴見区下末吉　TEL. 045-576-3000	●	●	●	●	●	●	●	●	＊	●
馬車道レディスクリニック　横浜市中区相生町　TEL. 045-228-1680	●	●	●	●	●	●	＊	＊	＊	●
横浜市立大学医学部 附属市民総合医療センター　横浜市南区浦舟町　TEL. 045-261-5656	●	●	●	●	●	●	●	●	●	＊
メディカルパーク横浜　横浜市中区桜木町　TEL. 045-232-4741	●	●	●	●	●	●	＊	●	●	●
東條ARTクリニック　横浜市港南区上大岡東　TEL. 045-841-0501	●	●	●	●	●	●	＊	＊	●	＊
福田ウイメンズクリニック　横浜市戸塚区品濃町　TEL. 045-825-5525	●	●	●	●	●	●	●	＊	●	＊
愛育レディーズクリニック　大和市南林間　TEL. 046-277-3316	●	●	●	●	＊	●	＊	＊	●	●
海老名レディースクリニック　海老名市中央　TEL. 046-236-1105	●	●	●	●	●	●	●	●	●	●
矢内原ウィメンズクリニック　鎌倉市大船　TEL. 0467-50-0112	●	●	●	●	●	●	●	＊	●	●
小田原レディスクリニック　小田原市城山　TEL. 0465-35-1103	●	●	●	●	●	●	●	●	●	●
✿→ p.106 湘南レディースクリニック　藤沢市鵠沼花沢町　TEL. 0466-55-5066	●	●	●	●	●	●	●	＊	●	●
山下湘南夢クリニック　藤沢市鵠沼石上　TEL. 0466-55-5011	●	●	●	●	●	●	●	＊	●	●
メディカルパーク湘南　藤沢市湘南台　TEL. 0466-41-0331	●	●	●	●	●	●	●	●	●	●
神奈川ARTクリニック　相模原市南区相模大野　TEL. 042-701-3855	●	●	●	●	●	●	●	●	●	＊
北里大学病院　相模原市南区北里　TEL. 042-778-8111	●	●	●	●	●	●	●	●	●	●
ソフィアレディスクリニック　相模原市中央区鹿沼台　TEL. 042-776-3636	●	●	●	●	●	●	●	＊	＊	＊

	人	体	顕	凍	男	♥	漢	腹	稀	勉
神奈川県										
須藤産婦人科医院 秦野市南矢名　TEL.0463-77-7666	●	●	●	●	●	●	●	*	●	*
東海大学医学部附属病院 伊勢原市下糟屋　TEL.0463-93-1121	●	●	●	●	*	●	●	●	●	●

中部地方	人	体	顕	凍	男	♥	漢	腹	稀	勉
新潟県										
立川綜合病院生殖医療センター 長岡市旭岡　TEL.0258-33-3111	●	●	●	●	●	●	●	●	●	*
長岡レディースクリニック 長岡市新保　TEL.0258-22-7780	●	●	●	●	●	●	●	*	●	*
大島クリニック 上越市鵜島　TEL.025-522-2000	●	●	●	●	●	●	●	*	●	●
菅谷ウイメンズクリニック 上越市新光町　TEL.025-546-7660	●	●	●	●	●	●	●	*	●	*
源川産婦人科クリニック 新潟市東区松崎　TEL.025-272-5252	●	●	●	●	●	●	●	●	●	●
木戸病院 新潟市東区竹尾　TEL.025-273-2151	●	●	●	●	*	●	●	●	*	*
新津産科婦人科クリニック 新潟市江南区横越中央　TEL.025-384-4103	●	●	●	●	●	*	●	*	●	*
産科・婦人科ロイヤルハートクリニック 新潟市中央区天神尾　TEL.025-244-1122	●	●	●	●	●	●	*	*	*	*
ARTクリニック白山 新潟市中央区白山浦　TEL.025-378-3065	●	●	●	●	*	*	●	*	●	●
新潟大学医歯学総合病院 新潟市中央区旭町通　TEL.025-227-2320	●	●	●	●	●	●	●	●	●	*
済生会新潟病院 新潟市西区寺地　TEL.025-233-6161	●	●	●	●	●	●	●	●	●	●
レディスクリニック石黒 三条市荒町　TEL.0256-33-0150	●	●	●	●	*	●	●	*	*	●
関塚医院 新発田市中田町　TEL.0254-26-1405	●	●	●	●	●	●	●	*	●	*
富山県										
富山赤十字病院 富山市牛島本町　TEL.076-433-2222	●	●	●	●	*	●	●	●	*	*
小嶋ウィメンズクリニック 富山市五福　TEL.076-432-1788	*	●	●	●	*	●	*	*	●	勉
富山県立中央病院 富山市西長江　TEL.0764-24-1531	●	●	●	●	*	●	*	●	*	*
女性クリニック We! TOYAMA 富山市根塚町　TEL.076-493-5533	●	●	●	●	●	●	●	*	●	●
あいARTクリニック 高岡市下伏間江　TEL.0766-27-3311	●	●	●	●	●	●	●	*	●	勉
あわの産婦人科医院 下新川郡入善町入膳　TEL.0765-72-0588	●	●	●	●	●	●	●	●	●	*
石川県										
石川県立中央病院 金沢市鞍月東　TEL.076-237-8211	●	●	●	●	*	●	*	●	●	*
金沢たまごクリニック 金沢市諸江町　TEL.076-237-3300	*	●	●	●	●	●	*	●	*	●
鈴木レディスホスピタル 金沢市寺町　TEL.076-242-3155	●	●	●	●	●	●	●	●	*	●

アイコンの見方

人	体	顕	凍	男	♡	漢	腹	㐅	勉
人工受精	体外受精	顕微授精	凍結保存	男性不妊	カウンセリング	漢方取扱い	腹腔鏡	不育症	勉強会等がある

● = 実施している
＊ = 実施していない
― = 詳細回答なし他

中部地方

県	医院名 / 住所・TEL	人	体	顕	凍	男	♡	漢	腹	㐅	勉
石川県	永遠幸レディスクリニック 小松市小島町 TEL.0761-23-1555	＊	●	●	●	●	●	●	＊	●	＊
福井県	本多レディースクリニック 福井市宝永 TEL.0776-24-6800	●	●	●	●	＊	●	●	＊	＊	＊
	西ウイミンズクリニック 福井市木田 TEL.0776-33-3663	●	●	●	●	●	●	●	＊	●	●
	福井大学医学部附属病院 吉田郡永平寺町 TEL.0776-61-3111	●	●	●	●	●	●	●	●	●	＊
山梨県	薬袋レディースクリニック 甲府市飯田 TEL.055-226-3711	●	●	＊	●	＊	●	●	＊	●	●
	甲府昭和婦人クリニック 中巨摩郡昭和町 TEL.055-226-5566	●	●	●	●	＊	●	●	＊	●	●
	山梨大学医学部付属病院 中央市下河東 TEL.055-273-1111	●	●	●	●	●	●	●	●	●	＊
長野県	吉澤産婦人科医院 長野市七瀬中町 TEL.026-226-8475	●	●	●	●	＊	●	＊	●	●	●
	長野市民病院 長野市大字富竹 TEL.026-295-1199	●	●	●	●	●	●	●	●	●	●
	南長野医療センター篠ノ井総合病院 長野市篠ノ井会 TEL.026-292-2261	●	●	●	●	●	●	●	●	●	●
	佐久市立国保浅間総合病院 佐久市岩村田 TEL.0267-67-2295	●	●	●	●	＊	●	●	●	●	●
	☆→ p.110 佐久平エンゼルクリニック 佐久市長土呂字宮ノ前 TEL.0267-67-5816	●	●	●	●	●	●	●	＊	●	●
	三浦産婦人科 上田市中央 TEL.0268-22-0350	●	●	●	●	＊	●	●	＊	＊	＊
	西澤産婦人科クリニック 飯田市本町 TEL.0265-24-3800	●	●	●	●	●	●	●	●	●	●
	わかばレディス＆マタニティクリニック 松本市浅間温泉 TEL.0263-45-0103	●	●	●	●	●	●	●	＊	＊	●
	信州大学医学部附属病院 松本市旭 TEL.0263-35-4600	●	●	●	●	●	●	●	●	●	●
	北原レディースクリニック 松本市島立 TEL.0263-48-3186	●	●	●	●	●	＊	●	＊	●	●
	諏訪マタニティークリニック 諏訪郡下諏訪町 TEL.0266-28-6100	●	●	●	●	●	●	●	●	●	●
岐阜県	☆→ p.114 髙橋産婦人科 岐阜市梅ケ枝町 TEL.058-263-5726	●	●	●	●	●	●	●	＊	●	●
	古田産科婦人科クリニック 岐阜市金町 TEL.058-265-2395	●	●	●	●	●	●	●	＊	●	●
	岐阜大学医学部附属病院 岐阜市柳戸 TEL.058-230-6000	●	●	●	●	●	●	●	●	●	＊
	操レディスホスピタル 岐阜市津島町 TEL.058-233-8811	●	●	●	●	●	●	●	＊	●	●
	おおのレディースクリニック 岐阜市光町 TEL.058-233-0201	●	●	●	●	●	●	●	＊	●	●
	花林レディースクリニック 羽島市竹鼻町 TEL.058-393-1122	●	●	＊	●	●	●	●	＊	●	＊
	クリニックママ 大垣市今宿 TEL.0584-73-5111	●	●	●	●	●	●	●	＊	●	●

	人	体	顕	凍	男	♡	漢	腹	稀	勉
	人工受精	体外受精	顕微授精	凍結保存	男性不妊	カウンセリング	漢方取扱い	腹腔鏡	不育症	勉強会等がある

● = 実施している　＊ = 実施していない　ー = 詳細回答なし他

東海地方

愛知県

医療機関	人	体	顕	凍	男	♡	漢	腹	稀	勉
竹内産婦人科　ARTセンター 豊橋市新本町　TEL. 0532-52-3463	●	●	●	●	●	●	●	＊	＊	●
ARTクリニックみらい 岡崎市大樹寺　TEL. 0564-24-9293	●	●	●	●	●	●	●	＊	●	●
八千代病院 安城市住吉町　TEL. 0566-97-8111	●	●	●	●	●	●	●	＊	●	＊
G&Oレディスクリニック 刈谷市泉田町折戸　TEL. 0566-27-4103	●	●	●	●	●	●	●	＊	●	●
ダイヤビルレディースクリニック 名古屋市西区名駅　TEL. 052-561-1881	●	●	●	●	●	●	●	＊	●	●
浅田レディース名古屋駅前クリニック 名古屋市中村区名駅　TEL. 052-551-2203	●	●	●	●	●	●	＊	＊	●	●
レディースクリニックミュウ 名古屋市中村区名駅　TEL. 052-551-7111	●	●	●	●	●	●	●	＊	●	●
名古屋第一赤十字病院 名古屋市中村区道下町　TEL. 052-481-5111	●	●	●	●	●	●	●	●	●	＊
野崎クリニック 名古屋市中川区大当郎　TEL. 052-303-3811	●	●	●	●	●	＊	●	＊	＊	●
金山レディースクリニック 名古屋市熱田区金山町　TEL. 052-681-2241	●	●	●	●	●	●	●	＊	●	＊
山口レディスクリニック 名古屋市南区駈上　TEL. 052-823-2121	●	●	●	●	●	●	●	＊	●	●
ロイヤルベルクリニック 不妊センター 名古屋市緑区水広　TEL. 052-879-6673	●	●	●	●	●	●	●	＊	＊	＊
おち夢クリニック名古屋 名古屋市中区丸の内　TEL. 052-968-2203	●	●	●	●	●	●	●	＊	●	●
いくたウィメンズクリニック 名古屋市中区栄　TEL. 052-263-1250	●	●	●	●	●	●	●	●	●	＊
可世木婦人科ARTクリニック 名古屋市中区栄　TEL. 052-251-8801	●	●	●	●	●	●	●	＊	＊	●
成田産婦人科 名古屋市中区大須　TEL. 052-221-1595	●	●	●	●	●	●	●	●	●	●
おかだウィメンズクリニック 名古屋市中区正木　TEL. 052-683-0018	●	●	●	●	●	●	●	＊	●	●
稲垣婦人科 名古屋市北区大曽根　TEL. 052-910-5550	●	●	●	●	●	●	●	＊	●	＊
星ケ丘マタニティ病院 名古屋市千種区井上町　TEL. 052-782-6211	●	●	●	●	●	●	●	＊	●	●
さわだウイメンズクリニック 名古屋市千種区四谷通　TEL. 052-788-3588	●	●	●	●	●	●	●	＊	●	●
まるた ART クリニック 名古屋市千種区覚王山通　TEL. 052-764-0010	●	●	●	●	●	●	＊	＊	＊	＊
あいこ女性クリニック 名古屋市名東区よもぎ台　TEL. 052-777-8080	●	●	●	●	●	●	●	●	●	●
名古屋大学医学部附属病院 名古屋市昭和区鶴舞町　TEL. 052-741-2111	●	●	●	●	●	●	●	●	●	●
名古屋市立大学病院 名古屋市瑞穂区瑞穂町　TEL. 052-851-5511	●	●	●	●	●	●	●	●	●	●
八事レディースクリニック 名古屋市天白区音聞山　TEL. 052-834-1060	●	●	●	●	●	●	●	＊	●	●

東海地方		人	体	顕	凍	男	♥	漢	腹	褙	勉
愛知県											
平針北クリニック 日進市赤池町屋下　TEL.052-803-1103		●	●	＊	＊	●	●	●	＊	＊	＊
森脇レディースクリニック みよし市三好町　TEL.0561-33-5512		●	●	●	●	●	●	●	＊	●	＊
藤田医科大学病院 豊明市沓掛町　TEL.0562-93-2111		●	●	●	●	●	●	●	●	●	●
グリーンベル ART クリニック 豊田市喜多町　TEL.0120-822-229		●	●	●	●	＊	●	●	＊	＊	＊
トヨタ記念病院不妊センター 豊田市平和町　TEL.0565-28-0100		●	●	●	●	●	●	●	●	●	●
ふたばクリニック 半田市吉田町　TEL.0569-20-5000		●	●	●	●	●	●	●	＊	＊	＊
原田レディースクリニック 知多市寺本新町　TEL.0562-36-1103		●	●	＊	●	●	●	●	＊	＊	＊
小牧市民病院 小牧市常普請　TEL.0568-76-4131		●	●	●	●	●	●	●	●	＊	＊
浅田レディース勝川クリニック 春日井市松新町　TEL.0568-35-2203		●	●	●	●	●	●	＊	＊	●	●
中原クリニック 瀬戸市山手町　TEL.0561-88-0311		●	●	●	●	●	●	●	＊	●	●
つかはらレディースクリニック 一宮市浅野居森野　TEL.0586-81-8000		●	●	●	●	●	●	●	＊	●	＊
可世木レディスクリニック 一宮市平和　TEL.0586-47-7333		●	●	●	●	●	●	●	＊	●	●
三重県											
こうのとり WOMEN'S CARE クリニック 四日市市諏訪栄町　TEL.059-355-5577		●	●	●	●	●	●	●	＊	●	●
慈芳産婦人科・内科・リウマチ科 四日市市ときわ　TEL.059-353-0508		●	●	●	●	●	●	●	＊	＊	＊
みのうらレディースクリニック 鈴鹿市磯山　TEL.059-380-0018		●	●	●	●	●	●	●	＊	●	●
ヨナハ産婦人科小児科病院 桑名市大字和泉イノ割　TEL.0594-27-1703		●	●	●	●	●	●	●	●	●	＊
三重大学病院 津市江戸橋　TEL.059-232-1111		●	●	●	●	●	●	●	●	●	●
西山産婦人科 津市栄町　TEL.059-229-1200		●	●	●	●	●	●	●	＊	●	●
済生会松阪総合病院 松阪市朝日町　TEL.0598-51-2626		●	●	●	●	●	●	●	●	●	＊
森川病院 伊賀市上野忍町　TEL.0595-21-2425		●	●	●	●	●	●	●	＊	＊	＊
近畿地方		人	体	顕	凍	男	♥	漢	腹	褙	勉
滋賀県											
木下レディースクリニック 大津市打出浜　TEL.077-526-1451		●	●	●	●	●	●	●	＊	●	●
桂川レディースクリニック 大津市御殿浜　TEL.077-511-4135		●	●	●	●	●	●	●	●	●	●
竹林ウィメンズクリニック 大津市大萱　TEL.077-547-3557		●	●	●	●	●	●	●	＊	●	●
滋賀医科大学病院 大津市瀬田月輪町　TEL.077-548-2111		●	●	●	●	●	●	●	●	●	●

179

アイコンの見方	人 人工受精	体 体外受精	顕 顕微授精	凍 凍結保存	男 男性不妊	♡ カウンセリング	漢 漢方取扱い	腹 腹腔鏡	宥 不育症	勉 勉強会等がある

● = 実施している　　* = 実施していない　　— = 詳細回答なし他

		人	体	顕	凍	男	♡	漢	腹	宥	勉
滋賀県											
希望が丘クリニック	野洲市市三宅 TEL.077-586-4103	●	●	●	●	●	●	●	*	●	●
神野レディスクリニック	彦根市中央町 TEL.0749-22-6216	●	●	●	●	●	●	●	*	*	*
草津レディースクリニック	草津市渋川 TEL.077-566-7575	●	●	●	●	●	●	●	▲	●	●
清水産婦人科	草津市野村 TEL.077-562-4332	●	●	●	●	●	●	*	*	●	●
京都府											
醍醐渡辺クリニック	京都市伏見区醍醐高畑町 TEL.075-571-0226	●	●	●	●	●	●	●	*	●	●
京都府立医科大学病院	京都市上京区河原町 TEL.075-251-5560	●	●	●	●	●	●	●	●	●	*
★→ p.132 田村秀子婦人科医院	京都市中京区御所八幡町 TEL.075-213-0523	●	●	●	●	●	●	●	*	●	●
足立病院	京都市中京区東洞院 TEL.075-253-1382	●	●	●	●	●	●	●	●	●	●
京都大学医学部附属病院	京都市左京区聖護院川原町 TEL.075-751-3712	●	●	●	●	●	●	●	●	●	●
IDA クリニック	京都市山科区安朱南屋敷町 TEL.075-583-6515	●	●	●	●	●	●	●	*	●	●
身原病院	京都市西京区上桂宮ノ後町 TEL.075-392-3111	●	●	●	●	●	●	●	*	●	*
大阪府											
大阪 New ART クリニック	大阪市北区梅田 TEL.06-6341-1556	●	●	●	●	●	●	●	*	●	●
オーク梅田レディースクリニック	大阪市北区曽根崎新地 TEL.0120-009-345	●	●	●	●	●	●	●	●	●	●
HORAC グランフロント大阪クリニック	大阪市北区大深町 TEL.06-6377-8824	●	●	●	●	●	●	●	*	●	●
リプロダクションクリニック大阪	大阪市北区大深町 TEL.06-6136-3344	●	●	●	●	●	●	●	*	●	●
越田クリニック	大阪市北区角田町 TEL.06-6316-6090	●	●	●	●	●	●	●	*	●	●
扇町レディースクリニック	大阪市北区野崎町 TEL.06-6311-2511	●	●	●	●	●	●	●	●	●	●
うめだファティリティークリニック	大阪市北区豊崎 TEL.06-6371-0363	●	●	●	●	●	●	●	●	●	●
レディースクリニックかたかみ	大阪市淀川区中島 TEL.06-6100-2525	●	●	●	●	●	●	●	*	●	●
小林産婦人科	大阪市都島区都島北通 TEL.06-6924-0934	●	●	●	●	*	*	●	*	*	*
★→ p.118 レディースクリニック北浜	大阪市中央区高麗橋 TEL.06-6202-8739	●	●	●	●	●	●	●	*	●	●
西川婦人科内科クリニック	大阪市中央区備後町 TEL.06-6201-0317	●	●	●	●	●	●	●	●	●	●
ウィメンズクリニック本町	大阪市中央区北久宝寺町 TEL.06-6251-8686	●	●	●	●	●	●	*	*	●	●
春木レディースクリニック	大阪市中央区南船場 TEL.06-6281-3788	●	●	●	●	*	●	●	*	●	●
脇本産婦人科・麻酔科	大阪市天王寺区空堀町 TEL.06-6761-5537	●	●	●	●	●	●	●	●	*	*

▲ 連携病院にて

	人	体	顕	凍	男	♥	漢	腹	精	勉
大阪鉄道病院 大阪市阿倍野区松崎町　TEL. 06-6628-2221	●	●	●	●	●	●	●	●	●	＊
ＩＶＦなんばクリニック 大阪市西区南堀江　TEL. 06-6534-8824	●	●	●	●	●	●	●	＊	●	●
★→p.122 **オーク住吉産婦人科** 大阪市西成区玉出西　TEL. 0120-009-345	●	●	●	●	●	●	●	●	●	●
岡本クリニック 大阪市住吉区長居東　TEL. 06-6696-0201	●	●	●	●	●	●	●	＊	●	●
大阪急性期総合医療センター 大阪市住吉区万代東　TEL. 06-6692-1201	●	●	●	●	●	●	●	●	●	●
園田桃代 ART クリニック 豊中市新千里東町　TEL. 06-6155-1511	●	●	●	●	●	●	●	＊	●	●
たまごクリニック　内分泌センター 豊中市曽根西町　TEL. 06-4865-7017	●	●	●	●	●	●	●	＊	●	●
なかむらレディースクリニック 吹田市豊津町　TEL. 06-6378-7333	●	●	●	●	●	●	●	＊	●	●
吉本婦人科クリニック 吹田市片山町　TEL. 06-6337-0260	●	●	＊	●	＊	●	●	＊	●	＊
大阪大学医学部附属病院 吹田市山田丘　TEL. 07-6879-3351	●	●	●	●	●	●	＊	●	●	＊
奥田産婦人科 茨木市竹橋町　TEL. 072-622-5253	●	●	●	●	＊	●	●	＊	＊	●
大阪医科大学附属病院 高槻市大学町　TEL. 072-683-1221	●	●	●	●	●	●	●	●	●	●
後藤レディースクリニック 高槻市白梅町　TEL. 072-683-8510	●	●	●	●	●	●	●	＊	●	●
イワサレディースクリニックセントマリ不妊センター 寝屋川市香里本通町　TEL. 072-831-1666	●	●	●	●	＊	●	●	＊	●	●
ひらかた ART クリニック 枚方市大垣内町　TEL. 072-804-4124	●	●	●	●	●	●	●	＊	●	●
関西医科大学附属病院 枚方市新町　TEL. 072-804-0101	●	●	●	●	●	●	●	●	●	●
天の川レディースクリニック 交野市私部西　TEL. 072-892-1124	●	●	●	●	●	●	●	＊	●	●
ＩＶＦ大阪クリニック 東大阪市長田東　TEL. 06-4308-8824	●	●	●	●	●	●	●	＊	●	●
てらにしレディースクリニック 大阪狭山市池尻自由丘　TEL. 072-367-0666	●	●	●	●	●	●	●	＊	●	●
近畿大学病院 大阪狭山市大野東　TEL. 072-366-0221	●	●	●	●	＊	●	●	●	●	＊
ルナレディースクリニック 不妊・更年期センター 堺市堺区市之町西　TEL. 0120-776-778	●	●	●	●	●	●	●	＊	●	●
いしかわクリニック 堺市堺区新町　TEL. 072-232-8751	●	●	●	●	●	●	●	＊	●	＊
KAWA レディースクリニック 堺市南区若松台　TEL. 072-297-2700	●	●	●	●	●	●	●	＊	●	●
府中のぞみクリニック 和泉市府中町　TEL. 0725-40-5033	●	●	●	●	●	●	●	●	●	●
谷口病院 泉佐野市大西　TEL. 072-463-3232	●	●	●	●	●	●	●	●	●	●

近畿地方

地方		人	体	顕	凍	男	♡	漢	腹	宿	勉
大阪府	**レオゲートタワーレディースクリニック** 泉佐野市りんくう往来北 TEL.072-460-2800	●	●	●	●	●	●	●	＊	●	●
兵庫県	**英ウィメンズクリニック** 神戸市中央区三宮町 TEL.078-392-8723	●	●	●	●	●	●	●	＊	●	●
	神戸元町 夢クリニック 神戸市中央区明石町 TEL.078-325-2121	●	●	●	●	●	●	●	＊	●	●
	山下レディースクリニック 神戸市中央区磯上通 TEL.078-265-6475	●	●	●	●	●	●	●	＊	●	●
	神戸 ART レディスクリニック 神戸市中央区雲井通 TEL.078-261-3500	●	●	●	●	●	●	●	＊	●	●
	神戸アドベンチスト病院 神戸市北区有野台 TEL.078-981-0161	●	●	●	●	●	●	●	●	●	●
	中村レディースクリニック 神戸市西区持子 TEL.078-925-4103	●	●	●	●	●	●	●	＊	＊	＊
	久保みずきレディースクリニック 菅原記念診療所 神戸市西区美賀多台 TEL.078-961-3333	●	●	●	●	＊	●	●	＊	●	●
	くぼたレディースクリニック 神戸市東灘区住吉本町 TEL.078-843-3261	●	●	●	●	●	●	●	＊	●	●
	レディースクリニックごとう 南あわじ市山添 TEL.0799-45-1131	●	●	●	●	＊	●	●	＊	＊	＊
	オガタファミリークリニック 芦屋市松ノ内町 TEL.0797-25-2213	●	●	●	●	●	●	●	＊	●	●
	徐クリニック・ARTセンター 西宮市松籟荘 TEL.0798-54-8551	●	●	●	●	●	●	●	＊	●	●
	スギモトレディースクリニック 西宮市甲風園 TEL.0798-63-0325	●	●	●	●	●	●	●	＊	●	＊
	すずきレディースクリニック 西宮市田中町 TEL.0798-39-0555	●	●	●	●	＊	●	＊	＊	＊	＊
	レディース& ART クリニック　サンタクルス 兵庫県西宮市高松町 TEL.0798-62-1188	●	●	●	●	●	●	●	＊	●	●
	兵庫医科大学病院 西宮市武庫川町 TEL.0798-45-6111	●	●	●	●	●	●	●	●	●	●
	レディースクリニック Taya 伊丹市伊丹 TEL.072-771-7717	●	●	●	●	●	●	●	＊	●	＊
	近畿中央病院 伊丹市車塚 TEL.072-781-3712	●	●	●	●	●	●	●	●	＊	＊
	小原ウイメンズクリニック 宝塚市山本東 TEL.0797-82-1211	●	●	●	●	●	●	●	＊	●	●
	シオタニレディースクリニック 三田市中央町 TEL.079-561-3500	●	●	＊	●	＊	●	●	＊	●	＊
	中林産婦人科 姫路市白国 TEL.079-282-6581	●	●	●	●	●	●	●	＊	●	●
	Koba レディースクリニック 姫路市北条口 TEL.079-223-4924	●	●	●	●	●	●	●	＊	●	●
	西川産婦人科 姫路市花田町 TEL.079-253-2195	●	●	●	●	●	●	●	●	●	●
	親愛産婦人科医院 姫路市網干区垣内中町 TEL.079-271-6666	●	●	●	●	●	●	●	＊	●	●
	博愛産科婦人科 明石市二見町 TEL.078-941-8803	●	●	●	●	●	●	●	●	●	●

近畿地方	人	体	顕	凍	男	♥	漢	腹	稍	勉
兵庫県										
親愛レディースクリニック 加古川市加古川町 TEL.079-421-5511	●	●	●	●	●	●	●	*	●	●
小野レディースクリニック 小野市西本町 TEL.0794-62-1103	●	●	●	●	●	●	●	*	●	●
福田産婦人科麻酔科 赤穂市加里屋 TEL.0791-43-5357	●	●	●	●	●	●	●	*	●	*
赤穂中央病院 赤穂市惣門町 TEL.0791-45-7290	●	●	●	●	●	●	●	●	●	*
奈良県										
ASKA レディース・クリニック 奈良市北登美ヶ丘 TEL.0742-51-7717	●	●	●	●	●	●	●	*	●	*
久永婦人科クリニック 奈良市西大寺東町 TEL.0742-32-5505	●	●	●	●	●	●	●	●	●	*
赤崎クリニック 高度生殖医療センター 桜井市谷 TEL.0744-43-2468	●	●	●	●	●	●	●	*	●	●
SACRA レディースクリニック 橿原市上品寺町 TEL.0744-23-1199	●	●	●	●	*	*	*	*	*	*
三橋仁美レディースクリニック 大和郡山市矢田町通 TEL.0743-51-1135	●	●	●	●	●	●	●	*	●	●
和歌山県										
日本赤十字社和歌山医療センター 和歌山市小松原通 TEL.073-422-4171	●	●	●	●	●	●	●	●	●	●
うつのみやレディースクリニック 和歌山市美園町 TEL.073-423-1987	●	●	●	●	●	●	●	*	●	●
岩橋産科婦人科 和歌山市関戸 TEL.073-444-4060	●	●	●	●	●	●	●	●	●	*
奥村レディースクリニック 橋本市東家 TEL.0736-32-8511	●	●	●	●	●	●	●	*	●	●
中国地方	人	体	顕	凍	男	♥	漢	腹	稍	勉
鳥取県										
タグチ IVF レディースクリニック 鳥取市覚寺 TEL.0857-39-2121	●	●	●	●	●	●	●	*	●	●
鳥取県立中央病院 鳥取市江津 TEL.0857-26-2271	●	●	●	●	●	●	●	●	●	●
ミオ ファティリティクリニック 米子市車尾南 TEL.0859-35-5211	●	●	●	●	●	●	●	●	●	●
鳥取大学医学部附属病院 米子市西町 TEL.0859-38-6642	●	●	●	●	●	●	●	●	●	*
彦名レディスライフクリニック 米子市彦名町 TEL.0859-29-0159	●	●	●	●	●	●	●	*	●	●
島根県										
内田クリニック 松江市浜乃木 TEL.0120-58-2889	●	●	●	●	●	●	●	*	●	●
八重垣レディースクリニック 松江市東出雲町 TEL.0852-52-7790	●	●	●	●	●	●	●	*	●	*
島根大学医学部附属病院 出雲市塩冶町 TEL.0853-20-2389	●	●	●	●	●	●	●	●	●	*
岡山県										
岡山大学病院 岡山市北区鹿田町 TEL.086-223-7151	●	●	●	●	●	●	●	●	●	●
名越産婦人科リプロダクションセンター 岡山市北区庭瀬 TEL.086-293-0553	●	●	●	●	●	●	●	*	●	●
岡山二人クリニック 岡山市北区津高 TEL.086-256-7717	●	●	●	●	●	●	●	▲	●	●

アイコンの見方		
人 人工受精	● = 実施している
体 体外受精	＊ = 実施していない
顕 顕微授精	ー = 詳細回答なし他
凍 凍結保存	
男 男性不妊	
♥ カウンセリング	
漢 漢方取扱い	
腹 腹腔鏡	
宿 不育症	
勉 勉強会等がある	

中国地方

		人	体	顕	凍	男	♥	漢	腹	宿	勉
岡山県	三宅医院生殖医療センター 岡山市南区大福 TEL. 086-282-5100	●	●	●	●	●	●	●	●	●	●
	岡南産婦人科医院 岡山市南区平福 TEL. 086-264-3366	●	●	●	●	●	●	●	＊	●	＊
	ペリネイト母と子の病院 岡山市中区倉益 TEL. 086-276-8811	●	●	●	●	＊	＊	●	●	●	＊
	赤堀病院 津山市椿高下 TEL. 0868-24-1212	●	●	●	●	＊	●	●	●	＊	●
	倉敷成人病センター 倉敷市白楽町 TEL. 086-422-2111	●	●	●	●	●	●	＊	＊	●	＊
	倉敷中央病院 倉敷市美和 TEL. 086-422-0210	●	●	●	●	●	●	●	＊	●	＊
広島県	幸の鳥レディスクリニック 福山市春日町 TEL. 084-940-1717	●	●	●	●	●	●	●	＊	＊	●
	よしだレディースクリニック 福山市新涯町 TEL. 084-954-0341	●	●	●	●	●	●	●	＊	●	＊
	広島中央通り 香月産婦人科 広島市中区三川町 TEL. 082-546-2555	●	●	●	●	●	●	●	＊	●	●
	絹谷産婦人科クリニック 広島市中区本通 TEL. 082-247-6399	●	●	●	●	●	●	●	＊	●	●
	広島 HART クリニック 広島市南区松原町 TEL. 082-567-3866	●	●	●	●	●	●	●	＊	●	●
	ＩＶＦクリニックひろしま 広島市南区松原町 TEL. 082-264-1131	●	●	●	●	●	●	●	＊	●	●
	香月産婦人科 広島市西区己斐本町 TEL. 082-272-5588	●	●	●	●	●	●	●	＊	＊	＊
	県立広島病院 広島市南区宇品神田 TEL. 082-254-1818	●	●	●	●	●	●	●	＊	●	●
	笠岡レディースクリニック 呉市西中央 TEL. 0823-23-2828	●	●	●	●	●	●	●	＊	●	●
山口県	山下ウイメンズクリニック 下松市瑞穂町 TEL. 0833-48-0211	●	●	●	●	●	＊	●	＊	＊	＊
	徳山中央病院 周南市孝田町 TEL. 0834-28-4411	●	●	●	●	●	●	●	●	●	＊
	山口県立総合医療センター 防府市大字大崎 TEL. 0835-22-4411	●	●	●	●	●	●	●	●	●	＊
	関門医療センター 下関市長府外浦町 TEL. 083-241-1199	●	●	＊	●	＊	●	●	＊	●	＊
	済生会下関総合病院 下関市安岡町 TEL. 083-262-2300	●	●	●	●	●	●	●	●	●	●
	新山口こうのとりクリニック 山口市小郡花園町 TEL. 083-902-8585	●	●	●	●	●	●	●	＊	●	●
	山口大学医学部附属病院 宇部市南小串 TEL. 0836-22-2522	●	●	●	●	●	●	＊	●	●	＊

四国地方

		人	体	顕	凍	男	♥	漢	腹	宿	勉
徳島県	蕙愛レディースクリニック 徳島市佐古三番町 TEL. 088-653-1201	●	●	●	●	●	●	●	＊	●	●
	徳島大学病院 徳島市蔵本町 TEL. 088-633-7177	●	●	●	●	●	●	●	●	●	●

	人	体	顕	凍	男	♥	漢	腹	稀	勉
香川県										
中山産婦人科 板野郡藍住町　TEL. 088-692-0333	●	●	●	●	●	●	●	●	●	●
高松市立みんなの病院 高松市仏生山町　TEL. 087-813-7171	●	●	●	●	*	*	●	●	●	*
高松赤十字病院 高松市番町　TEL. 087-831-7101	●	●	●	●	●	●	●	●	●	●
よつばウィメンズクリニック 高松市円座町　TEL. 087-885-4103	●	●	●	●	*	●	●	*	●	*
安藤レディースクリニック 高松市多肥下町　TEL. 087-815-2833	●	●	*	●	●	*	●	*	●	*
厚仁病院 丸亀市通町　TEL. 0877-85-5353	●	●	●	●	●	●	*	*	●	●
四国こどもとおとなの医療センター 善通寺市仙遊町　TEL. 0877-62-1000	●	●	●	●	●	●	*	*	*	*
愛媛県										
梅岡レディースクリニック 松山市竹原町　TEL. 089-943-2421	●	●	*	●	*	*	●	*	*	*
矢野産婦人科 松山市昭和町　TEL. 089-921-6507	●	●	●	●	●	●	●	●	●	●
福井ウイメンズクリニック 松山市星岡町　TEL. 089-969-0088	●	●	●	●	●	●	●	●	●	●
つばきウイメンズクリニック 松山市北土居　TEL. 089-905-1122	●	●	●	●	●	●	●	●	●	●
愛媛大学医学部附属病院 東温市志津川　TEL. 089-960-5572	●	●	●	●	●	●	●	●	●	●
ハートレディースクリニック 東温市野田　TEL. 089-955-0082	●	●	●	●	●	●	●	*	●	●
こにしクリニック 新居浜市庄内町　TEL. 0897-33-1135	●	●	●	●	*	●	●	*	●	*
愛媛労災病院 新居浜市南小松原町　TEL. 0897-33-6191	●	●	●	●	●	*	●	*	●	*
高知県										
レディスクリニックコスモス 高知市杉井流　TEL. 088-861-6700	●	●	●	●	●	●	●	*	●	●
高知医療センター 高知市池　TEL. 088-837-3000	●	●	●	●	●	●	●	●	●	*
高知大学医学部附属病院 南国市岡豊町　TEL. 088-866-5811	●	●	*	●	●	●	●	●	●	*

	人	体	顕	凍	男	♥	漢	腹	稀	勉
福岡県										
石松ウイメンズクリニック 北九州市小倉南区津田新町　TEL. 093-474-6700	●	●	●	●	*	●	●	*	●	●
ほりたレディースクリニック 北九州市小倉北区京町　TEL. 093-513-4122	●	●	●	●	*	●	●	*	●	●
en 婦人科クリニック 福岡市中央区谷　TEL. 092-791-2533	●	●	●	●	●	●	●	*	●	●
セントマザー産婦人科医院 北九州市八幡西区折尾　TEL. 093-601-2000	●	●	●	●	●	●	●	●	●	●
齋藤シーサイドレディースクリニック 遠賀郡芦屋町山鹿　TEL. 093-701-8880	●	●	●	●	●	●	●	*	●	●
井上　善レディースクリニック 福岡市中央区天神　TEL. 092-406-5302	●	●	●	●	●	●	●	*	●	●

アイコンの見方

人	人工受精
体	体外受精
顕	顕微授精
凍	凍結保存
男	男性不妊
♡	カウンセリング
漢	漢方取扱い
腹	腹腔鏡
稀	不育症
勉	勉強会等がある

● = 実施している
＊ = 実施していない
— = 詳細回答なし他

→ p.126
p.70

福岡県

医療機関	人	体	顕	凍	男	♡	漢	腹	稀	勉
アイブイエフ詠田クリニック 福岡市中央区天神 TEL. 092-735-6655	●	●	●	●	●	●	●	＊	●	●
古賀文敏ウイメンズクリニック 福岡市中央区天神 TEL. 092-738-7711	●	●	●	●	●	●	●	＊	●	●
中央レディスクリニック 福岡市中央区天神 TEL. 092-736-3355	●	●	●	●	●	●	●	＊	●	●
浜の町病院 福岡市中央区長浜 TEL. 092-721-0831	●	●	●	●	●	＊	●	●	●	＊
蔵本ウイメンズクリニック 福岡市博多区博多駅東 TEL. 092-482-5558	●	●	●	●	●	●	●	＊	●	●
九州大学病院 福岡市東区馬出 TEL. 092-641-1151	●	●	●	●	＊	●	●	●	●	＊
福岡山王病院 福岡市早良区百道浜 TEL. 092-832-1100	●	●	●	●	＊	●	●	●	●	＊
婦人科永田おさむクリニック 糟屋郡粕屋町 TEL. 092-938-2209	●	●	＊	＊	●	●	●	＊	＊	＊
福岡東医療センター 古賀市千鳥 TEL. 092-943-2331	●	●	●	●	＊	●	●	●	●	＊
久留米大学病院 久留米市旭町 TEL. 0942-35-3311	●	●	＊	●	＊	●	●	●	●	＊
いでウィメンズクリニック 久留米市天神町 TEL. 0942-33-1114	●	●	●	●	＊	＊	●	＊	＊	＊
高木病院 大川市酒見 TEL. 0944-87-8822	●	●	●	●	●	●	●	●	●	●
メディカルキューブ平井外科産婦人科 大牟田市明治町 TEL. 0944-54-3228	●	●	●	●	●	●	●	＊	●	＊

佐賀県

医療機関	人	体	顕	凍	男	♡	漢	腹	稀	勉
谷口眼科婦人科 佐賀市武雄町 TEL. 0954-23-3170	●	●	●	●	＊	●	●	＊	●	＊
おおくま産婦人科 佐賀市高木瀬西 TEL. 0952-31-6117	●	●	●	●	●	●	＊	●	●	●

長崎県

医療機関	人	体	顕	凍	男	♡	漢	腹	稀	勉
岡本ウーマンズクリニック 長崎市江戸町 TEL. 095-820-2864	●	●	●	●	●	●	＊	＊	＊	●
長崎大学病院 長崎市坂本 TEL. 095-819-7200	●	●	●	●	●	●	●	●	●	＊
みやむら女性のクリニック 長崎市川口町 TEL. 095-849-5507	●	●	＊	●	●	●	●	●	●	＊

熊本県

医療機関	人	体	顕	凍	男	♡	漢	腹	稀	勉
福田病院 熊本市中央区新町 TEL. 096-322-2995	●	●	●	●	●	●	●	●	●	＊
熊本大学医学部附属病院 熊本市中央区本荘 TEL. 096-344-2111	●	●	●	●	●	●	●	＊	●	＊
ソフィアレディースクリニック水道町 熊本市中央区水道町 TEL. 096-322-2996	●	●	●	●	●	●	●	＊	●	●
森川レディースクリニック 熊本市中央区水前寺 TEL. 096-381-4115	●	●	＊	●	●	●	●	●	●	＊
伊井産婦人科病院 熊本市中央区大江本町 TEL. 096-364-4003	●	●	●	●	●	●	●	●	●	＊
ART女性クリニック 熊本市東区神水本町 TEL. 096-360-3670	●	●	●	●	●	●	●	●	●	●
片岡レディスクリニック 八代市本町 TEL. 0965-32-2344	●	●	●	●	●	●	●	＊	●	●

		人	体	顕	凍	男	♥	漢	腹	稀	勉
大分県	セント・ルカ産婦人科 大分市東大道　TEL.097-547-1234	●	●	●	●	●	●	※	●	●	●
	大川産婦人科・高砂 大分市高砂町　TEL.097-532-1135	●	●	●	●	●	●	●	※	※	●
	大分大学医学部附属病院 由布市挾間町　TEL.097-586-6920	●	●	●	●	●	●	●	●	●	※
宮崎県	古賀総合病院 宮崎市池内町　TEL.0985-39-8888	●	●	●	●	●	●	●	●	●	※
	ゆげレディスクリニック 宮崎市橘通東　TEL.0985-77-8288	●	●	●	●	●	●	●	●	●	●
	ART レディスクリニック やまうち 宮崎市高千穂通　TEL.0985-32-0511	●	●	●	●	●	●	●	●	●	※
	渡辺産婦人科 日向市大字平岩　TEL.0982-57-1011	●	●	●	●	●	●	●	※	●	●
	野田産婦人科医院 都城市蔵原　TEL.0986-24-8553	●	●	●	●	●	●	●	※	●	●
	丸田病院 都城市八幡町　TEL.0986-23-7060	●	●	●	●	●	●	●	●	●	※
鹿児島県	徳永産婦人科 鹿児島市田上　TEL.099-202-0007	●	●	●	●	●	●	●	※	●	●
	あかつき ART クリニック 鹿児島市中央町　TEL.099-296-8177	●	●	●	●	●	●	●	※	●	●
	鹿児島大学病院　女性診療センター 鹿児島市桜ケ丘　TEL.099-275-5111	●	●	●	●	●	●	●	●	●	※
	レディースクリニックあいいく 鹿児島市小松原　TEL.099-260-8878	●	●	●	●	●	●	●	●	●	※
	松田ウイメンズクリニック 不妊生殖医療センター 鹿児島市山之口町　TEL.099-224-4124	●	●	●	●	●	●	●	※	●	●
	フィオーレ第一病院 姶良市加治木町本町　TEL.0995-63-2158	●	●	※	●	※	●	●	※	※	※
	竹内レディースクリニック附設高度生殖医療センター 姶良市東餅田　TEL.0995-65-2296	●	●	●	●	●	●	●	●	●	●
沖縄県	ウイメンズクリニック糸数 那覇市泊　TEL.098-869-8395	●	●	●	●	●	●	●	●	●	●
	豊見城中央病院 豊見城市字上田　TEL.098-850-3811	●	●	●	●	●	●	●	●	●	●
	空の森クリニック 島尻郡八重瀬町　TEL.098-998-0011	●	●	●	●	●	●	●	●	●	●
	うえむら病院　リプロ・センター 中頭郡中城村南上原　TEL.098-895-3535	●	●	●	●	●	●	●	※	●	●
	琉球大学医学部附属病院 中頭郡西原町　TEL.098-895-3331	●	●	●	●	●	●	●	●	●	●
	やびく産婦人科・小児科 中頭郡北谷町　TEL.098-936-6789	●	●	※	●	※	●	●	※	※	※

体外受精を考えているみなさまへ

全国体外受精実施施設完全ガイドブック 2020

発行日／2020年9月30日
発行人／谷高哲也
制　作／不妊治療情報センター・funin.info　編集部
発行所／株式会社 シオン　電話03-3397-5877
　　　　　〒167-0042　東京都杉並区西荻北2-3-9 グランピア西荻窪6F
発売所／丸善出版株式会社　電話03-3512-3256
　　　　　〒101-0051　東京都千代田区神田神保町2-17 神田神保町ビル6F
印　刷／シナノ印刷株式会社

ISBN978-4-903598-74-1　C5077